正誤表

このたびは『養成校・教科書では教えてくれない！　脳卒中リハの落とし穴100―成功への一歩』をご購入いただきまして誠にありがとうございます．本書の第1刷（2017年4月11日発行）に以下の誤りがありましたので，ここに訂正し，謹んでお詫び申し上げます．

<table>
<tr><th>訂正箇所</th><th>誤</th><th>正</th></tr>
<tr><td>3 頁の図 1-2</td><td>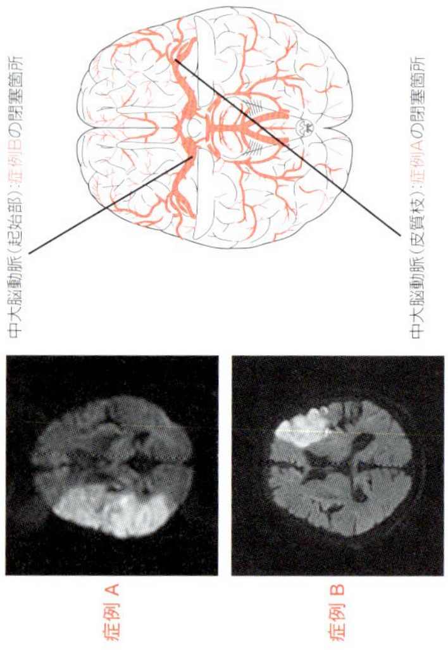
</td><td>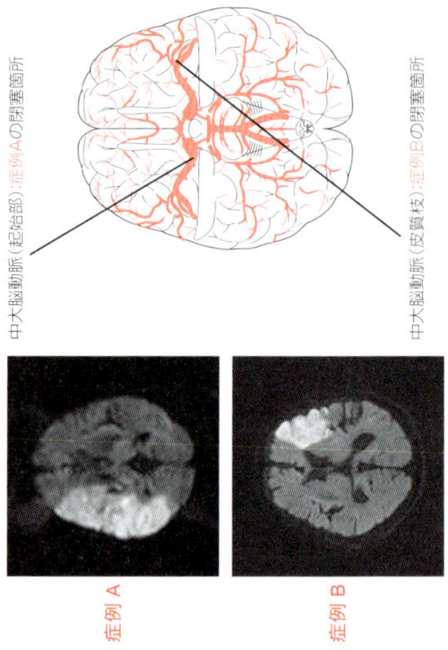
</td></tr>
<tr><td></td><td>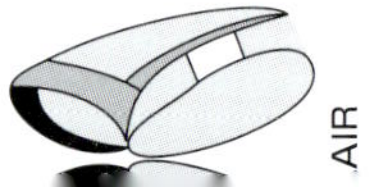
</td><td>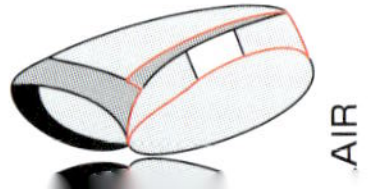
</td></tr>
</table>

23 頁の図	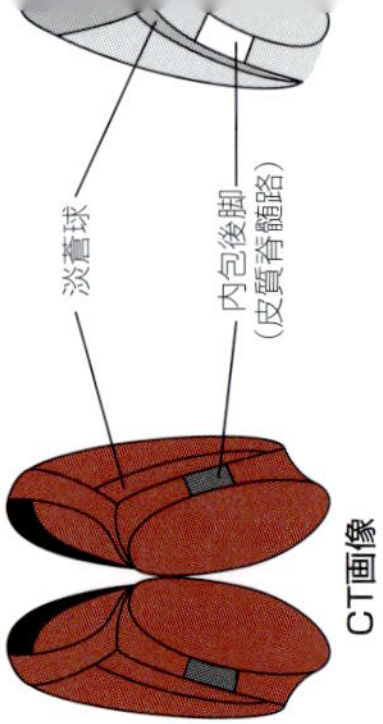	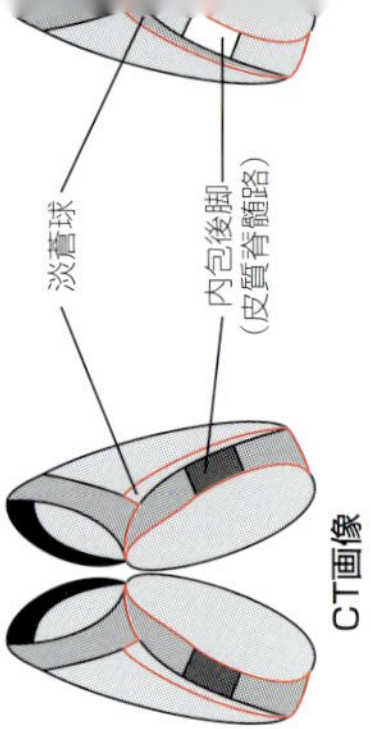
54 頁の下から 11 行目	（図 3–1b）	（図 3–1c）
71 頁の上から 7 行目	膝関節屈曲不足ぶん回し歩行	膝関節屈曲不足→ぶん回し歩行
124 頁の図 5–11	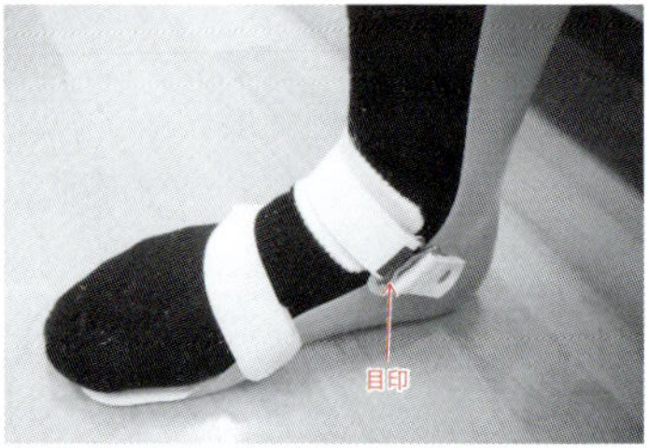	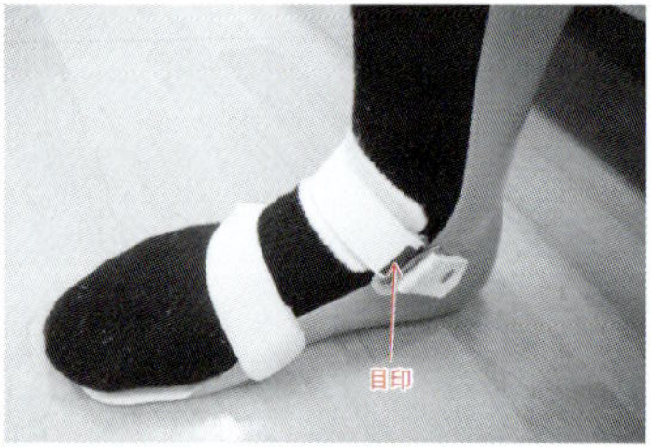
165 頁の下から 9 行目	（図 7–6a）	（図 7–6b）
165 頁の下から 4 行目	（図 7–6b）	（図 7–6a）
204 頁の下から 1 行目	トイレでの移動	トイレでの移乗
222 頁の図 9–5 のタイトル	メリット一例	メリットの一例

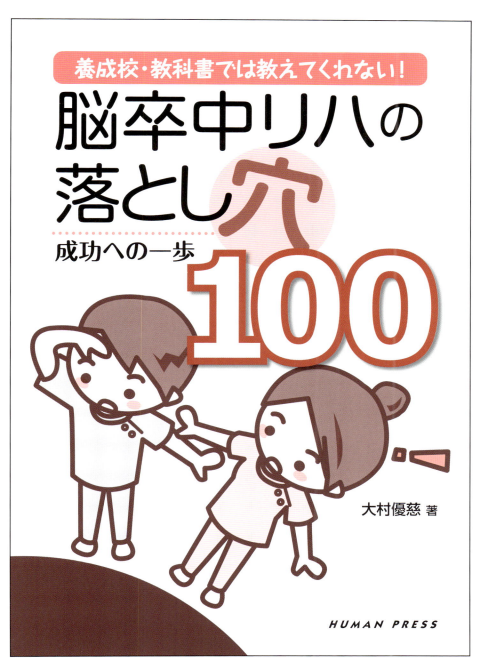

養成校・教科書では教えてくれない！

脳卒中リハの落とし穴

成功への一歩100

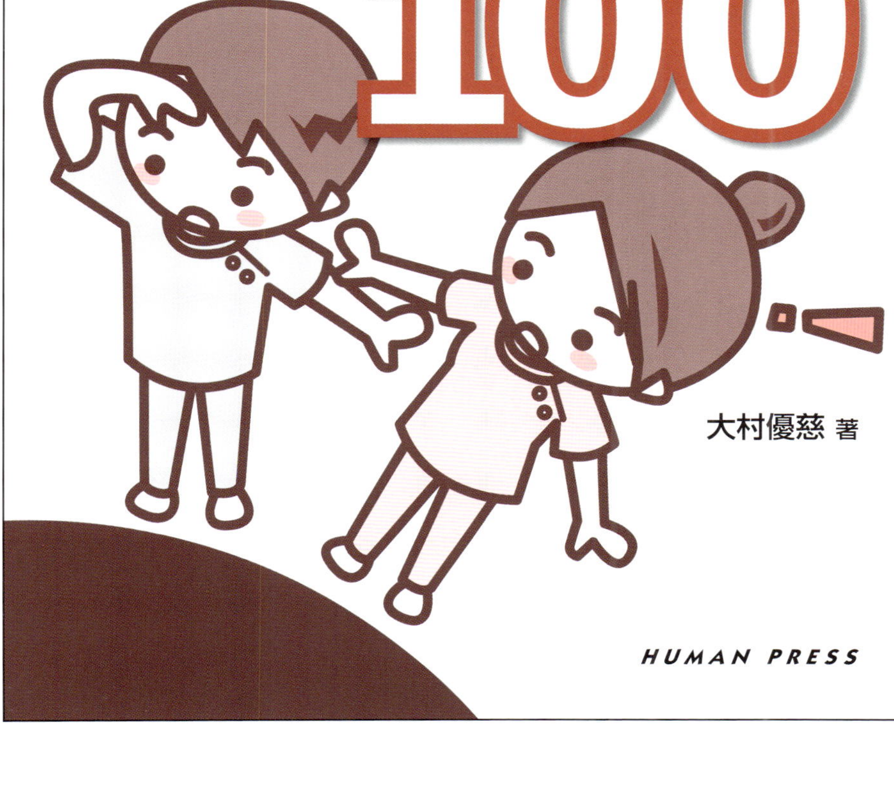

大村優慈 著

HUMAN PRESS

One Hundred Pitfalls of Stroke Rehabilitation
(ISBN 978-4-908933-04-2 C3047)

---

by Yuji Ohmura

2017. 4. 11 1st ed

Human Press, Inc.
1-7-11 Yushima, Bunkyo-ku, Tokyo, 113-0034, Japan
E-mail : info@human-press.jp

はじめに

筆者は，これまで理学療法士として多くの脳卒中患者のリハビリテーションに携わってきた．その中では成功だけでなく，数多くの失敗も経験しており，迷惑をかけた患者や同僚に対して申し訳ないと思う気持ちは，今でも忘れることができない．一方，筆者は養成校の教員になって以来，臨床の場では若手セラピストの指導を中心に行うようになった．指導を行う中で，筆者は，若手セラピストが過去の筆者と同じような失敗をすることに気がついた．理学療法士や作業療法士は，たとえ新人であっても養成校で知識と技術を学び，国家試験に合格した専門職である．それにもかかわらず，多くのセラピストが同じような失敗をしてしまうのは，臨床の場には養成校で教わらなかった“落とし穴”が存在するからではないだろうか．“落とし穴”は，教科書や科学論文には明記されておらず，セラピストは日々の臨床経験をとおして，その存在を学ぶしかないのが現状である．そのため，今日もどこかで過去の筆者と同じような失敗をしているセラピストがいると思われる．そこで，このような状況を好転させるためには，誰かが“落とし穴”の存在を書籍にまとめる必要があると考えて，本書を執筆することにした．

本書は，筆者の考える脳卒中リハビリテーションの“落とし穴”についてまとめたものである．本書の性格上，筆者の主観や経験則に基づいて書かれている箇所も多く，もしかすると，必ずしも正確とは言い切れない内容も含まれているかもしれない．しかし，本書は筆者がこれまで臨床の場で蓄積してきた学びの結晶であり，脳卒中患者のリハビリテーションを担うセラピストにとって，必ずや有益な情報を提供できる書籍であると確信している．

本書は，若手セラピストと養成校の学生が主な読者層になると想定して執筆している．新人セラピストは，本書を読んで，筆者と同じ“落とし穴”にはまらないよう注意してほしい．また，経験2年目以降のセラピストも，知らず知らずのうちに“落とし穴”にはまっていないか，本書を読んで確認してほしい．加えて，養成校の3年生と4年生も，臨床実習前に本書を読んで，臨床の場における注意点を押さえてほしい．本書の読者によって，一人でも多くの患者が救われることを心から願っている．

2017年3月吉日

大村優慈

CONTENTS

脳画像の 落とし穴10

リスク管理の 落とし穴10

高次脳機能の 落とし穴10

運動・感覚機能の 落とし穴10

装具の 落とし穴10

福祉用具の 落とし穴10

チームアプローチの 落とし穴10

退院準備の落とし穴10

脳画像の落とし穴10

落とし穴 1

診断名だけで機能障害を予測していないか

脳卒中の病型は「脳梗塞，脳内出血，くも膜下出血」に分類され，脳梗塞はさらに「アテローム血栓性脳梗塞，心原性脳塞栓症，ラクナ梗塞，その他」に分類される．脳梗塞では，閉塞した動脈名も加えて「左中大脳動脈領域の心原性脳塞栓症」といった診断名がつけられる．こういった診断名から患者の機能障害を予測することはできるだろうか？　診断名から機能障害を予測するためには，「診断名が同じであれば損傷される脳領域も同じである」ということが前提となる．しかし，実際には同じ診断名であっても患者によって脳の損傷領域は異なる．脳梗塞の場合，

図 1-1　前大脳動脈の亜型（大脳を下面からみた図）（文献 1）より改変引用）

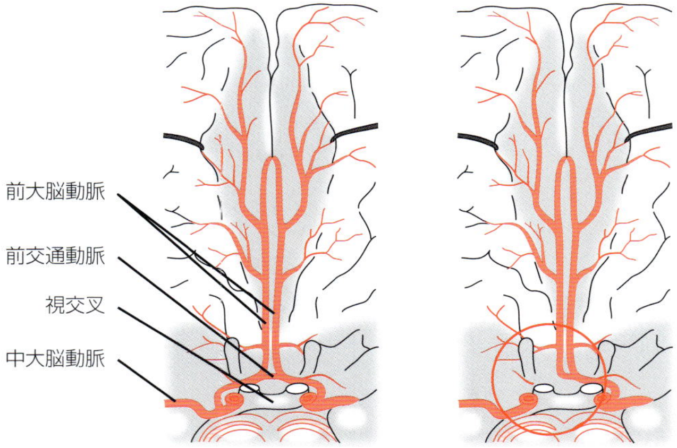

脳動脈の走行には個人差があり，脳梗塞発症時の梗塞巣の位置や範囲に影響を与える．例えば，一側の前大脳動脈起始部（A1）が欠損する亜型では，対側の A1 の閉塞によって両側の大脳半球が梗塞に至る

梗塞巣の位置や範囲は**脳動脈走行の個人差**（図1-1）や**脳動脈のどの位置で閉塞したのか**（例えば，中大脳動脈の中でも起始部なのか遠位部なのか）によって異なってくる（図1-2）．梗塞巣の位置や範囲が異なれば当然，機能障害も異なる．また，脳内出血においては出血源の部位から「被殻出血」「視床出血」といった診断名がつくが，どの**程度の量の血腫がどの方向に進展し，どの脳組織を破壊したのか**は患者によって異なる．したがって，**診断名だけで脳の損傷領域を推測することは困難**である．そのため，診断名の確認にとどまらず脳画像の読影も行い，損傷された脳領域と残存している脳領域を患者ごとに確認する必要がある．

図 1-2　中大脳動脈領域の心原性脳塞栓症２症例の血管閉塞箇所と梗塞巣

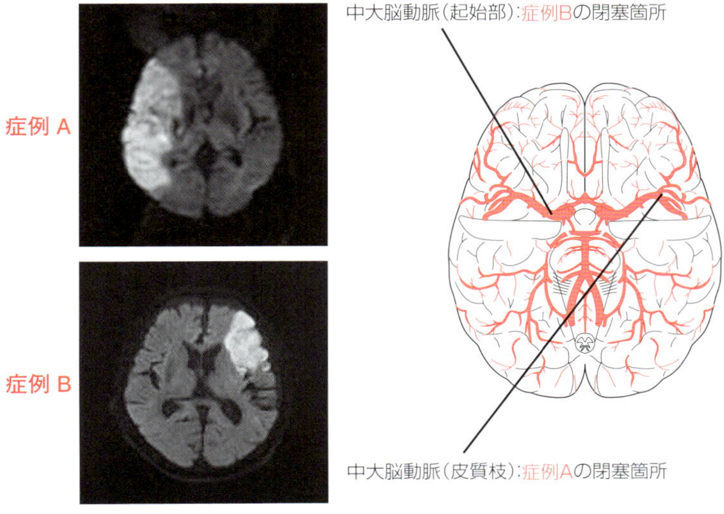

いずれも中大脳動脈領域の心原性脳塞栓症の MRI 画像（拡散強調画像）であるが，中大脳動脈の起始部が閉塞した症例 A と比べ，中大脳動脈の皮質枝の一部が閉塞した症例 B は病巣範囲が狭い

Jump

成功への一歩

脳画像で病巣部位を確認しよう

脳卒中患者の病巣は，同じ診断名であっても患者によって異なる．そのため，セラピストは脳画像をとおして患者の脳の損傷領域と非損傷領域を把握する必要がある．

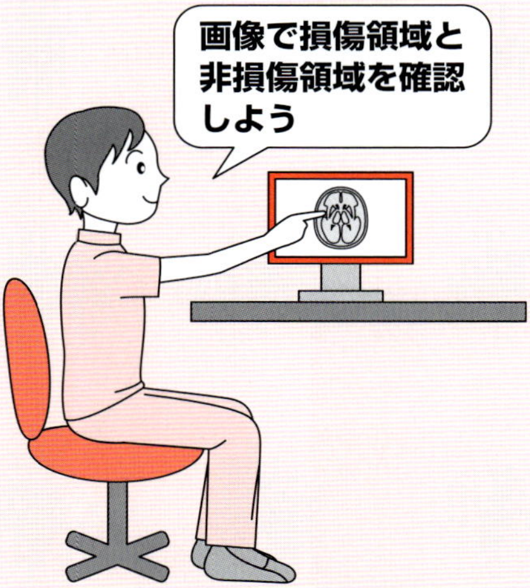
画像で損傷領域と非損傷領域を確認しよう

落とし穴 2 読影する**脳画像の種類**を根拠なしに選んでいないか

脳卒中患者の脳画像を読む際に，どの時期に撮影され，どの種類の画像を読むべきか考慮しているだろうか？ 「どれも脳画像には違いがないのだから一緒だろう」と思っていないだろうか？ 読影画像の適切な選択は病巣を正しく把握するうえで重要である．

超急性期（発症6時間以内）の脳梗塞は，コンピュータ断層撮影（CT：Computed Tomography）画像や多くの核磁気共鳴画像法（MRI：Magnetic Resonance Imaging）画像では梗塞巣の確認が困難である．**拡散強調画像（DWI：Diffusion Weighted Image）**は超急性期の脳梗塞を検出できる数少ない画像である．ただし，この時期の梗塞巣はペナンブラと呼ばれる領域，すなわち虚血に陥っているものの辛うじて細胞死を免れている領域（その後に血流が回復しなければ細胞死に至る領域）に囲まれている状態にある．ペナンブラが梗塞巣に移行するかどうかは発症から48時間の間に決まる．したがって，脳梗塞発症から48時間の間は梗塞巣が拡大する可能性がある時期だといえる．そのため，**最終的な梗塞巣の判定は，超急性期に撮像された画像ではなく，発症48時間以降に撮影された脳画像によってなされるべき**である．発症6時間以降の脳梗塞では，CT画像や多くのMRI画像で梗塞巣が確認できるようになる．この時期の脳画像で**梗塞巣の評価に特に適しているのは水抑制画像（FLAIR：Fluid-Attenuated Inversion Recovery）**である．なぜなら，MRIのT1強調画像（T1WI：T1 Weighted Image）では，脳構造は明瞭にみえるが梗塞巣は不明瞭である．また，T2強調画像（T2WI：T2 Weighted Image）では，梗塞巣が明瞭な高信号（白色）を示すが，脳脊髄液も高信号となるため両者の鑑別が難しい場合がある．加えて，くも膜下腔の脳脊髄液が高信号となることで脳溝が拡大してみえ，脳萎縮の過大評価をしやす

図 1-3 出血性脳梗塞患者の CT・MRI 画像（文献 1）より引用）

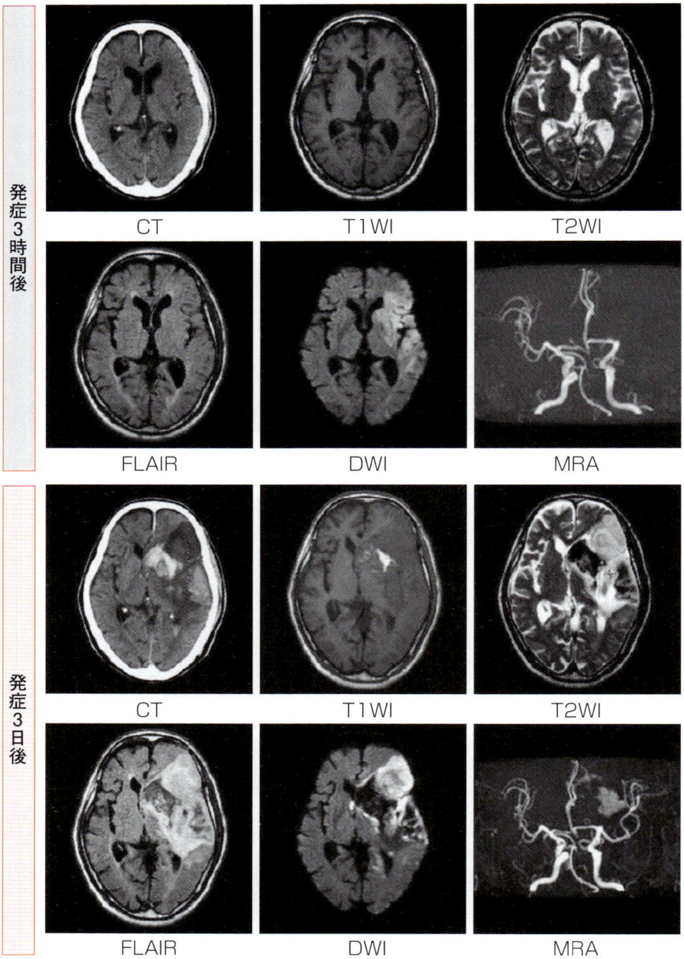

発症３時間後は磁気共鳴血管画像（MRA：Magnetic Resonance Angiography）にて左中大脳動脈の閉塞が確認できるが，CT 画像や拡散強調画像（DWI）以外の MRI 画像に明らかな所見はない．発症３日後は MRA にて閉塞した動脈の再開通が確認でき，CT 画像では低吸収域の梗塞巣の中に高吸収域の血腫が確認できる．T1 強調画像（T1WI）では梗塞巣は確認しにくいが，T2 強調画像（T2WI），水抑制画像（FLAIR），DWI では高信号の梗塞巣の中に低信号の血腫が確認できる．FLAIR は脳脊髄液が低信号であるため T2WI よりも梗塞巣が確認しやすい

図 1-4　CT 画像にみられる fogging effect（文献 1）より引用）

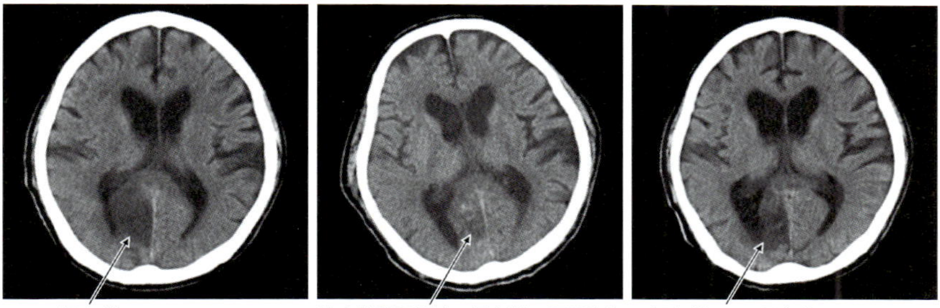

a. 発症 3 日後　　b. 発症 17 日後　　c. 発症 39 日後

発症 3 日後の CT 画像（a）で明瞭であった梗塞巣が発症 17 日後の画像（b）では不明瞭（fogging effect が生じている）になっている．発症 39 日後の画像（c）では再度明瞭化している

くなるという難点もある．その点，FLAIRは，梗塞巣が明瞭な高信号を示す一方，脳脊髄液は梗塞巣と異なる低信号（黒色）となるため，両者の鑑別は容易であり，脳萎縮を過大評価する心配もない（図1–3）．なお，CT画像は解像度が低く，また発症2〜3週ごろに梗塞巣が不明瞭になる **fogging effect** と呼ばれる現象が生じるため注意が必要である（図1–4）．

MRI画像の撮像時には，磁気共鳴血管画像（MRA：Magnetic Resonance Angiography）の撮像も同時に行われるのが一般的である．MRAでは太い動脈の閉塞は確認できるが，細い動脈の閉塞の確認は難しい．

脳内出血は，発症時の血腫量が重症度の指標となるため，**発症日のCT画像の読影**が大切である．加えて，血腫の吸収や浮腫の状態を評価するために，直近に撮影された画像もみておきたい．この時に注意すべき点は，CT画像上の血腫の色が時期によって変化することである．CT画像上の血腫は，急性期（発症1週以内）には高吸収域（白色）となるが，その後，徐々に等吸収域（灰色）となり，最終的には低吸収域（黒色）となる．等吸収域となっている時期は，CT画像上では血腫が目立たなくな

図 1-5　血腫の CT 画像上の経時的変化

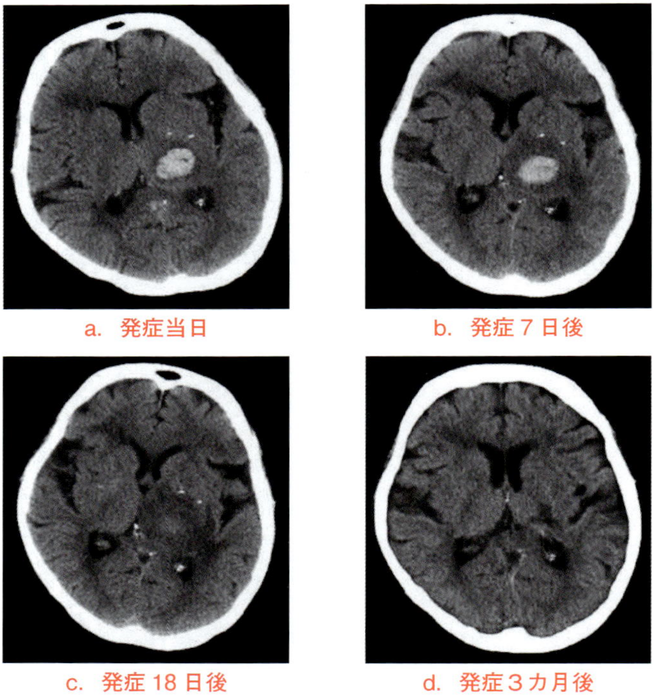

発症当日は高吸収域の血腫がみられる (a)．発症 7 日後は高吸収域の血腫の周囲に低吸収域の浮腫がみられる (b)．発症 18 日後には血腫が等信号になって目立たなくなっているが周囲の浮腫は残存している (c)．発症 3 カ月後には血腫は縮小して低信号域となり，周囲に浮腫はみられない (d)

るが，周辺組織の圧迫や浮腫は残存しており，決して血腫が消失したわけではないことに注意する（図1-5）．

くも膜下出血では，術前のCT画像から出血の程度や脳内出血合併の有無を，術後のCT画像のクリップやコイルによるアーチファクトの位置から出血源の位置を把握する．その後も発症4～14日に生じやすい血管攣縮による脳梗塞や，発症1～2カ月後に生じやすい正常圧水頭症を呈するリスクがあるため，発症から2カ月くらいまでは症状の変化に注意しながら画像所見を確認していく必要がある．

Jump

成功への一歩　各画像と疾患の特徴を踏まえて読影画像を選択しよう

脳梗塞の超急性期ではDWIで病巣を確認できる．ただしその後，ペナンブラ領域が梗塞巣に変化する可能性を踏まえておく必要がある．発症6時間以降はCT画像やDWI以外のMRI画像でも梗塞巣を確認することができ，なかでもFLAIRは有用性が高い．なお，発症2〜3週で撮像したCT画像ではfogging effectによって梗塞巣が不明瞭になるため注意が必要である．

脳出血では発症当日のCT画像で血腫量を把握し，その後の画像から血腫の吸収や浮腫の程度を評価する．その際，血腫のCT画像上の経時的な色調変化を血腫の消失と混同しないよう注意が必要である．

くも膜下出血では術前のCT画像から重症度を評価し，術後のCT画像から出血源の位置を把握する．その後も血管攣縮による脳梗塞や正常圧水頭症の出現に注意して読影する必要がある．

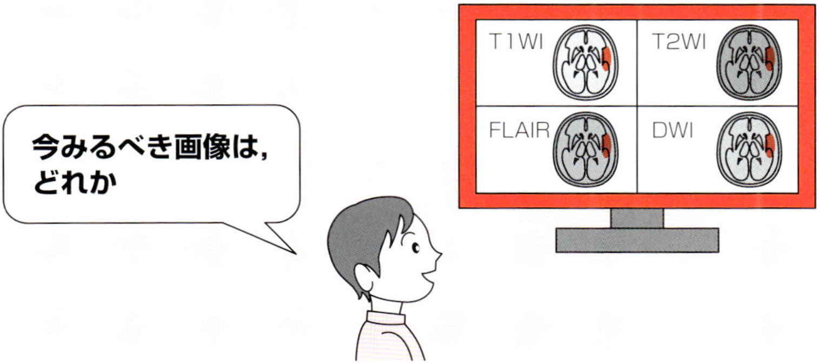

落とし穴 3

病巣の大きさだけで重症度を判断していないか

脳画像上の病巣の大きさは，重症度のおおまかな目安になる．脳内出血の血腫量は以下の式を用いて簡便に求めることができる．

血腫量（ml）＝長径（cm）×短径（cm）×高さ（cm）÷2

その際に注意すべきなのは，**被殻出血と視床出血では同じ血腫量でも機能障害の重症度が異なる**ということである．視床出血による機能障害は，その血腫量に3を乗じた被殻出血と同程度の重症度になる（表1-1）．例えば，血腫量10 mlの視床出血であれば血腫量30 mlの被殻出血と同程度の機能障害を呈する．このことを考慮せずに重症度を判断したり，ましてや血腫量を計算せずに主観で病巣の大きさを判断したりすることは，誤った評価の原因になる．

また，病巣の大きさはあくまでもおおまかな重症度の目安であり，そこから**どのような機能障害が生じ，どのような機能が保たれているのかを推測することは困難**であることも押さえておく必要がある．たとえ大きな病巣をもつ患者であっても錐体路損傷がなければ，原則として運動麻痺は生じない．脳画像を読影する際は，各脳領域の機能局在を踏まえながら損傷領域と非損傷領域の同定を行って，患者の機能障害と残存機

表 1-1 脳内出血の血腫量と重症度の目安

	被殻出血	視床出血
軽症	～30 ml	～10 ml
中等症	30～60 ml	10～20 ml
重症	60 ml～	20 ml～

視床出血による機能障害はその血腫量に3を乗じた被殻出血と同程度の重症度になる

能を推測することが大切である.

Jump 成功への一歩

病巣の位置から機能障害と残存機能を捉えよう

病巣の「大きさ」は重症度の目安になるが，どのような機能障害が生じ，どのような機能が保たれているのかを推測するためには，病巣の「位置」を把握することが重要がある.

脳内出血では血腫量が重症度の目安になるが，被殻出血と視床出血では血腫量と重症度の関係が異なるため注意が必要である.

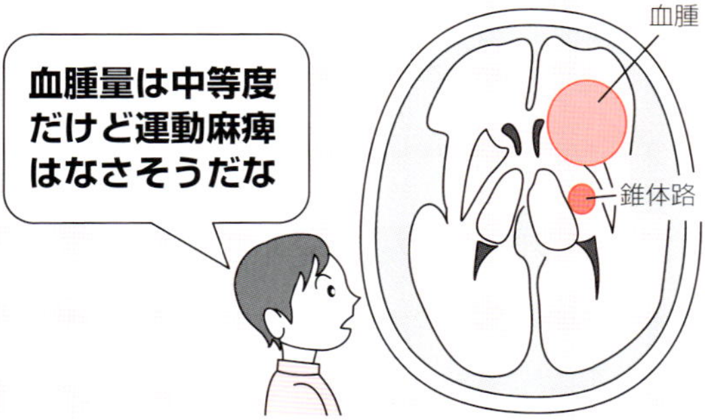
血腫量は中等度
だけど運動麻痺
はなさそうだな
血腫
錐体路

落とし穴 4

脳画像だけで予後予測できると思っていないか

脳卒中患者の機能障害や機能予後は，脳損傷そのものによる一次障害だけでなく，病前の機能，発症後の機能回復，二次障害の程度によっても左右される（図1-6）．したがって，予後予測においても脳画像だけでなく**患者の年齢や病前の体力，既往歴，リハビリテーション歴などを総合的に考慮**する必要がある．若年者は，高齢者と比較して体力に優れるため多くの運動量をこなすことができるうえに，神経可塑性にも優れることから機能回復が良好になる傾向がある．画像上，皮質脊髄路が完全損傷された片麻痺者であっても非損傷側の大脳半球に由来する皮質網様体路による機能代償などによって歩行可能になることも少なくない[2)]．

図 1-6 患者の機能の決定因子

患者の機能
＝
発症前の機能 − 一次障害 − 二次障害 ＋ 発症後の機能回復

患者の機能は発症前の機能，脳損傷による一次障害，二次障害，発症後の機能回復の４因子で説明される．これは，その時点の機能についても将来の機能予後についてもあてはまる．脳画像は一次障害の推測に有用であるが，これは患者の機能を決定する要因の一つにすぎない

Jump

成功への一歩

画像だけでなく年齢，病前の生活，リハビリテーション歴も含めて予後予測しよう

患者の機能障害や機能予後は，脳損傷そのものによる一次障害だけでなく，病前の機能，発症後の機能回復，二次障害の程度によっても左右される．特に年齢は，病前の機能，発症後の機能回復，二次障害のいずれにも関与する重要な因子である．

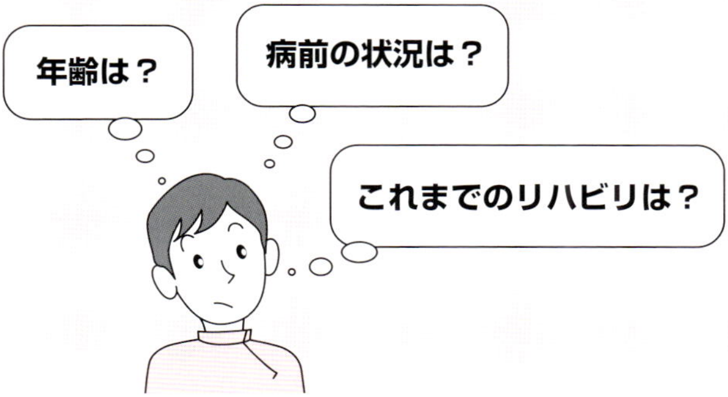

落とし穴 5

脳画像は**水平**にスライスされていると思っていないか

脳画像には矢状断像や冠状断像もあるが，臨床で接する頻度が高いのはCTとMRIの横断像である．頭部CTの横断像の基準線には，眼窩中点と外耳孔中点を結ぶ線（**OM line**：orbitomeatal line）を用いることが一般的であり，この基準線は水平面よりも**後方に傾斜している**（図1-7a）．頭部MRIの横断像の基準線には，前交連（AC：Anterior Commissure）の上端と後交連（PC：Posterior Commissure）の中心を結ぶ線（**AC–PC line**；図1-7b①）と，**鼻根部と橋延髄移行部を結ぶ線**（図1-7b②）のどちらかを用いられることが多い．AC–PC lineは，OM lineよりも約4°前方に傾斜するため，CT画像との比較を行ううえでは不利であるが，脳以外の頭部構造の個人差に左右されない利点がある．一方，鼻根部と橋延髄移行部を結ぶ線はOM lineとほぼ平行であり，CT画像との比較を行ううえで有利である．

AC–PC lineを基準線とした画像と，鼻根部と橋延髄移行部を結ぶ線を

図 1-7 横断像の基準線（文献 1）より引用）

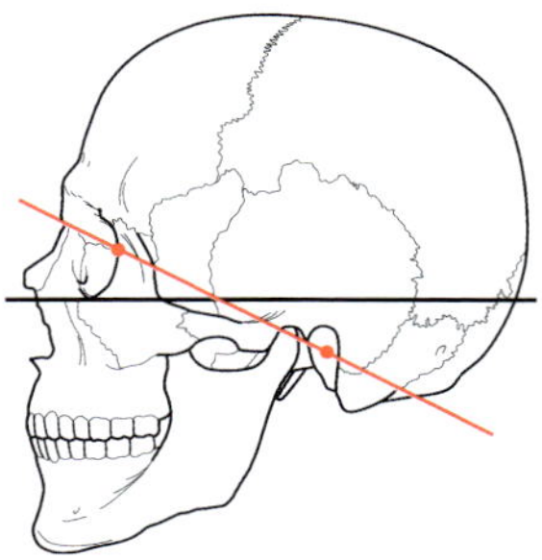

a. OM line

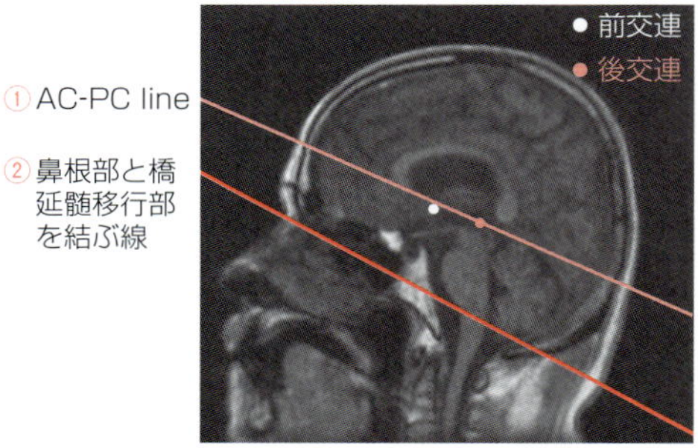

b. AC–PC line と鼻根部と橋延髄移行部を結ぶ線

「眼窩中点と外牙孔中点を結ぶ線（OM line）」と「鼻根部と橋延髄移行部を結ぶ線」は，ほぼ平行であり，後方に傾斜している．これらと比べて「前交連の上端と後交連の中心を結ぶ線（AC–PC line）」は後方傾斜が少ない

図 1-8 基準線による MRI 画像の違い（文献 1）より引用）

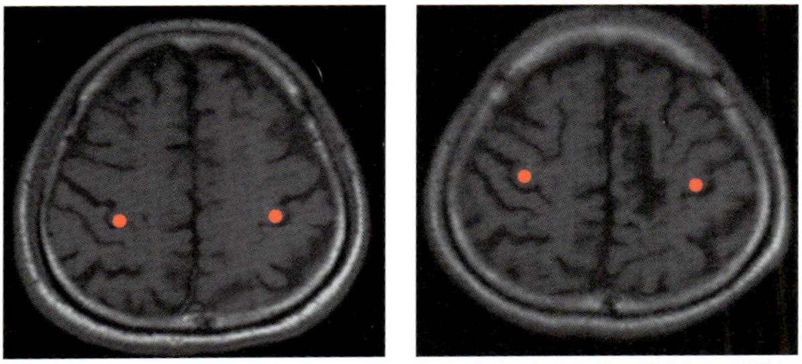

a. AC-PC line を基準とした横断像　b. 鼻根部と橋延髄移行部を結ぶ線を基準とした横断像

手指運動野は，AC-PC line を基準とした横断像（a）では大脳半球のやや後方（画像では下寄り）にみられるが，鼻根部と橋延髄移行部を結ぶ線を基準とした横断像（b）では大脳半球の中央付近にみられる

基準線とした画像は見え方が異なる（図1-8）．そのため，自分が所属している施設で撮影された画像を，他施設で撮影された画像や，画像解剖書籍などのアトラスと比較する際は，基準線が同じかどうか事前に確認する必要がある．

Jump

成功への一歩

横断像の基準線を知ろう

横断像の基準線は後方に傾斜しており，MRI では施設によって使用する基準線が異なる場合がある．自分の施設で用いている基準線を知り，他施設で撮影された画像や，画像解剖書籍などのアトラスと比較する際は，基準線が同じかどうか事前に確認するようにしよう．

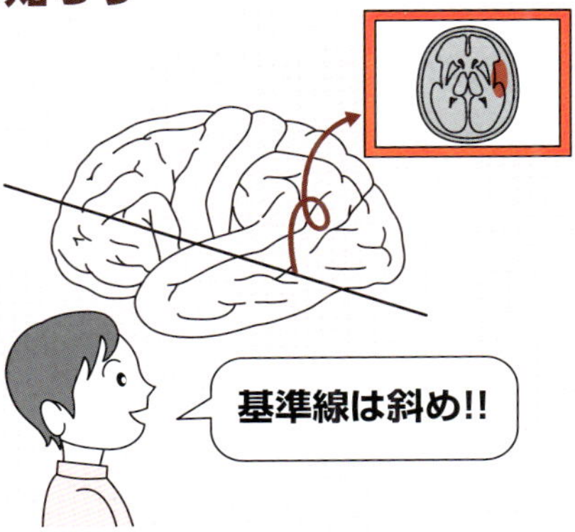

落とし穴 6

脳領域の同定を**漠然と**行っていないか

脳画像上の脳領域を正確に同定するためには，運動器の触診のように，まず**目印となるランドマーク**を見つけ，そこから順を追ってたどっていくようにするとよい．特に有用なランドマークは，**脳室，島，手指運動野**である．脳室は，脳画像で最も鮮明にみられる構造であり，脳室の見え方でスライスの高位が判定できる（図1-9）．

脳室の壁には，脳梁，尾状核，海馬，扁桃体など重要な構造が存在し

図 1-9 各高位での脳室の見え方（文献 1）より引用）

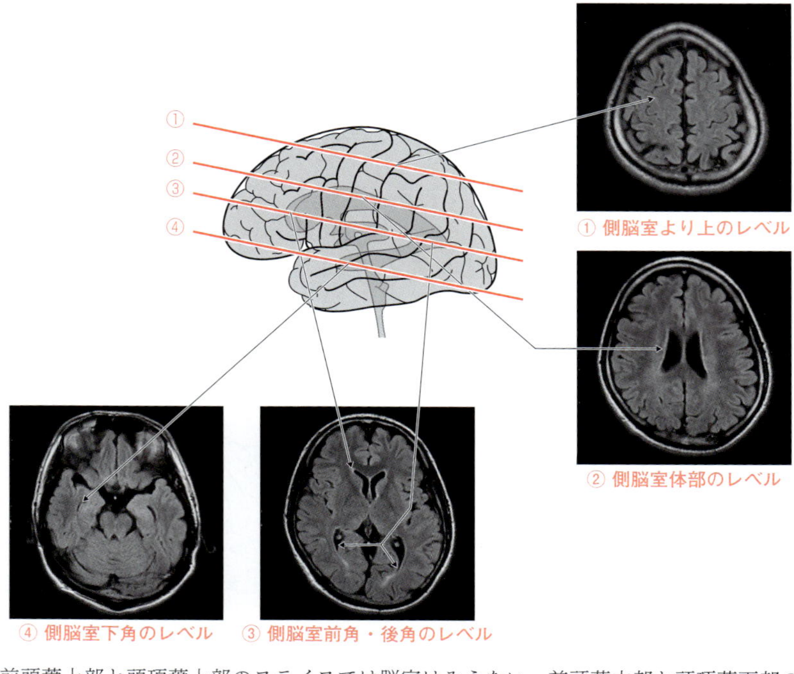

前頭葉上部と頭頂葉上部のスライスでは脳室はみえない．前頭葉中部と頭頂葉下部のスライスでは側脳室体部がみえる．前頭葉下部と側頭葉上部と後頭葉中部のスライスでは側脳室前角・後角がみえる．前頭葉の底部と側頭葉の中部のスライスでは側脳室下角がみえる

ているため，脳室はこれらを同定するうえで有用な指標になる（図1-10，11）．島は外側溝の奥に隠れた大脳皮質であり，外側溝を同定する際に有用な指標になる（図1-12）．

手指運動野は，後方に丸く突出するprecentral knobと呼ばれる特徴的な構造をしており，中心溝を同定する際に有用な指標になる（図1-13）．脳領域同定法の詳細については，拙著[1)]を参照いただければ幸いである．

図 1-10 脳室に接する脳領域（文献 1）より引用）

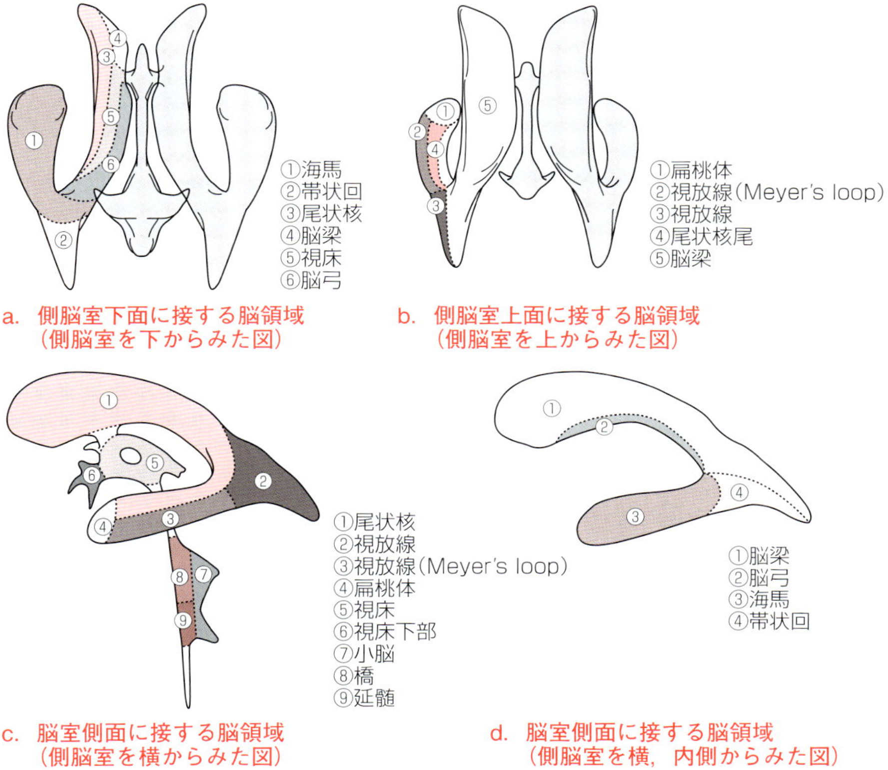

a. 側脳室下面に接する脳領域（側脳室を下からみた図）

b. 側脳室上面に接する脳領域（側脳室を上からみた図）

c. 脳室側面に接する脳領域（側脳室を横からみた図）

d. 脳室側面に接する脳領域（側脳室を横，内側からみた図）

さまざまな脳領域が脳室の壁になっている

図 1-11 脳室に接する脳領域（FLAIR）（文献 1）より引用）

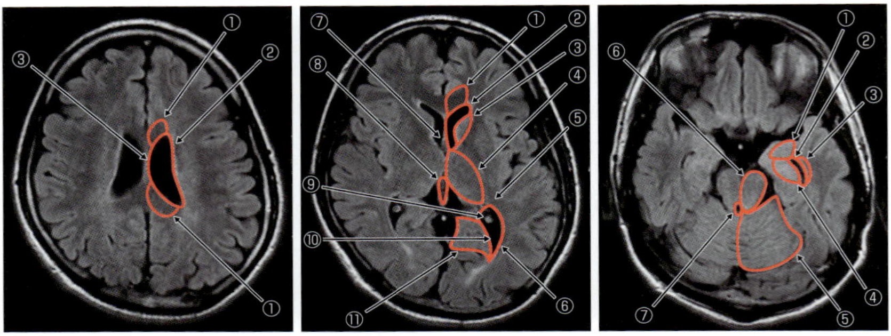

a. 側脳室体部のレベル

①脳梁
②尾状核
③側脳室体部

b. 側脳室前角・後角のレベル

①脳梁
②側脳室前角
③尾状核
④視床
⑤尾状核
⑥視放線
⑦脳弓
⑧第三脳室
⑨側脳室三角部
⑩側脳室後角
⑪帯状回

c. 側脳室下角のレベル

①扁桃体
②側脳室下角
③視放線（Meyer's loop）
④海馬
⑤橋（中脳と橋の移行部）
⑥小脳
⑦第四脳室

脳室との位置関係を知ることで，脳画像における脳領域同定が容易になる

図 1-12 外側溝と島の位置関係（文献 1）より引用）

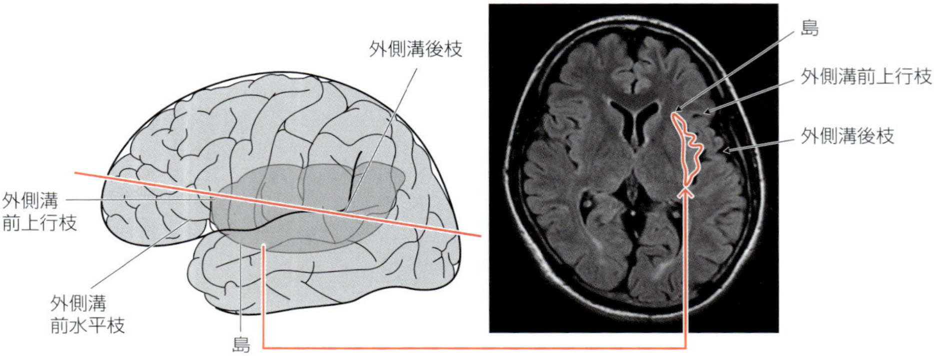

外側溝の奥に隠れた大脳皮が島である．言い換えれば，島の表面から外側に出る溝が外側溝である

図 1-13 precentral knob と中心溝（文献 1）より引用）

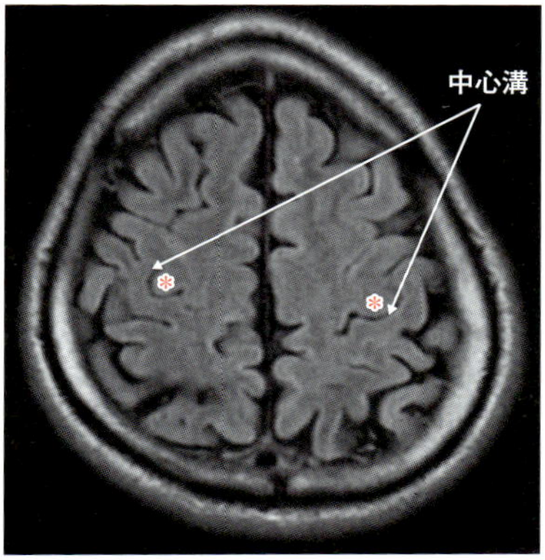

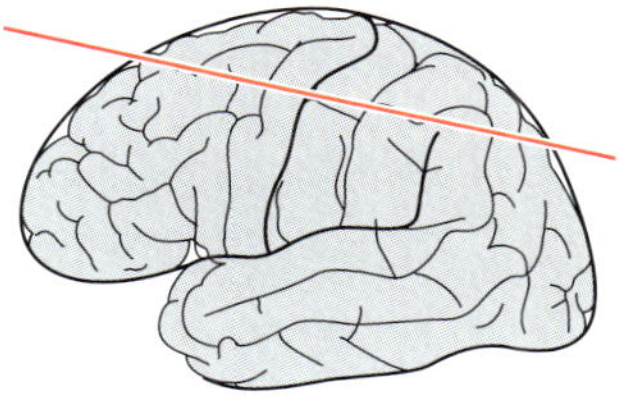

手指の運動野は後方に丸く突出しており，precentral knob と呼ばれる．precentral knob の後方の脳溝が中心溝である．＊：precentral knob（手指の運動野）

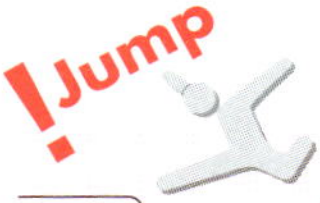

成功への一歩

ランドマークを起点に隣接する脳領域を同定しよう

脳室，島，手指運動野といった目印となるランドマークを起点として，隣接する脳領域を正確に同定していこう．

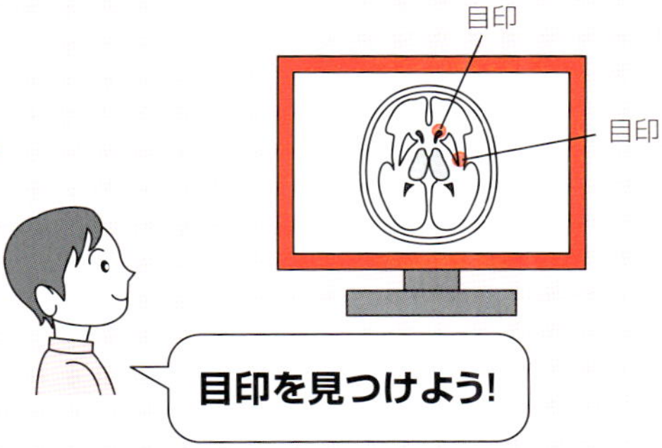

落とし穴 7

中心前回＝運動野だと思っていないか

中心前回に存在するのは運動野だけではない．ブロードマン（Brodmann）の脳地図をよくみると，**エリア（area）4（運動野）は中心前回の後部**に限られており，**中心前回の前部はエリア6（運動前野）**であることがわかる（図1-14）．エリア4から出る錐体路が随意運動を担うのに対し，エリア6から出る皮質網様体路は予測的姿勢制御において重要な役割を果たす[3)]．また，中心前回は肢節運動失行の責任病巣でもある．中心前回の前部の損傷では，運動麻痺が軽度であっても予測的姿勢制御障害や肢節運動失行が出現する可能性がある．

図 1-14 中心前回のブロードマンエリア

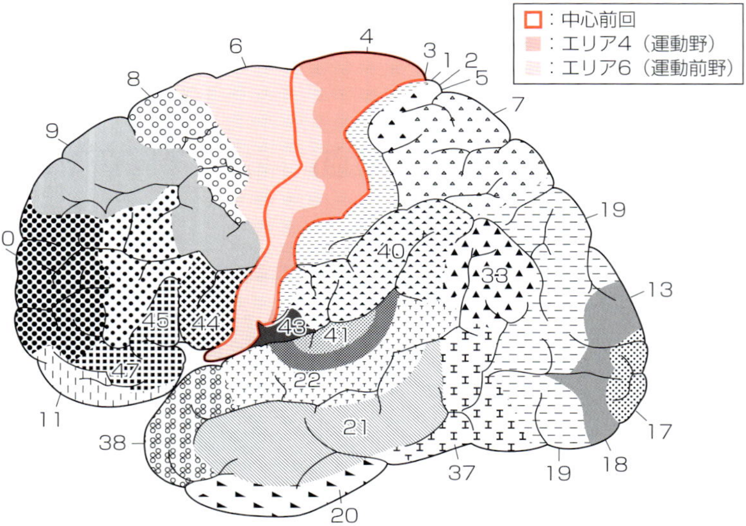

中心前回の後部は，ブロードマンエリア４（運動野），前部はエリア６（運動前野）である

Jump

成功への一歩

中心前回の前部と後部の違いを理解しよう

中心前回の前部は運動前野，後部は運動野である．中心前回前部の損傷では，運動麻痺が軽度であっても予測的姿勢制御障害や肢節運動失行が出現する可能性がある．

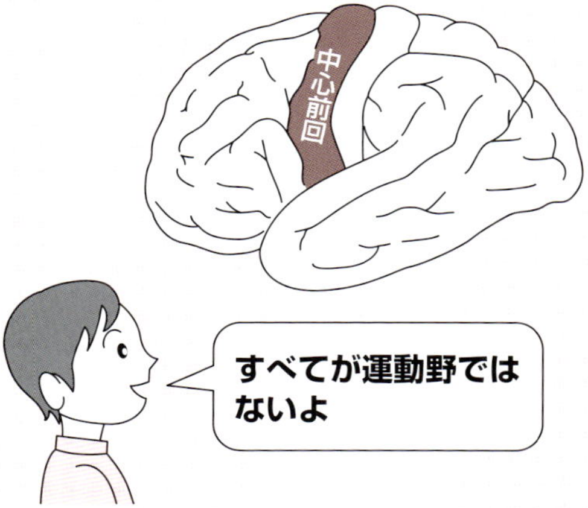

中心前回
すべてが運動野ではないよ

落とし穴 8 淡蒼球を内包後脚と見誤っていないか

頭部CT画像では，淡蒼球は被殻や視床とほぼ同じ色調（等吸収域）で写り，内包後脚はやや黒く（低吸収域）写る．一方，MRIのFLAIRでは淡蒼球は鉄沈着の影響で周囲よりもやや黒く（低信号）写り，内包後脚は被殻や視床とほぼ同じ色調（等信号）で写る．そのため，**CT画像から「黒いところが内包」と覚えていると，FLAIRをみた際に淡蒼球を内包後脚と見誤ってしまう**ため注意する必要がある．これと関連し，内包後脚の中でも皮質脊髄路の通過部位は，CT画像ではやや低吸収域となり，FLAIRではやや高信号となるため，同定の際に指標にするとよい（図1-15）．なお，皮質脊髄路の通過部位の記述は書籍によって異なるが，MRI拡散テンソル画像を用いた研究によって内包後脚の中央付近を通過することが示されている[4]．

図 1-15 CT画像とFLAIRの内包後脚の比較

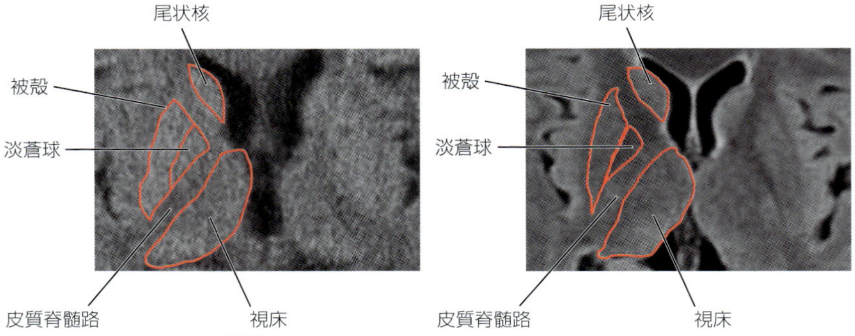

a. CT画像　　b. FLAIR

CT画像では内包後脚はやや黒色（低吸収域），淡蒼球は灰色（等吸収域）であるが，FLAIRでは内包後脚は灰色（等信号），淡蒼球はやや黒色（低信号）となる．内包後脚における皮質脊髄路通過部位は，CT画像ではやや黒色（低吸収域），FLAIRではやや白色（高信号）となる

Jump

成功への一歩

画像の種類による淡蒼球と内包後脚の写り方の違いを知ろう

CT 画像では内包後脚が黒く写るのに対し，FLAIR では淡蒼球が黒く写る．そのため，FLAIR で淡蒼球を内包後脚と見誤らないよう注意する必要がある．内包後脚における皮質脊髄路通過部位は，CT 画像ではやや黒く，FLAIR ではやや白く写るため，同定の際に指標にするとよい．

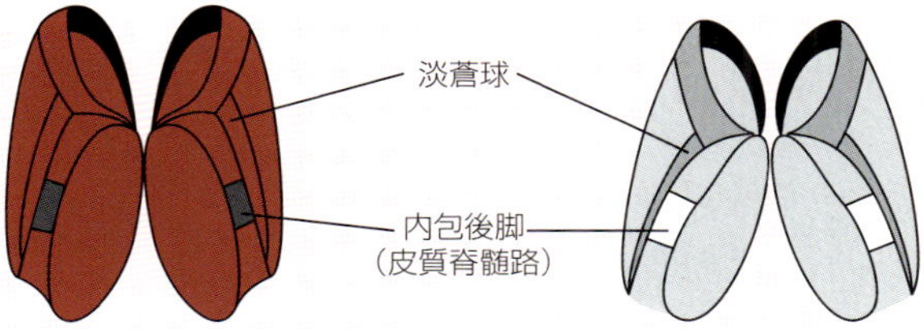
淡蒼球
内包後脚
（皮質脊髄路）

CT画像　　FLAIR

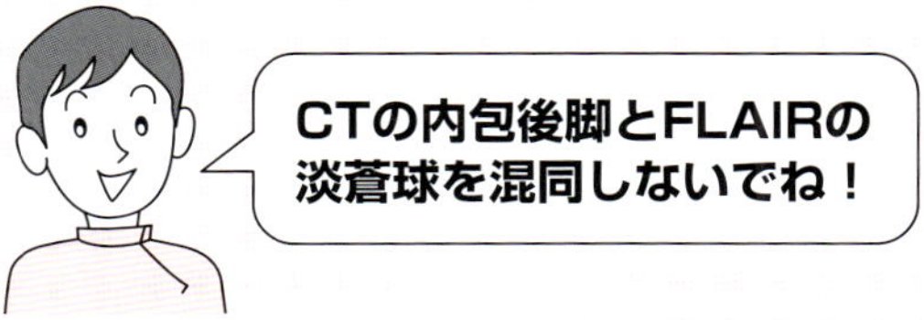
CTの内包後脚とFLAIRの
淡蒼球を混同しないでね！

落とし穴 9

運動麻痺は中枢部よりも末梢部のほうが重いと思っていないか

一般的に脳卒中による運動麻痺は，中枢部（体幹および上下肢近位筋）のほうが末梢部（上下肢遠位筋）よりも回復が良好だと考えられている．その根拠としては，末梢部の運動を担う外側運動制御系は外側皮質脊髄路といった対側性支配の経路であるのに対し，中枢部の運動を担う内側運動制御系には前皮質脊髄路，網様体脊髄路といった両側性支配の経路

図 1-16 内側運動制御系と外側運動制御系（文献 3）より引用）

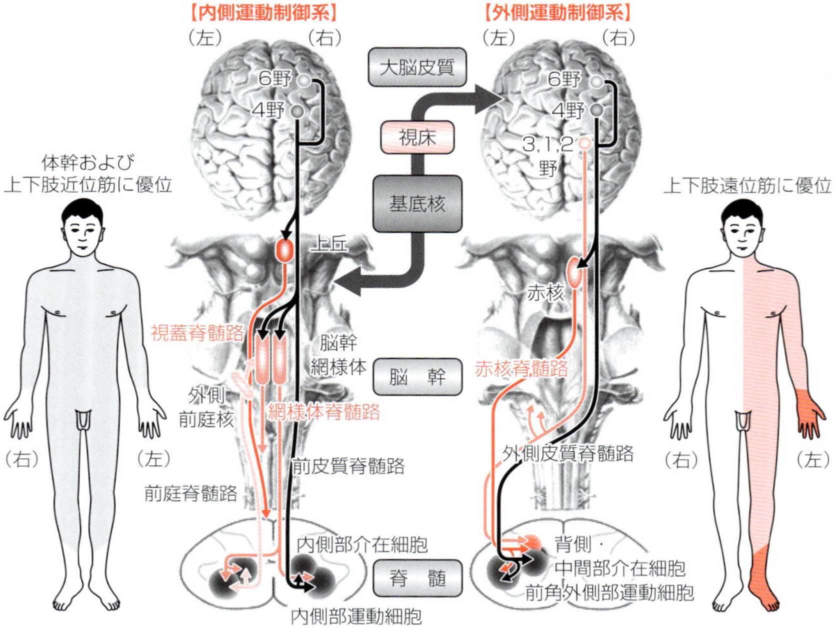

体幹および上下肢近位筋を支配する内側運動制御系には両側支配の経路があるのに対し，上下肢遠位筋を支配する外側運動制御系は対側支配のみである

図 1-17 前大脳動脈領域梗塞による錐体路損傷の特徴

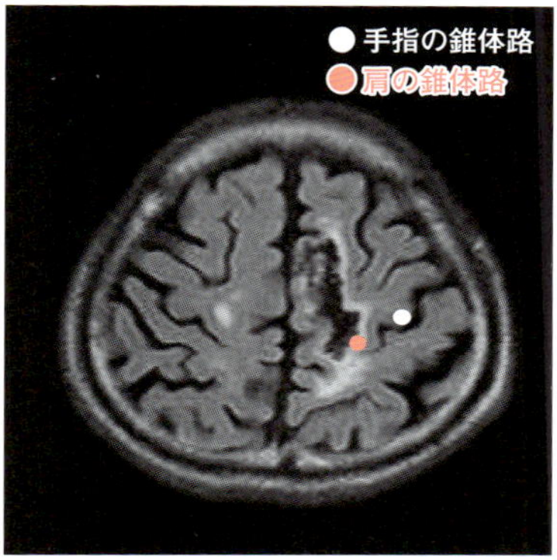

手指の錐体路は残存しているが，肩の錐体格は損傷されている

があるため，残存している非損傷半球からの経路による代償が可能であることがあげられている（図1-16）．

しかし，すべての患者にこの原則があてはまるわけではない．**両側半球の損傷を受けた患者は，中枢部の運動麻痺が重度化**する傾向がある．その理由としては，両側半球の損傷を受けた患者は片側半球損傷の患者と異なり，非損傷半球からの経路による代償が困難であることがあげられる．また，**前大脳動脈領域の脳梗塞患者の運動麻痺は，肩にみられるものの手指にはみられない**ことが多い．これは，前大脳動脈の還流域が肩の錐体路を含んでいる一方で，手指の錐体路を含んでいないことによる．したがって，すべての脳卒中患者の運動麻痺が中枢部よりも末梢部で重度だという先入観は，誤った評価の原因となる（図1-17）．

Jump

成功への一歩

末梢部より中枢部の麻痺が重度化する病巣を理解しよう

一般的に脳卒中による運動麻痺は上下肢遠位筋で重度化しやすいが，両側半球損傷の患者では非損傷半球から出る内側運動制御系の経路による機能代償が困難であることから，体幹および上下肢近位筋の運動麻痺が重度化する傾向がある．また，前大脳動脈領域の脳梗塞では手指に運動麻痺がなくとも肩に運動麻痺がみられることが多い．

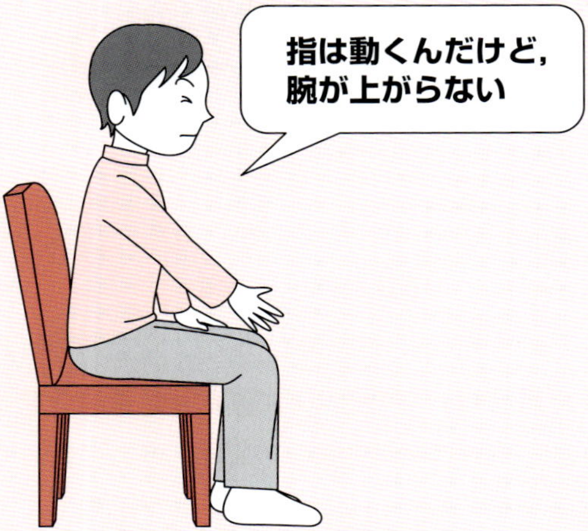

落とし穴 10

小脳失調の責任病巣は小脳だけだと思っていないか

企図振戦に代表される小脳失調の病巣は，小脳だけではない．**小脳は，脳幹や視床と密に連絡している**（図1-18）．そのため，これらの領域の損傷で小脳失調が生じることも少なくない．特に視床損傷による運動失調は，小脳性のものと深部感覚性のものを区別する必要がある．深部感覚性の運動失調では視覚による代償が可能であるが，小脳性の運動失調では困難である．そのため指鼻指試験を行うと，小脳性の運動失調では

図 1-18 小脳と脳幹・視床の連絡

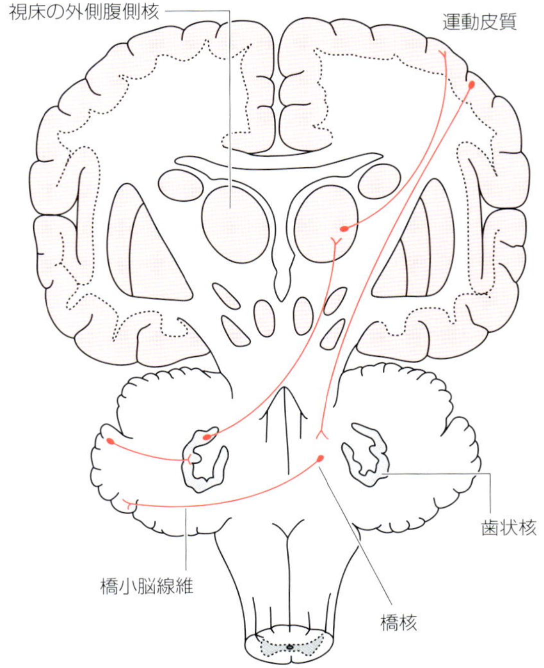

小脳は対側の橋核から入力を受ける．小脳からの出力線維は中脳で対側に交叉して視床の外側腹側核に至る．この経路のいずれが損傷されても小脳失調が生じる

検査者の指および患者自身の鼻ともに到達が困難となる．一方，深部感覚性の運動失調では，視覚代償が可能な検査者の指には到達可能であるが，視覚代償が難しい患者自身の鼻には到達困難となる．視床の損傷だからといって失調の原因が深部感覚性だと決めつけてはならない．

Jump

成功への一歩　小脳と連絡している脳領域を理解しよう

脳幹や視床は小脳と神経線維で連絡している領域であり，これらの領域の損傷でも小脳損傷の場合と同様の運動失調がみられることがある．

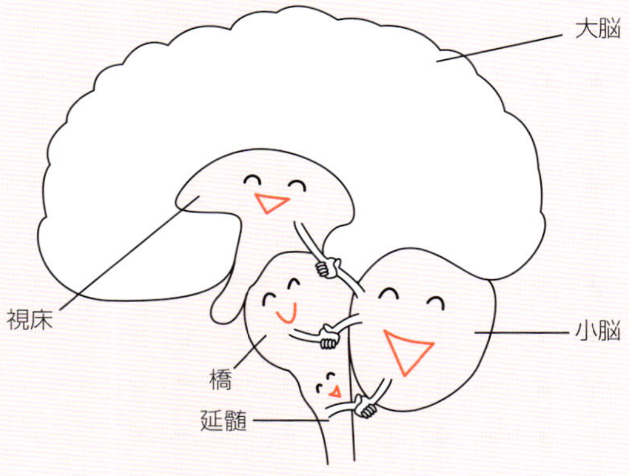

小脳は視床や脳幹と仲良し

【文　献】

1）酒向正春（監），大村優慈（著）：コツさえわかればあなたも読める リハに役立つ脳画像．メジカルビュー社，2016，p11，13，17，pp.22-28，p88

2）Jang SH, et al：Functional role of the corticoreticular pathway in chronic stroke patients, *Stroke* **44**：1099-104，2013

3）高草木薫：大脳基底核による運動の制御．臨床神経学 **49**：325-334，2009

4）青木茂樹，他：新版 これでわかる拡散MRI．秀潤社，2005，pp166-167

リスク管理の落とし穴 10

落とし穴 1

リスク管理の優先順位が2番目以下になっていないか

脳卒中リハビリテーションのリスク管理上，特に注意が必要なのは転倒である．セラピストは常に**転倒防止を第一**に考えて評価・治療にあたる必要がある．事故が生じるのは，リスク管理の優先順位が2番目以下になった時である．「効果的な治療がしたい」「正確な評価をしたい」「患者のモチベーションを高めたい」「患者と信頼関係を構築したい」「機器の準備時間を減らしたい」「次に順番を待っている患者のリハビリテーションに遅れないようにしたい」といった気持ちは，もちろん必要であるが，これらよりも「安全に実施しなければならない」という気持ちが常に先

図 2-1 リハビリテーション中のセラピストの意識

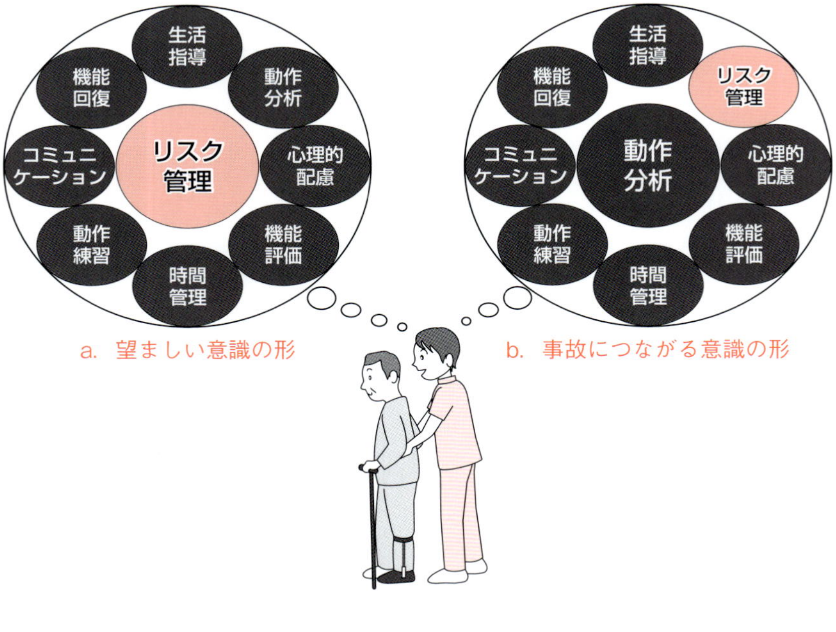

になければ，必ず事故が起きてしまう．図2-1に2通りのリハビリテーション中のセラピストの意識を示す．図2-1aはリスク管理を意識の中心においた望ましい形，図2-1 bはリスク管理以外が意識の中心にきた望ましくない形である．安全面を第一に考える意識さえもっていれば，大半の事故は防ぐことができる．「安全第一」は，プロとして最も基本的な心構えである．

Jump! 成功への一歩

「安全第一」がプロの心構え

セラピストは，常にリスク管理を優先順位の筆頭において行動判断をすることが重要である．どんなに正確な評価や効果的な治療アプローチが行えたとしても，患者さんの安全を守れなければプロとしては失格である．

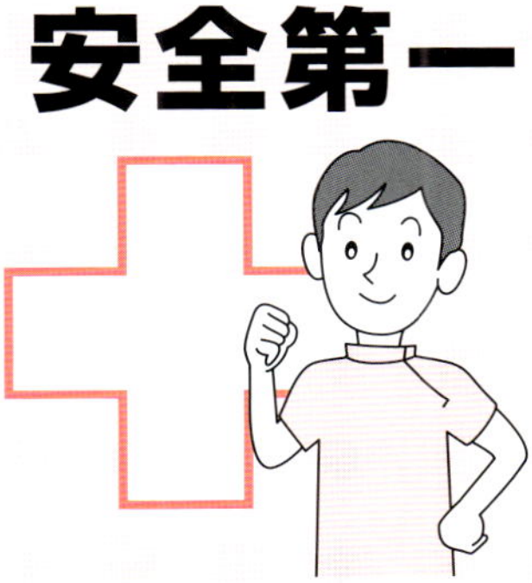

落とし穴 2 次の安全地帯までの流れを想定せずに動作を開始していないか

新人セラピストや実習生によくみられるのは，**「その時の動作」を考えることに精一杯で，その先の動作を想定できていない**ことである．例えば，ベッドで臥床するために車いすからベッドに移乗する際は，移乗後に「靴を脱ぎ」「臥床する」動作が必要となる．端座位が不安定な患者では，「車いす座位」の次にくる安全地帯（転倒の危険がない状態）は「背臥位」であり，その間はすべて転倒リスクのある場面である．したがって，セラピストは車いすからベッドに移乗する前に，いかにして「靴を脱ぎ，臥床するか」までを含めて想定し，そのための準備をしておかなければならない．これを怠って，移乗のことだけを考えていると，移乗後に枕の位置が逆になっていることに気づき，枕に気をとられた瞬間に患者が転倒するといったことが起きる（図2-2）．あらかじめ臥床までの流れがイメージできていれば，移乗の際にベッドのどこに座ればよいのか，そのためにはどこに車いすをつけるのがよいのか，といったことも考えられるようになり，円滑で無駄のない流れで動作を行えるようになる．

動作を開始する前に，次の安全地帯までの一連の流れをイメージしておくことは，歩行練習を行う際にも重要である．目的とする直進歩行の練習内容のみに意識を向けるのではなく，その前の立ち上がり動作や歩行中の方向転換，障害物回避，歩行後の椅子への着座など，歩行前後の一連の動作をイメージして準備をしておくことが安全な練習の実施につながる．

養成校の授業では「移乗，更衣，起き上がり，起立，歩行」を別々に扱うことが多いと思われる．しかし，臨床場面ではこれらを連続して行うことが多く，養成校でもそのことを踏まえた授業が必要だと思われる．

図 2-2 移乗後の流れを想定できていない場合

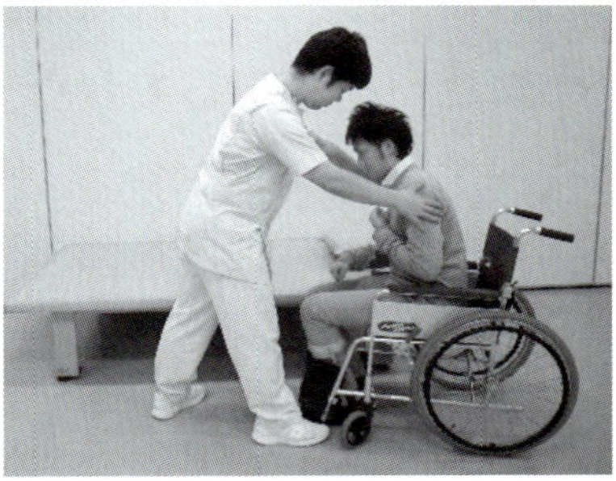

a. 移乗に意識が向いており，臥床までの流れをイメージできていない

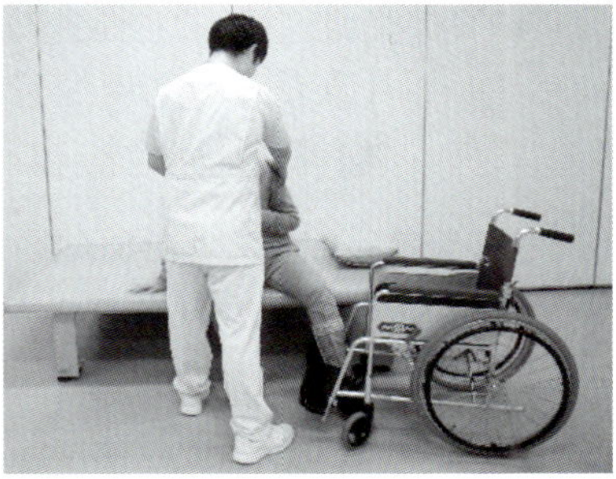

b. 移乗後に枕の位置が逆であることに気がつく

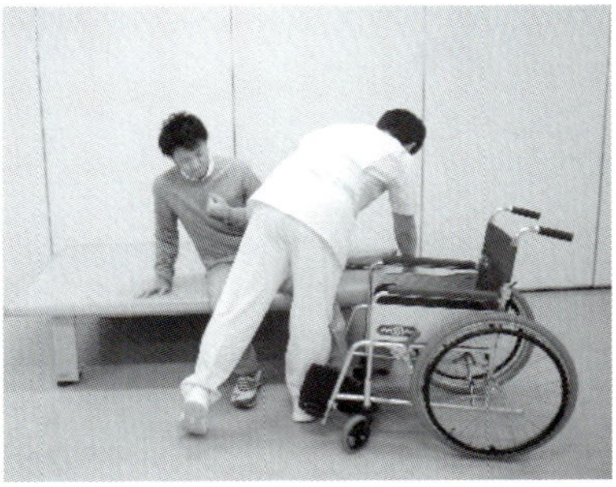

c. 枕の位置を変えようとして患者から目を離す

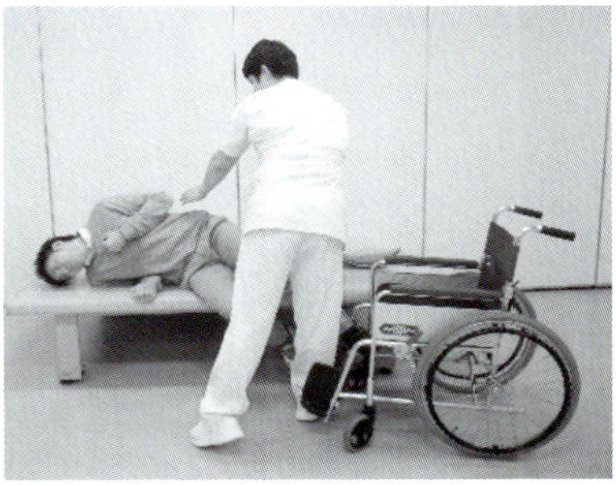

d. 一瞬目を離した際に転倒

セラピストが患者を移乗させることのみに気をとられ，その後の流れをイメージできていないと，移乗後まで，ベッド上の枕の位置が逆であることに気がつかない．移乗後に枕の位置を変えようとして患者からたとえ一瞬でも目を離すと，その間に患者が転倒する可能性が高い．したがって，移乗前に「靴を脱ぎ，臥床する」ところまでイメージしておくことが重要である

Jump

成功への一歩

「次の安全地帯までの流れ」を想定してから動作を開始しよう

「その時の動作」だけでなく，「次の安全地帯までの一連の動作」を想定し，そのための準備を行ってから動作を開始することで，安全かつ円滑に患者を「次の安全地帯」に導くことができる．

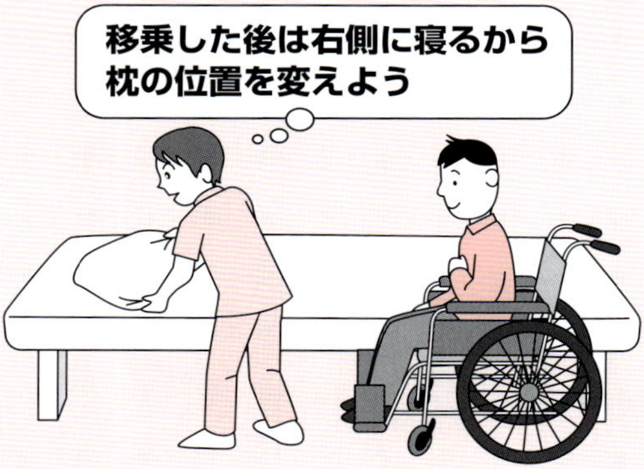

落とし穴 3

靴の着脱介助の際に患者の上半身から手を離していないか

座位が見守りレベルにおける患者の靴（あるいは装具）の着脱介助を端座位で行う際（図2-3），セラピストは片手で患者の上半身を支え，もう一方の手で靴の着脱を行うことになる．片手での着脱がやりにくいからといって両手で靴の着脱を行おうとしてはならない．「ちょっとなら大丈夫だろう」という気持ちで，患者の上半身から**一瞬でも手を離してしまうと患者が転倒するリスクが非常に高い**．

靴の着脱介助の際は，下肢が持ち上げられることで患者の重心や支持基底面に外乱が加わる．そのため，座位バランスが不良な患者は転倒し

図 2-3 端座位における靴および装具の着脱

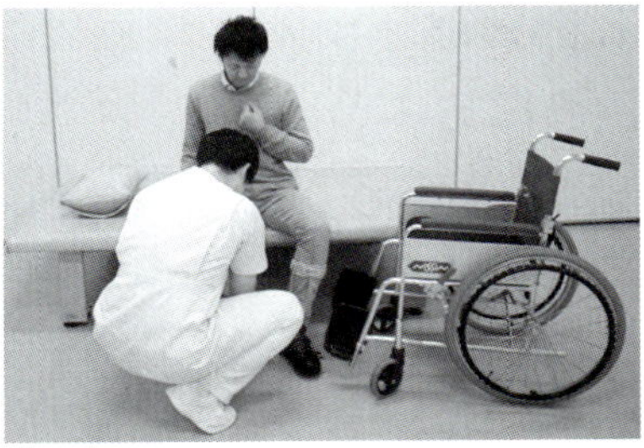

a．誤った方法

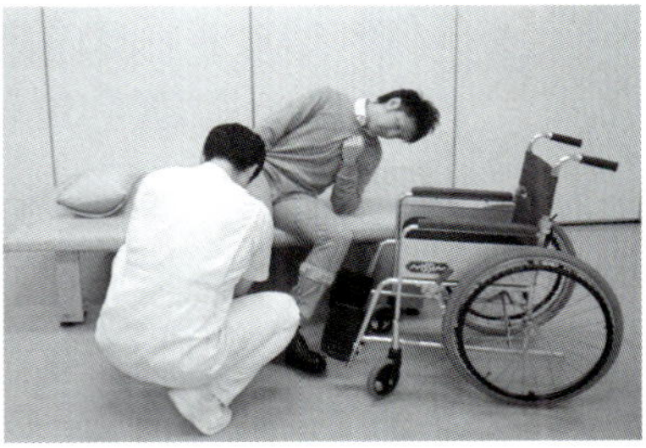

b．転倒

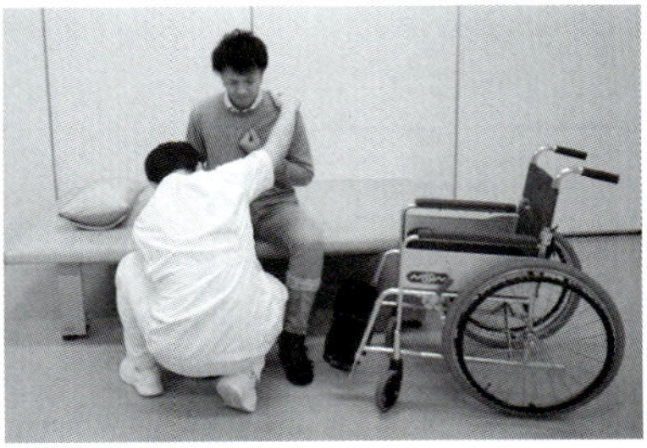

c．正しい方法

誤った方法ではセラピストが両手で靴の着脱を行っており，患者の上半身から目も離している（a）．この方法では座位が不安定な患者では転倒に至ってしまう（b）．靴の着脱は片手で患者の麻痺側肩を支えながら行う必要がある（c）

やすい．そのようななか，セラピストが患者の足元に気をとられていると患者の座位バランスの崩れに気づくのが遅れることになる．加えて，介助者の両手が患者の足下にあると，そこから患者の上半身まで距離があるため，バランスを崩した患者の身体を支えようとしても間に合わない．したがって，座位が見守りレベルにおける患者の靴の着脱介助を端座位で行う際は，たとえ片手での着脱に時間がかかっても，常に患者の上半身を支える手を離さないようにする必要がある．どうしても片手での着脱が困難な場合は，ベッド上での臥位もしくは車いす座位で行うべきである．

!Jump

成功への一歩

靴（装具）の着脱介助では患者の上半身から手を離さないようにしよう

座位が不安定な患者における靴の着脱介助の際は，患者の上半身を支えていなければ転倒リスクが非常に高い．特に麻痺側の靴（装具）の着脱では，セラピストは患者の麻痺側に座って介助するとよい．逆に非麻痺側の靴の着脱では，セラピストは患者の前方から麻痺側肩に手を当てて介助するとよい．

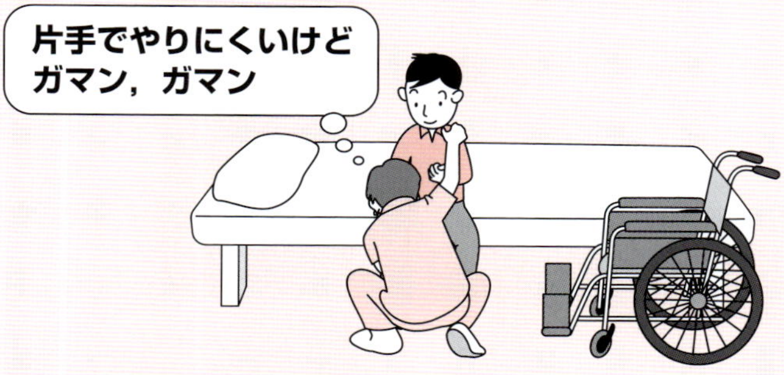
片手でやりにくいけど
ガマン，ガマン

落とし穴
4

患者が端座位の状態で車いすを動かしていないか

患者が車いすからベッドに移乗した後，臥床する際に下肢が車いすに当たりそうになることがある．また，麻痺側の靴（装具）を安全に脱がせるためにセラピストが患者の麻痺側に座りたい時もある．このような時に，図2−4のように車いすを患者から離そうとしてセラピストが患者の身体から手を離してしまうと，その間に患者が転倒する可能性が非常に高い．そこでより安全な方法として**車いすを動かすのではなく患者に動いてもらう**ことを提案したい．あらかじめ車いすをベッドの枕から離れた位置に停めて移乗し（図2−5a，b），移乗後に患者の殿部を挙上・側方移動させて，座る位置をベッドの枕側に移動させれば（図2−5c〜e），セラピストは患者から手を離すことなく，車いすと患者の間にスペースを作り出すことができる（図2−5 f）．「患者に余計な動きをさせて負担をかけているのではないか」という指摘もあるかもしれないが，筆者は「患者に動いてもらうことは，運動療法・動作練習にもなるため，むしろ積極的に行うべきである」と考えている．

図 2-4 車いすを動かしている最中の患者の転倒

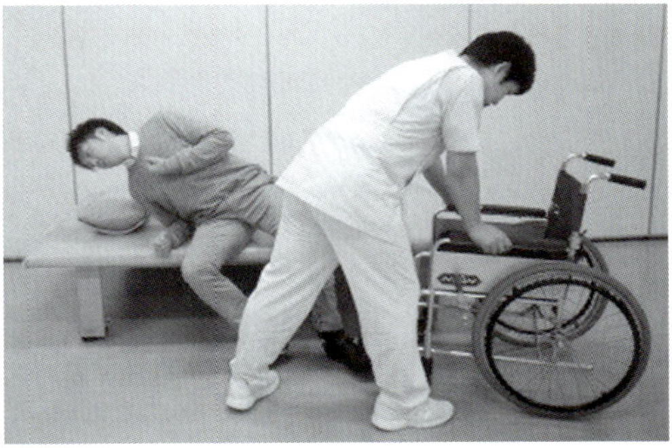

靴（装具）の例でも出したが，患者のバランスが不安定な状況でセラピストが他の物品を操作することは，転倒リスクの高い行為である．セラピストが物品を動かすのではなく，できるだけ患者自身に動いてもらうようにすることで，転倒リスクを減らすだけでなく**動作能力を向上させる**こともできる．

図 2-5 ベッド移乗後の患者と車いすの間の空間確保

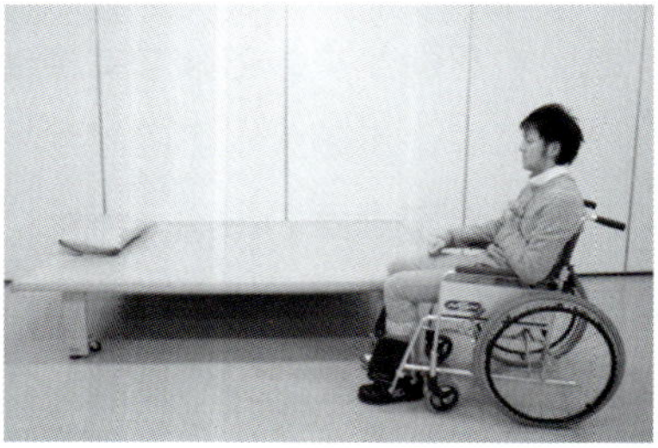

a. 移乗前

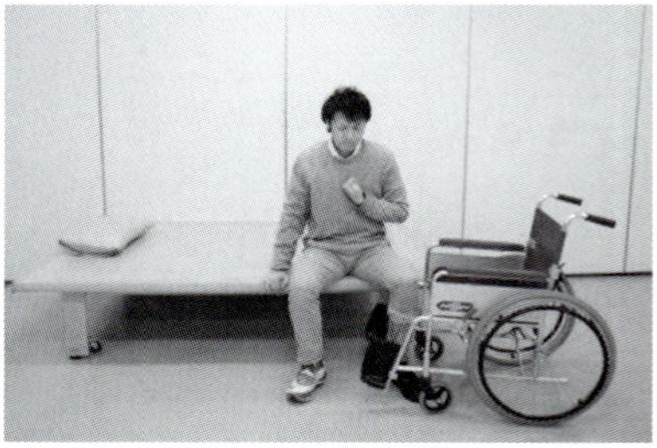

b. 移乗後

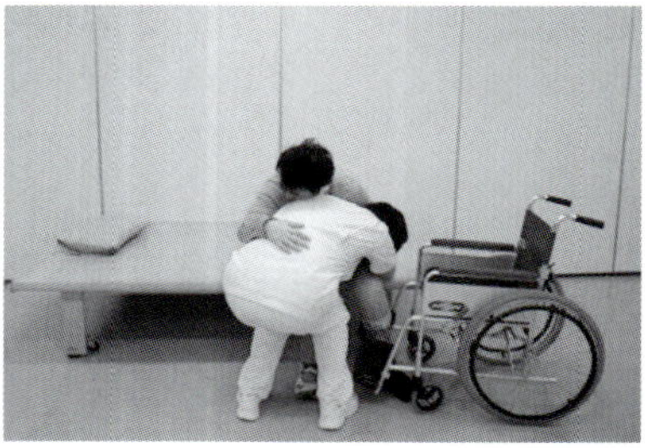

c. 座る位置の移動前

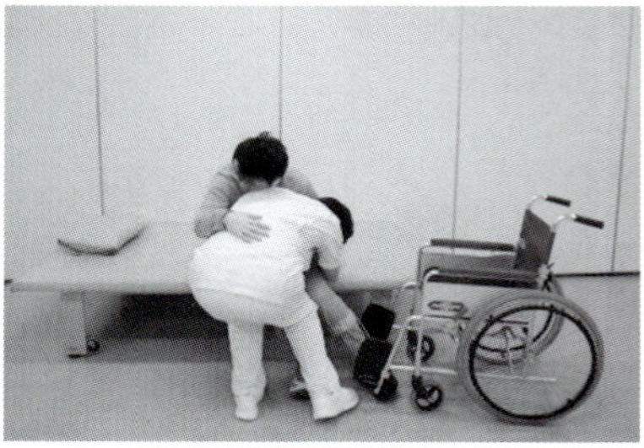

d. 座る位置の移動後

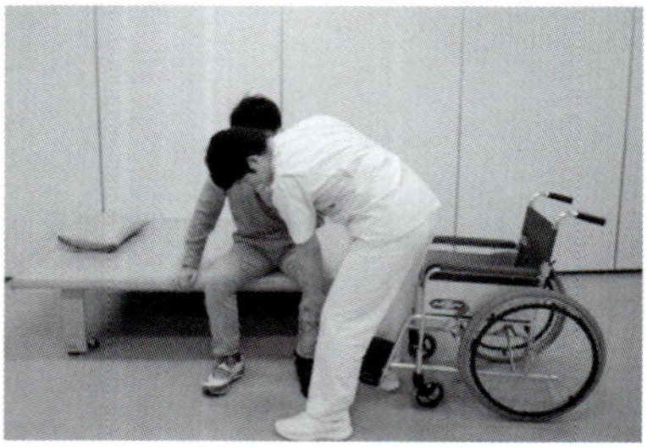

e. 下肢の肢位の修正

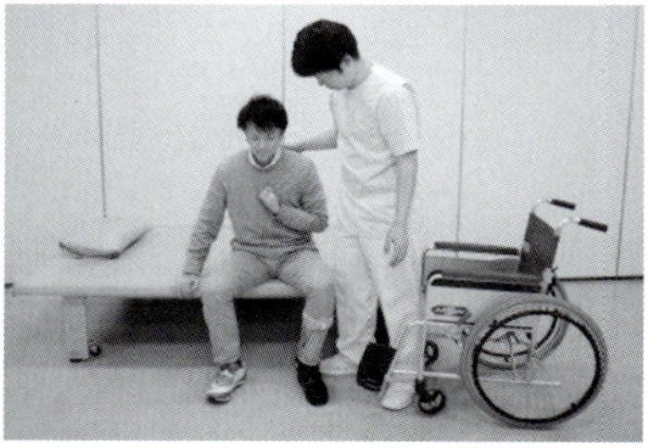

f. 患者と車いす間の空間確保

b はベッド・患者・車いすの位置が読者にわかりやすいよう，あえてセラピストを入れずに撮影した

Jump

成功への一歩

車いすを動かすのではなく，患者に動いてもらおう

患者の姿勢が不安定な時に，介助者が他の物品を操作することは転倒につながるリスクが高い行動である．患者と車いすの距離をとりたい時は，車いすを動かすのではなく，患者に動いてもらうようにするべきである．物品を動かすのではなく患者に動いてもらうことには，運動療法・動作練習としての意義もある．

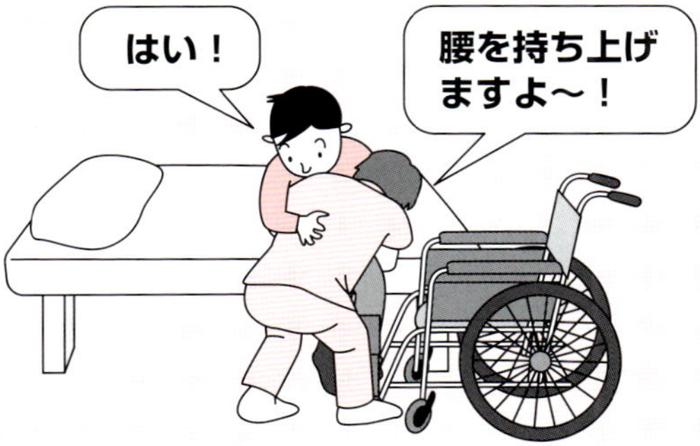

落とし穴 5 歩行テストの際にストップウォッチに気をとられていないか

10 m歩行試験，6分間歩行試験，Timed Up and Go Testといった歩行試験の際，患者は普段の練習ではあまり行わない，最大努力での歩行を行っている．そのため筋緊張が亢進し，遊脚期のトウクリアランス（地面からつま先が上がる程度）が不良となってつまずきが生じやすくなる．患者の「できるだけよい結果を出したい」という気持ちも，この傾向を助長させる．また歩行速度が速いほど，つまずいた際の前方への身体傾斜速度も速くなるため，セラピストは普段の歩行よりもつまずきへの対応を強化する必要がある．それにもかかわらず，セラピストがストップウォッチを手にし，歩数やタイムの計測に気をとられていると，患者のつまずきにとっさに対応できず，転倒させてしまうことになる（図2-6a）．

図 2-6 歩行テスト中の転倒防止

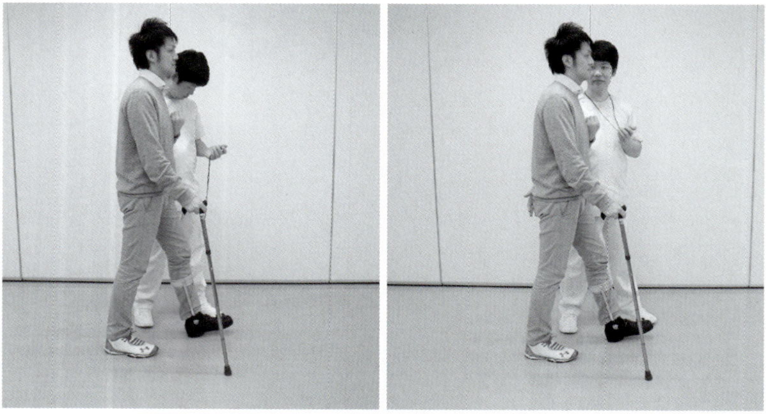

a. 誤った方法　　b. 望ましい方法

a：セラピストはストップウォッチに気をとられ，患者から目を離している．また，ストップウォッチのストラップは使用していない

b：セラピストはストップウォッチではなく患者をみている．また，ストップウォッチからいつでも手を離せるようストラップを首にかけている

このような事故を防ぐための最良の方法は，**歩数・タイムの計測を他のセラピストに依頼し，自らは両手をフリーにして患者の転倒防止に専念する**ことである．しかし，実際にはマンパワーの問題で他のセラピストへの依頼が困難な場合もあるであろう．そこで，転倒防止と歩数・タイム計測を併せて行う際は，ストップウォッチの**ストラップを首からかけておく**ことを提案したい．なぜなら，このようにしておけば，患者が転倒しそうになった際に，とっさにストップウォッチから手を離して患者を支えることができるからである（図2-6b）．ストラップを使用していないと，どうしても「ストップウォッチを床に落としてはいけない」という意識が働いて，ストップウォッチを持ちながら患者の転倒を防ごうとするため，患者を支えられずに転倒させてしまうということが起こりうる．

歩行テストは転倒リスクが高い場面であることを意識し，極力ストップウォッチに気をとられず，患者の転倒防止に集中できるようにすることが大切である．

Jump

成功への一歩

ストップウォッチのストラップを使用しよう

歩行テストは非常に転倒リスクの高い場面であり，できれば歩数・タイムの計測は他のセラピストに依頼したい．それが難しい場合，いつでも手をストップウォッチから離して転倒防止ができるように，ストップウォッチのストラップを首からかけておくようにしたい．

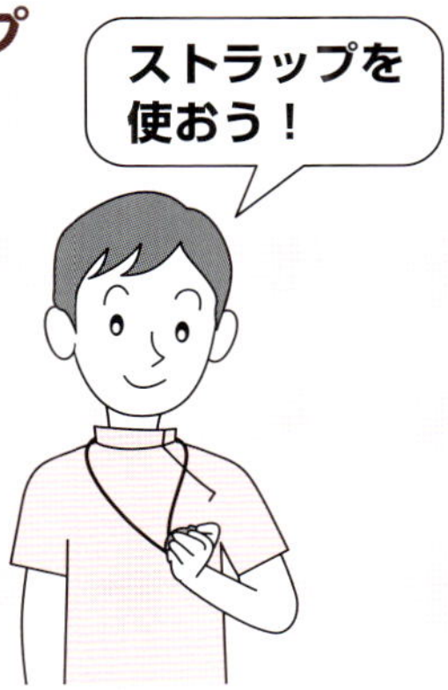

落とし穴 6

着座前の方向転換で患者の麻痺側から離れていないか

セラピストは，常に患者の麻痺側につくのが片麻痺患者の転倒防止の基本である．この原則が最も守られにくい場面が，歩行後の椅子へのアプローチの場面である．図2-7aは左片麻痺患者が歩行練習後に車いすに着座する手前の場面である．ここで麻痺側を車いす側に向けるように（時計回りに）方向転換してしまうと，患者の麻痺側が車いす側に向いた際にセラピストは麻痺側につくことができないため，患者が方向転換時に車いす側にバランスを崩した時にはセラピストは支えることができない

図 2-7 左片麻痺患者の車いすへのアプローチ

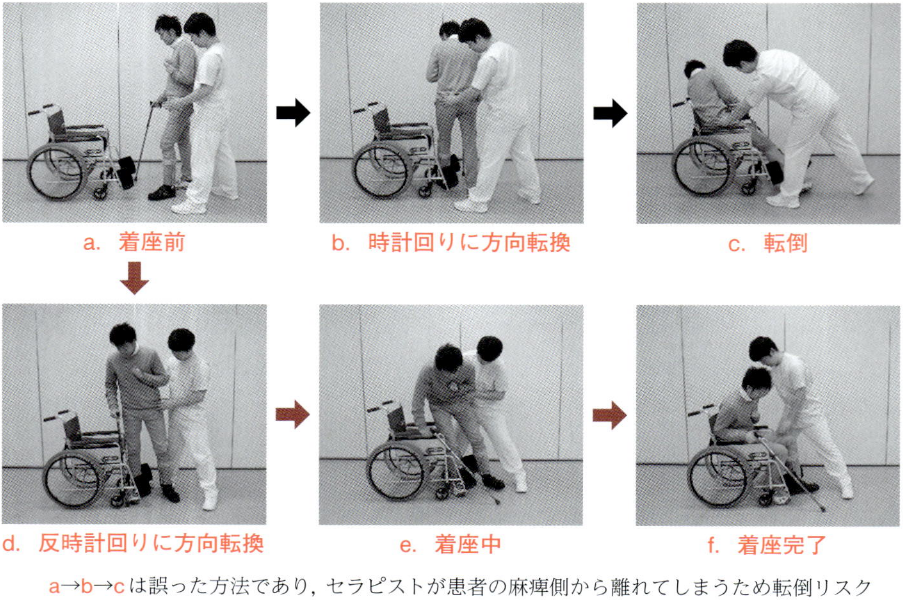

a. 着座前　b. 時計回りに方向転換　c. 転倒

d. 反時計回りに方向転換　e. 着座中　f. 着座完了

a→b→cは誤った方法であり，セラピストが患者の麻痺側から離れてしまうため転倒リスクが高い．a→d→e→fはセラピストが常に患者の麻痺側にいるため，安全性の高い方法である

（図2-7b，c）．したがって，**非麻痺側を車いす側に向けるように（反時計回りに）方向転換するよう患者に促すことで，セラピストが常に患者の麻痺側について介助できるようにすることが大切である**（図2-6d〜f）．特に左半側空間無視を呈する患者は，非麻痺側方向（時計回り）に方向転換する傾向が強いため注意が必要である．

!Jump

成功への一歩

椅子へアプローチでは非麻痺側が椅子側にくるようにしよう

歩行練習後の着座前の方向転換では，患者に非麻痺側を椅子に向けるよう促し，セラピストが患者の麻痺側から離れることがないようにすることが大切である．

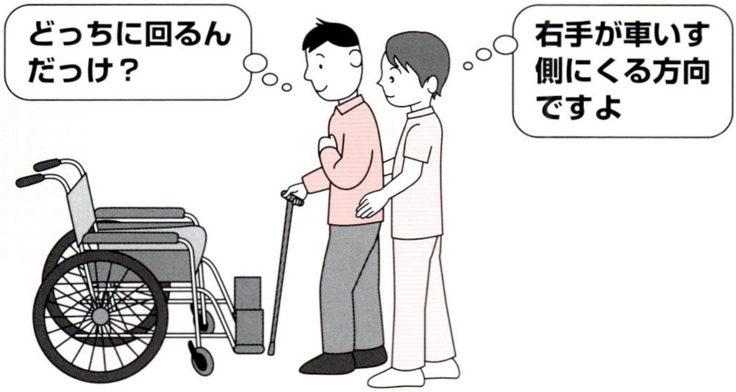

落とし穴 7

麻痺側についてさえいれば転倒を防げると思っていないか

片麻痺患者の転倒を防ぐには，セラピストは麻痺側につくことが望ましいということは前項でも述べた．ただ，何も考えずに麻痺側についていたのでは転倒を防げないことも多い．例えば，野球で打者の打球方向の傾向を踏まえて守備位置を調整するように，セラピストも患者がどのような転び方をするのかを予測して立ち位置を微調整する必要がある．以下に，主な患者の歩行パターンと転倒対策について述べる．

前型で歩行する患者は，麻痺側立脚相で重心を前方に運ぶことができるため，後方にバランスを崩すことは少ない．しかし，麻痺側下肢の振り出しの際に**つまずいて前方に倒れる**傾向がある．そのため，セラピストが患者の麻痺側後方にいては転倒を防ぐことはできない（図2-8a）．したがって，**セラピストは患者の麻痺側前方についている必要がある**（図2-8b）．特に，歩行速度が大きい患者では，つまづいた際に身体が倒れる速度も大きくなるため，セラピストは自身と患者の体格差なども考慮し「もしこの歩行速度で床につまづいた場合，自分は患者を支えられるのか」を考えて立ち位置を決める必要がある．

揃い型で歩行する患者は，麻痺側立脚相で重心を前方に運ぶことが苦手である．加えて，揃い型歩行には両足が揃った際に前後の支持基底面が非常に狭くなるという特徴がある．そのため，麻痺側立脚期の重心の前方移動が不十分なまま非麻痺側足部を接地することで**後方にバランスを崩す**リスクが高い．その時に，セラピストが患者の麻痺側前方にいては患者を支えきれない（図2-8c）．したがって，**セラピストは患者の麻痺側後方についている必要がある**（図2-8d）．

加えて，急激な膝折れが生じる可能性がある患者では，後方から両腋窩を介助するのが最も安全である．前方からの手引き介助では，膝折れ

図 2-8 患者の転倒方向とセラピストの立ち位置

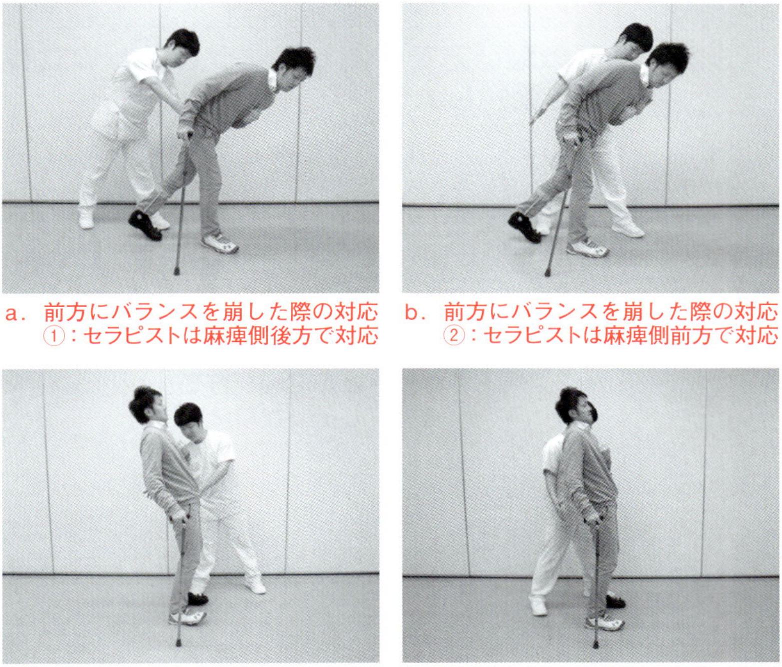

a．前方にバランスを崩した際の対応①：セラピストは麻痺側後方で対応
b．前方にバランスを崩した際の対応②：セラピストは麻痺側前方で対応
c．後方にバランスを崩した際の対応①：セラピストは麻痺側前方で対応
d．後方にバランスを崩した際の対応②：セラピストは麻痺側後方で対応

aとbは前方，cとdは後方にバランスを崩した際の対応で，aとdは介助者が患者の麻痺側後方，bとcは麻痺側前方についていた場合である．bとdは転倒を防げているが，aとcは防げていない

にはまったく対応できないので注意する．

このように患者がどのような転び方をしそうなのかを想定することの利点は，転倒リスクの管理にとどまらない．「どういった場面で，どのような転び方をするか，その原因はどういったことで，どのような介入をすればその問題を解決できるのか」を考えることは，歩行自立に向けた具体的な介入方法の立案にもつながる．

Jump

成功への一歩

患者の転び方を予測してセラピストの立ち位置を調整しよう

つまづいて前方にバランスを崩すことが多い前型歩行の患者と，後方にバランスを崩すことが多い揃い型歩行の患者では，セラピストの立ち位置を変える必要がある．患者がどのような転び方をするのか想定することは，歩行自立に向けた介入方法を立案するうえでも有用である．

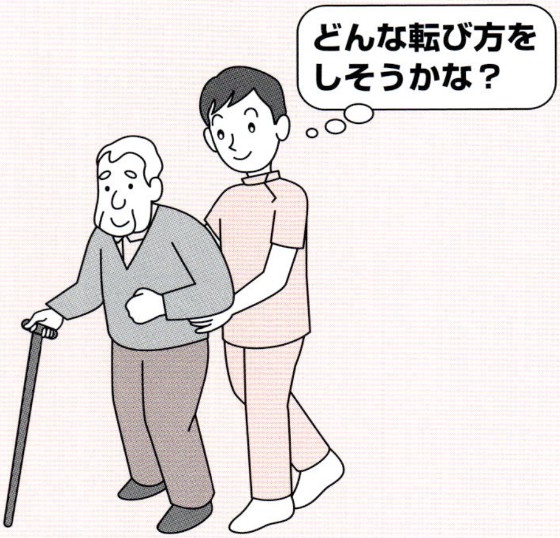
どんな転び方をしそうかな？

落とし穴 8

患者の病室の環境設定を忘れていないか

セラピストは，リハビリテーション後に患者を病室に連れていくころには，つい次の時間帯の患者に意識が向きがちである．特に，次の患者のリハビリテーション時間が迫っている時などは，その傾向が強くなりやすい．しかし，どんなに急いでいても，患者の病室の環境設定を忘れてはならない．例えば，転倒・転落防止のための離床センサーのスイッチは入れ忘れていないだろうか．ナースコールのボタンやテレビのリモコンは患者の手が届く位置にあるだろうか．こういった，**環境設定**（図2-9）**をおろそかにすることは転倒・転落事故に直結する**ため，指さしも含め，落ち着いて確実に確認を行うべきである．また，環境設定後は患者にも環境設定に問題がないか確認をとるべきである．どうしても，

図 2-9 病室のベッド周囲の環境設定

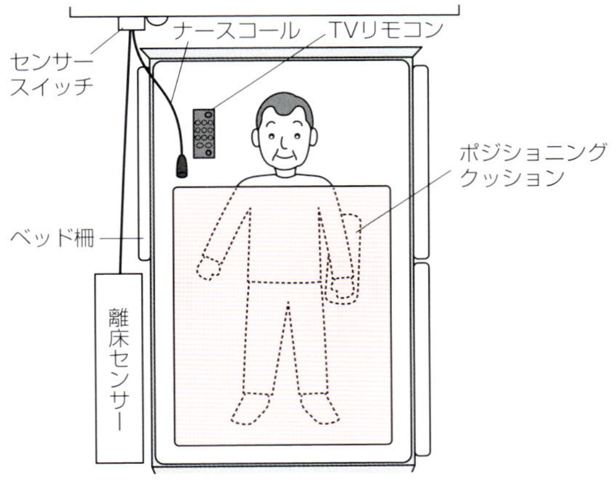

ナースコールやテレビリモコンの位置，ベッド柵の設定，離床センサーのスイッチ，ポジショニングなどを設定・確認する

次の患者の訓練に遅れそうな時は，看護師やケアワーカーに環境設定を依頼すべきである．病室の環境設定まで含めてリハビリテーションだという意識をもつようにしたい．

Jump
成功への一歩
急いでいても，病室の環境設定はきちんと確認しよう

患者の病室の環境設定が正しくなされていないと，重大な転倒・転落事故につながる．病室の環境設定まで含めてリハビリテーションだという意識をもち，ミスがないよう落ち着いて確認することが大切である．

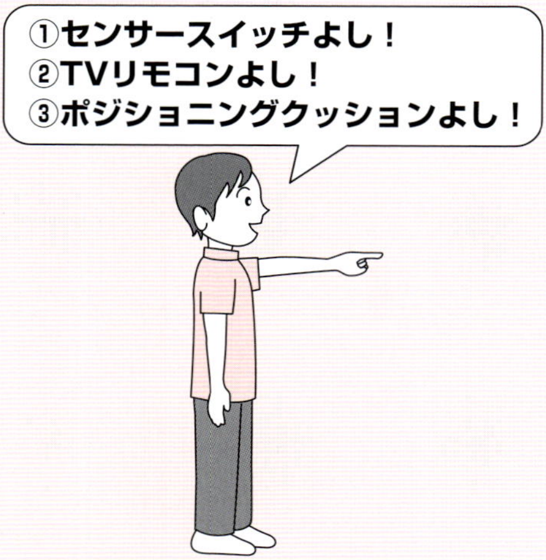
①センサースイッチよし！
②TVリモコンよし！
③ポジショニングクッションよし！

落とし穴 9

脈拍だけで運動負荷や疲労の評価をしていないか

脈拍は簡便に測定できるバイタルサインであり，全身状態や運動負荷量の評価に用いられる．ただし，脈拍だけで評価を行うことには問題がある．特に注意したいのは，糖尿病を合併している患者である．**糖尿病神経障害では自律神経にも影響が及ぶため，運動負荷に伴う脈拍の生理的な上昇が得られない**（図2-10）[1]．そのため，運動直後の脈拍が，それほど上昇していなかったからといって「この脈拍なら，まだまだ運動負荷はかけられるはずだ．患者は疲労を訴えているが，これは甘えだ」と評価してはならない．むしろ，本来は運動負荷に伴って上昇するべき脈拍が上がらないことで，酸素不足に陥っており，**呼吸が荒くなっている**ことが多い．糖尿病に限らず，服薬，不整脈，高齢といった要因も運動負荷に伴う生理的な脈拍の上昇に影響を与える．脈拍は簡便にとれるバイタルサインであるが，運動負荷量や疲労の評価を行う際は，患者の表情，自覚症状，息遣いなども含めて総合的に評価する必要がある．

図 2-10 糖尿病患者の運動時の心拍数応答

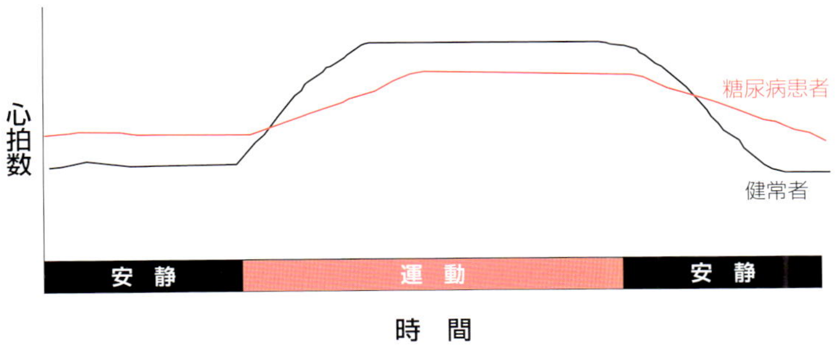

糖尿病患者では運動時の心拍数応答の障害がみられる

Jump

成功への一歩

運動負荷や疲労の評価は多面的に行おう

糖尿病神経障害などでは，運動負荷に伴う脈拍の生理的上昇が得られないことがある．運動負荷量や疲労は，患者の表情，自覚症状，息遣いなども含めて総合的に評価するべきである．

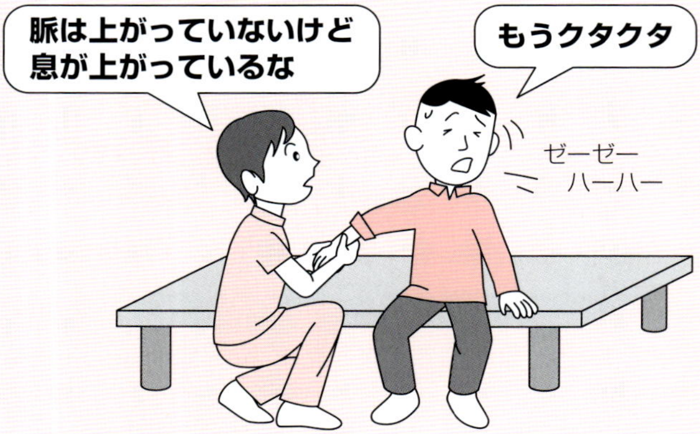

落とし穴 10

電子血圧計に依存していないか

血圧計には，大きく分けて水銀式，アネロイド式，電子式の3種がある（図2-11）．水銀式血圧計は，伝統的に用いられてきた精度の高い血圧計であるが，平らな台のある場所でないと測定できず，持ち運びもしにくい．また，水銀の採掘や使用・廃棄に関する環境問題の高まりを受け，2020年以降は製造禁止となる見込みである．アネロイド式血圧計は水銀式とほぼ同等の精度でありながら，平らな台のない場所でも測定可能であり，軽量で持ち運びもしやすい血圧計である．電子血圧計は，ボタン一つで簡便に血圧と脈拍を測定することができるため，転倒リスクのある患者の身体を支えながら計測を行う場面などでたいへん有用である．しかし，**電子血圧計は脈が触れにくい患者や不整脈がみられる患者の測定ではエラーが出やすく，また機器との相性によって誤差が大きくなる患者も存在する**．最近は電子血圧計に依存し，水銀式やアネロイド式での血圧測定ができないセラピストもいると聞く．確かに電子血圧計は便利であるが，不整脈患者の測定をする際や電子血圧計の数値がおかしいと感じた際には，水銀式やアネロイド式の血圧計で再計測できる技術を

図 2-11 血圧計の種類

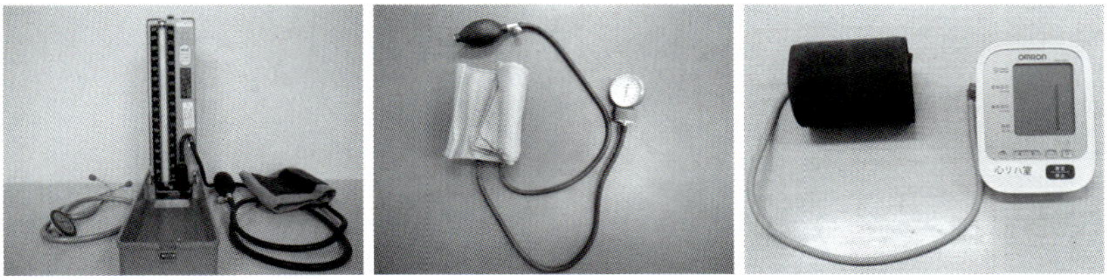

a. 水銀式血圧計　b. アネロイド式血圧計　c. 電子血圧計

もっておきたい．

なお余談であるが，血圧測定の際は患者の心臓の高さとマンシェット（腕帯）の高さを合わせることが重要であるが，血圧計本体を置く位置は心臓と同じ高さでなくても問題はない．そのため，血圧計本体は測定者が数値をみやすい位置に置けばよい．

Jump 成功への一歩

電子血圧計の利点と欠点を理解しよう

電子血圧計は便利であるが，脈が触れにくい患者や不整脈がみられる患者の測定ではエラーが出やすく，また機器との相性によって誤差が大きくなる患者も存在する．電子血圧計の利点と欠点を理解し，他の血圧計も使えるようにしよう．

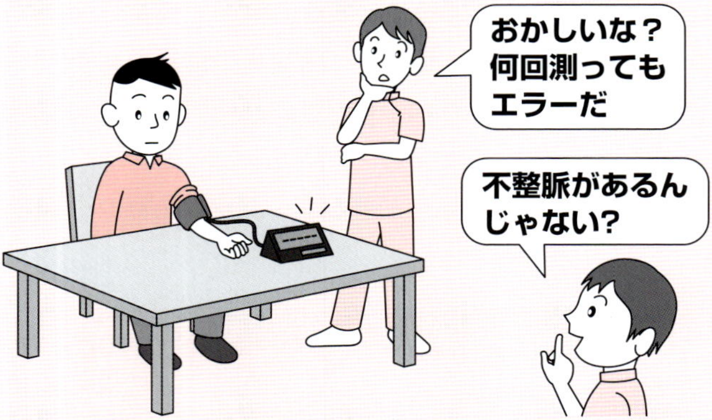

【文　献】
1）Sydó N, et al：Impaired Heart Rate Response to Exercise in Diabetes and Its Long-term Significance. *Mayo Clin Proc* **91**：157-65, 2016

高次脳機能の落とし穴 10

落とし穴 1

観念運動失行に配慮せずに動作指示をしていないか

観念運動失行とは，自発的な運動は可能であるにもかかわらず，他者からの口頭指示に従っての運動や模倣が困難になる症状である．

図3-1に口頭指示に従って右上下肢を動かす場合（図3-1a），左上下肢を動かす場合（図3-1b），模倣によって右上下肢を動かす場合（図3-1c），左上下肢を動かす場合（図3-1d）の脳の情報処理経路を示す．口頭指示に従って右上下肢の運動を行う場合（図3-1a），脳では「①左半球（優位半球）の側頭葉にあるウェルニッケの言語野で指示内容を理解し，②指示内容の情報を上縦束を介して左半球の運動前野に届け，③左半球の運動前野で作成された運動プログラムを左半球の運動野が実行する」という流れで情報処理がなされる．一方，口頭指示に従って左上下肢の運動を行う場合（図3-1b），左半球の運動前野から脳梁を介して右半球（劣位半球）の運動前野に情報が伝えられ，運動プログラムを右半球の運動野が実行する．

模倣によって右上下肢の運動を行う場合（図3-1b），脳では「①後頭葉の視覚情報を，左半球の上縦束を介して左半球運動前野に届け，②左半球運動前野で作成された運動プログラムを左半球運動野が実行する」という流れで情報処理がなされる．一方，模倣によって左上下肢の運動を行う場合（図3-1d），口頭指示に従って運動する際と同様に，左半球の運動前野から脳梁を介して右半球の運動前野に情報が伝えられ，運動プログラムを右半球の運動野が実行する．

すなわち，**口頭指示に従っての両上下肢の運動や模倣には，左半球の上縦束が関与しており，また左上下肢の運動や模倣には脳梁が関与している．観念運動失行は，このシステムが破綻することによって生じる．** 例えば，左半球の上縦束が損傷されると，両上下肢に観念運動失行が生じ

図 3-1 動作指示を受けて運動する際の情報処理経路

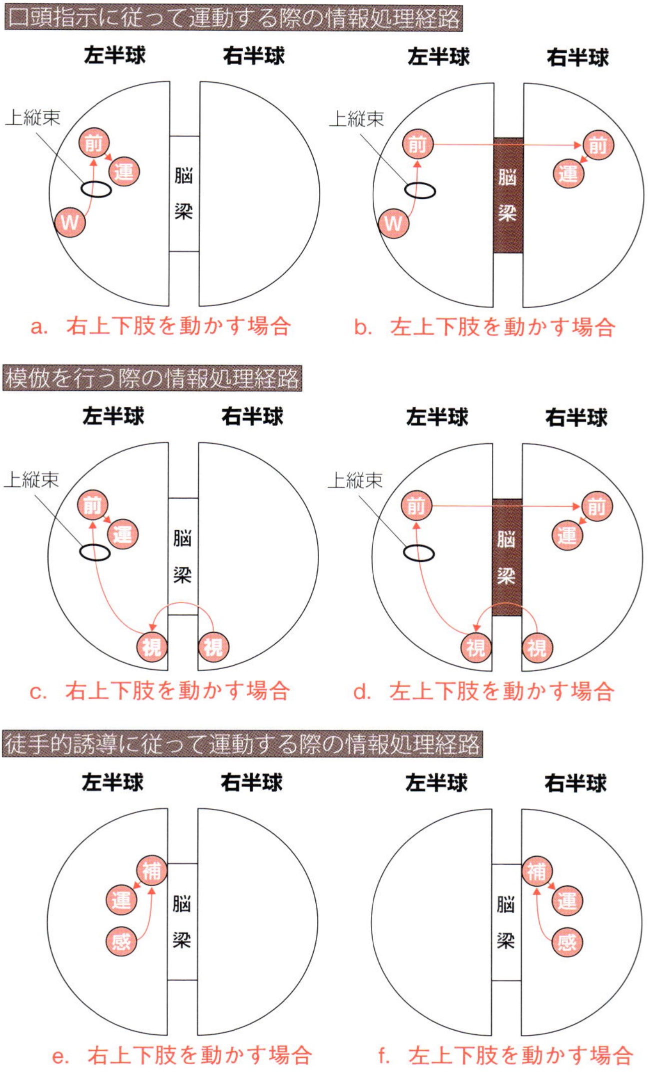

運：運動野，前：運動前野，補：補足運動野，W：ウェルニッケの言語野，視：視覚野，感：体性感覚野

るため，言語理解が可能で視覚も保たれているにもかかわらず，口頭指示に従っての運動や模倣が困難になる．また，脳梁が損傷された場合は，左上下肢のみに観念運動失行が生じる．このような患者に対してセラピストがBrunnstrom Recovery Stageの検査，杖操作，車いす駆動，側臥位を経由した起き上がり動作の指導などを実施する際は，動作指示の方法を工夫する必要がある．

左半球の上縦束損傷においても，脳梁損傷においても，損傷された神経線維を使用しなくて済む方法で動作指示を行うとよい．効果的なのは，**セラピストによる徒手的誘導**である．図3-1eに徒手的誘導に従って右上下肢を動かす場合，図3-1fに徒手的誘導に従って左上下肢を動かす場合の脳の情報処理経路を示す．いずれも「①徒手的誘導によって入力された関節覚の情報が体性感覚野から補足運動野に伝わり，②補足運動野で作成された運動プログラムが運動野で実行される」という流れで情報処理される．この経路は上縦束や脳梁を含まないため，観念運動失行患者であっても利用することができる．

観念運動失行患者は，口頭指示や模倣による動作がうまく行えないため，セラピストによる動作指示の方法が不適切だと，本来有している運動機能を動作に反映させることができない．セラピストは観念運動失行について理解していないと，「動作遂行に必要な運動機能は有しており，観念運動失行に配慮した動作指導を行えば，すぐに動作獲得可能な患者」に対しても，「運動麻痺や筋力低下が動作の制限因子になっているのではないか」という誤った判断を下し，効果的でないリハビリテーションプログラムを立案・実施することになってしまうので注意する必要がある．

第2のトラップ 左前大脳動脈領域患者の運動麻痺の評価

前大脳動脈領域の脳梗塞では，脳梁損傷を伴うことが多い．特に左前大脳動脈領域の脳梗塞では，身体の右側に運動麻痺が生じることに加え，前述のように脳梁損傷による身体の左側の観念運動失行が生じることがある（図 3-2）．このような患者にBrunnstrom Recovery Stage の検査を行う場合にありがちな失敗は，先に非麻痺側である左側の上下肢に対して口頭指示や視覚的模倣による運動を求め，指示どおりに動かせない患者をみて「この患者は，指示が入らないから運動麻痺の検査ができない」と誤解してしまうことである．一般的に「失語・失行・認知症などを伴う患者に Brunnstrom Recovery Stage の検査を行う際は，患者に指示が入っているか確認するために，先に非麻痺側を指示どおり動かせるか確認する必要がある」といわれている．しかし，この原則は今回提示している患者にはあてはまらない．わざわざ観念運動失行がみられる非麻痺側から，しかも失行に配慮しない方法で運動指示をして「Brunnstrom Recovery Stage の検査不能」と判断するということは，脳の情報処理の観点からみると，きわめてナンセンスである．

図 3-2 左前大脳動脈領域の脳梗塞患者の麻痺側と失行側

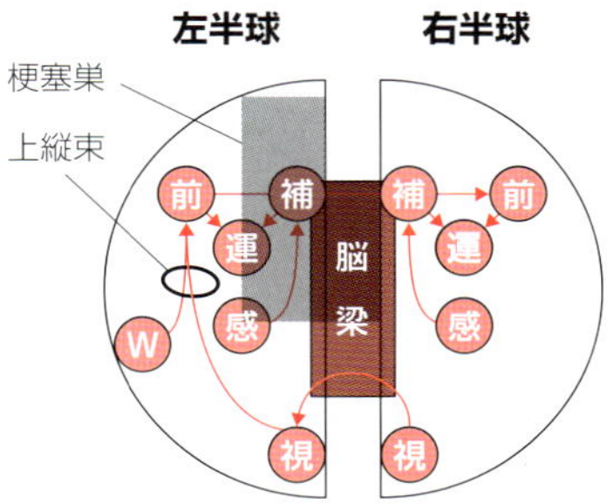

左半球の運動野と感覚野の一部が損傷されているため，運動麻痺は右側に生じる．また，左上縦束の損傷が無く，脳梁の損傷があるため，左上下肢の観念運動失行が生じる．このように，麻痺側と失行側は異なる場合がある．運：運動野，前：運動前野，補：補足運動野，W：ウェルニッケの言語野，視：視覚野，感：体性感覚野

成功への一歩

観念運動失行患者への動作指示には徒手的誘導を用いよう!!

観念運動失行患者は，運動前野が言語野や視覚野から離断されているため，口頭指示や模倣の促しでは正確な運動が行えないことが多い．しかし，体性感覚野から補足運動野にかけての経路が残存していれば，徒手誘導による動作指示が有効である．このように，患者の損傷されている情報処理過程と残存している情報処理過程を的確に捉えて動作指示の方法を検討することが大切である．

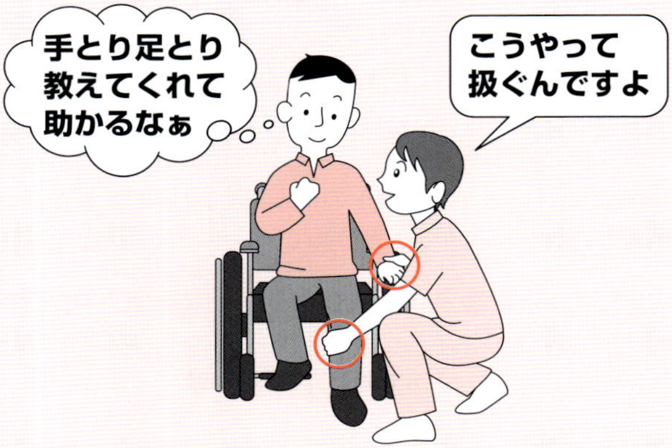

落とし穴 2

話せない患者＝失語症とみなしていないか

発話ができない患者を一概に失語症と一括りにして，話せない，聞けない，書けない，読めない患者と判断してはならない．表3-1に話せない患者について言語野の損傷の有無による分類を示す．

ブローカの言語野が損傷されていないにもかかわらず発話できない患者の中には，仮性球麻痺[※1]による**発声障害**の患者が含まれる．このような患者では聴覚的言語理解は良好であり，また上肢の運動機能が保たれていれば筆談も可能である．また，**ウェルニッケの言語野が損傷されていない**患者は，認知症や意識障害など一部の例外を除き，原則として**言語理解は可能**と評価すべきである．いっけん，こちらの指示がとおっていないように思えても，実は言語理解の障害があるわけでなく，難聴や観念運動失行のために口頭指示に従えていない場合も多い．

このような状況があることを知らずに，発話ができない患者は失語症患者だから言語は理解できないと思い込み，患者の目の前で不適切な内

表 3-1 話せない患者の分類

		ブローカ野	
		損傷	残存
ウェルニッケ野	損傷	全失語	ウェルニッケ失語
	残存	ブローカ失語	発声障害，構音障害，超皮質性失語，伝導失語

※1：皮質延髄路の両側性障害によって，構音，発声，嚥下などの障害を生じるもの

容の会話をする医療職も見受けられる．自分の意思を口頭で主張できない患者であっても，われわれの軽率な会話の内容は理解している場合があることを肝に銘じておきたい．

Jump

成功への一歩

患者の残存機能を踏まえてコミュニケーション方法を工夫しよう

話せない患者であっても聞く，書く，読む機能は保たれている場合がある．「失語症患者」と一括りにせず，患者の残存機能を理解して関わり方を工夫することが大切である．

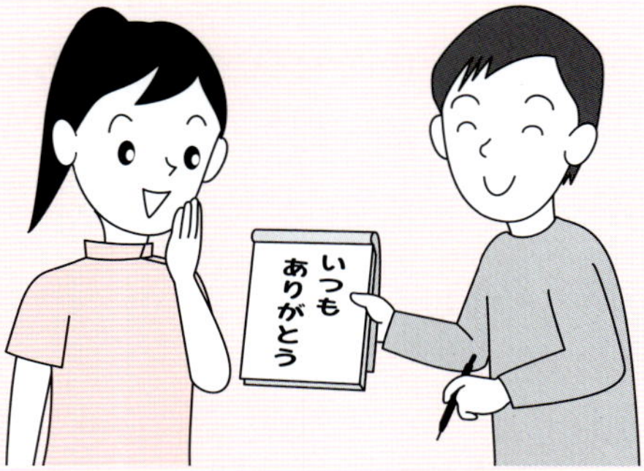

発声障害の患者

落とし穴 3

高次脳機能障害を考慮せずに**感覚検査**を実施していないか

失語症患者だというだけで，感覚検査を行うことをあきらめていないだろうか．ある程度，セラピストの口頭指示が理解できる患者であれば，「こちら（麻痺側）を触られた感覚は，こちら（非麻痺側）を触られた感覚の半分以下ですか？」と**クローズドクエスチョン**※1で聞けば，うなずきや非麻痺側の手を用いて，YesかNoかを表出できることが多い．そこで，もし半分以下だということがわかれば，続いて「4割ですか？」「3割ですか？」と順に聞いていくことで，感覚機能を精査することができる．

よくある誤りは，麻痺側の感覚が非麻痺側の何割程度かを調べる際に，「こちら（麻痺側）を触られた感覚は，こちら（非麻痺側）を触られた感覚の何割くらいですか？」と**オープンクエスチョン**※2で聞く方法である．この方法では重度の言語表出障害がある患者は答えることができない．

図 3-3　母指探し試験

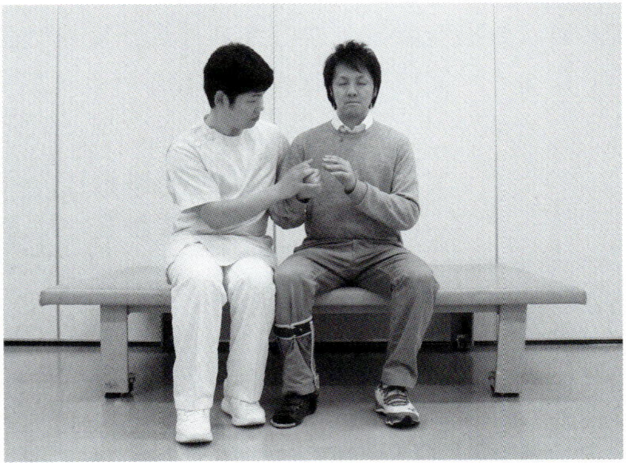

閉眼した状態で，検査者によって固定された麻痺側上肢の母指先端を非麻痺側上肢の指（母指と示指）でつまむよう促す．正常な場合は，非麻痺側の手は麻痺側の母指先端に直線的かつ速やかに向かい，指で容易にこれをつかめる．そのようにつかめない場合を異常と判定する

※1：Yes/Noなど限られた選択肢で答えさせる質問
※2：相手に自由に答えてもらう質問

言語理解の障害が強い患者では，**母指探し試験**による深部感覚検査の実施を検討したい[1]．この検査は図3-3のように「閉眼した状態で，検査者によって固定された麻痺側の母指先端を非麻痺側の指（母指と示指）でつまむよう促す」という比較的に単純な方法で実施できるため，認知症患者などでも実施しやすい．

なお，右半球（劣位半）球損傷の患者には，一定の肢位を継続できない運動維持困難という症状がみられる場合がある．この症状を呈する患者は，感覚検査の際中に閉眼を維持することが困難である場合が多く，患者にアイマスクをしてもらうといった工夫が必要となる．

Jump

成功への一歩

感覚検査では患者の高次脳機能に合わせて工夫をしよう

失語症や認知症を呈する患者には感覚検査を実施することが困難だと思われがちであるが，実施方法を工夫することで検査が可能になる場合もある．高次脳機能障害があるから検査が実施できないと安易に判断するのではなく，実施できるようにするための工夫を考えることが大切である．

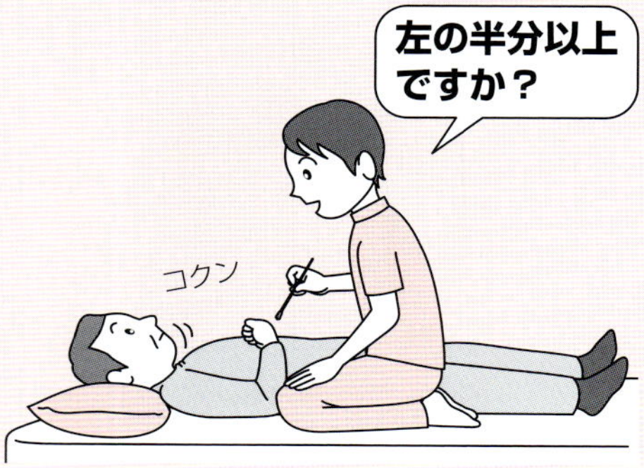

落とし穴 4

視覚失認を見逃していないか

脳卒中患者において相貌失認，街並失認，物体失認といった視覚失認は，比較的にまれな症状であり，その検査がルーチンで行われることは少ない．そのため，視覚失認を呈する患者は検査が行われないまま，「認知症患者」とみなされてしまう傾向がある．

認知症が比較的に全般的な脳機能の低下であるのに対し，視覚失認では聴覚的理解や言語機能といった他の認知機能が良好であるため，工夫しだいでさまざまな代償手段を講じることができる．例えば，街並失認のためにトイレの場所がわからない患者の場合，言語機能は保たれているため，トイレのドアに「トイレ」という文字を書いた紙を貼れば迷うことはなくなる．

図 3-4 視覚失認の病巣

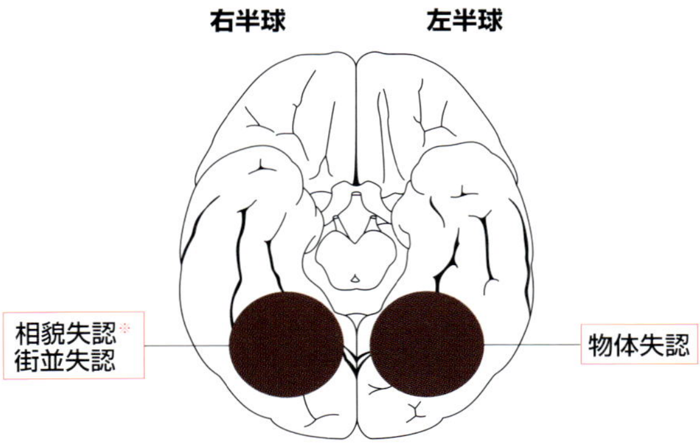

右半球（劣位半球）の後頭葉から側頭葉内側面は街並失認と相貌失認の責任病巣である．左半球（優位半球）の後頭葉から側頭葉内側面は物体失認の責任病巣である．※：両側損傷で出現しやすいが，劣位半球損傷のみでも出現する

なお，**視覚失認を見逃さないようにするためには，脳画像の活用が極めて有用**である．視覚失認の病巣は後頭葉から側頭葉内側面にかけて存在する（図3-4）．そのため，後大脳動脈領域の脳梗塞や，後頭葉または側頭葉の皮質下出血の患者に対しては視覚失認の検査を実施するようにしたい．

Jump 成功への一歩

脳画像をみて，視覚失認の見逃しを防ごう

視覚失認は比較的まれな症状であるが，病巣を脳画像から読み取ることができれば症状の見逃しを防ぐことができる．視覚失認の患者は他の認知機能は保たれているため，適切な代償手段を用いることでADLを拡大させることができる．

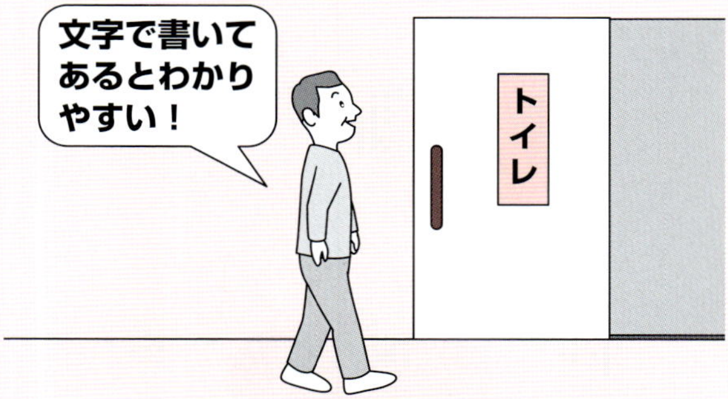

基盤的認知能力にそぐわない介入になっていないか

山鳥[2)]は，高次脳機能には図3−5のような階層性があり，階層の低いものから順に，基盤的認知能力（意識，注意，記憶，感情），個別的認知能力（知覚性認知能力，空間性能力，行為能力，言語能力），統合的認知能力となり，**低い階層の認知能力が，より上位の認知能力を発揮するために必要**であると述べている．

このモデルから，基盤的認知能力が整っていない状況でより上位の認知能力を治療しようとしても効果を上げることは難しく，それよりも基盤的認知能力の治療を優先するべきであることが示唆される．

例えば，半側空間無視患者の場合，意識が不清明なうちは空間性能力に対する介入を行うよりも，歩行練習を積極的に行うなどして覚醒の向

図 3-5　基盤的・個別的・統合的認知能力の相互関係（文献 2)より引用）

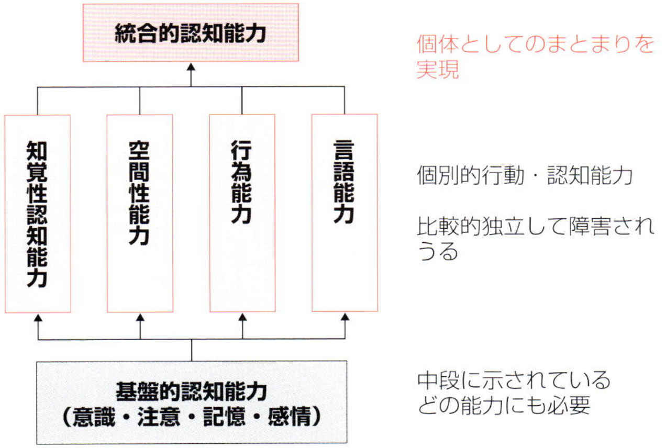

基盤的認知能力を土台に個別的認知能力が実現され，いくつかの個別的認知能力を統合して個体として一つの目的へ向かい，まとまりある認知能力が実現される

上を図るべきである．このように，高次脳機能障害に対する介入方法は，高次脳機能の階層性を考慮して選択する必要がある．

Jump

成功への一歩

高次脳機能の階層性を踏まえて介入しよう

高次脳機能には階層性がある．基盤的認知能力が整わない状態であれば，より上位の認知能力よりも基盤的認知能力の治療を優先するべきである．上位の認知能力の治療は基盤的認知能力がある程度整ってから実施したほうが効果的である．

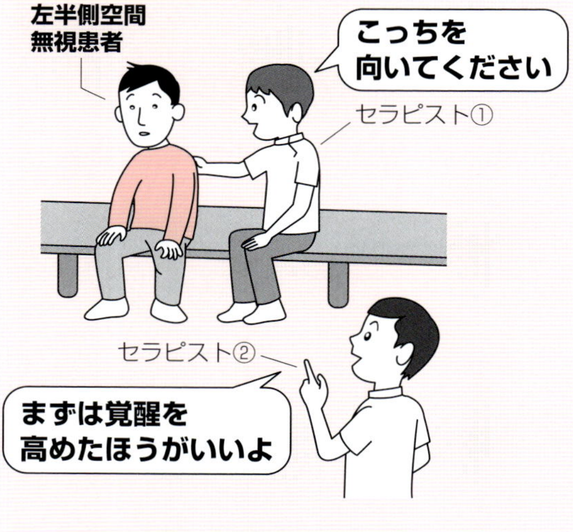

落とし穴 6

残存機能による**代償は悪**と決めつけていないか

左半側空間無視を呈する患者のうち，歩行能力が高くない患者では歩行時に直進が困難で，進路が非麻痺側に偏位しやすい[3)]．このような患者に対して「まっすぐ歩いてください」と指示しても，患者の自覚する正面が右側に偏位しているため，進路の修正は困難である．

そこで，患者の正面5 m先に赤い三角コーンなどの目印を設置し，「あのコーンに向かって歩いてください」と指示したとしても，歩行能力が高くない患者には，コーンに注意を向ける余裕がないため，効果は得られない（図3-6a）．このような患者に対し，より注意を向けやすい右側空間に存在する目印を利用した指示を行うことで，歩行進路の修正を図れる場合がある．例えば患者の右側空間に平行棒がある場合は，図3-6bのように「あの平行棒のほうに，これ以上寄っていかないように気をつけて歩いてください」と指示するとよい．また，非無視側に歩行進路が偏位する患者では麻痺側下肢への荷重が不十分となり，揃い型もしくは後

図 3-6 直進困難な左半側空間無視患者に対する歩行進路の指示方法

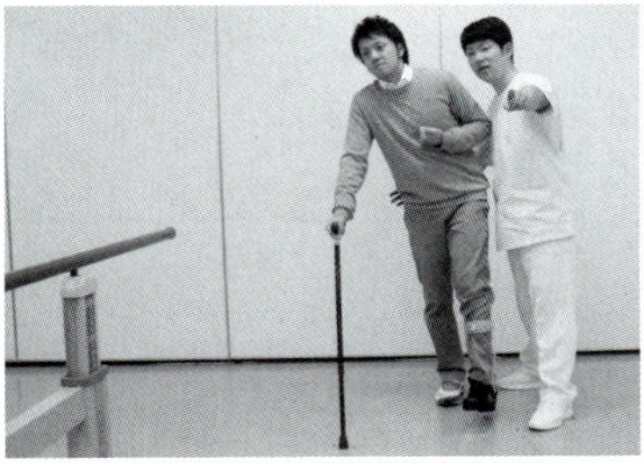

a．正面にある目印への注意を促す方法

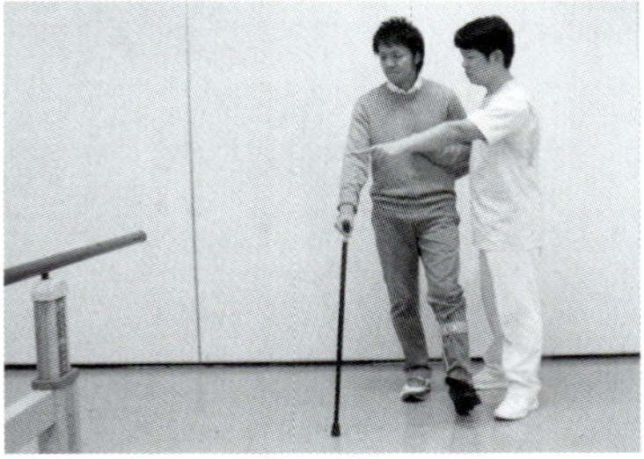

b．右側にある目印への注意を促す方法

a：セラピストが正面5 m先の目印（写真には写っていない）を指さして直進歩行を促しているが，患者は目印に注意を向ける余裕はない
b：セラピストが患者にとって注意を向けやすい右側空間にある平行棒を指さして平行棒側に寄らずに歩行するよう促すと，患者は直進歩行が可能になる

型歩行になりやすいが，前述の口頭指示を行うだけで，進行方向の修正に伴って麻痺側下肢への荷重が促され，前型歩行が可能になる場合がある．

このような指示方法を生活場面にも取り入れることで，歩行の実用性は大きく向上する．ただし，この方法は「右側空間に注意を向けることはできる」という残存機能による代償を用いたものであり，半側空間無視の治療という観点では問題があるかもしれない．しかし，歩行やADL能力を向上させるうえではたいへん有効な手段である．「左側に注意が向かない」という**機能障害のみに気をとられ，患者の残存機能に目を向けられないのは，セラピスト側の無視症状**といえるかもしれない．

!Jump

成功への一歩

残存機能による代償もADLの向上には必要である

残存機能による代償を用いることは，治療的観点からみると問題はあるかもしれない．しかし，治療的介入を実施しても後遺症が残る場合，残存機能による代償を用いなければADL能力が著しく低下してしまう．残存機能による代償を一概に悪と決めつけず，必要に応じて活用していくようにしたい．

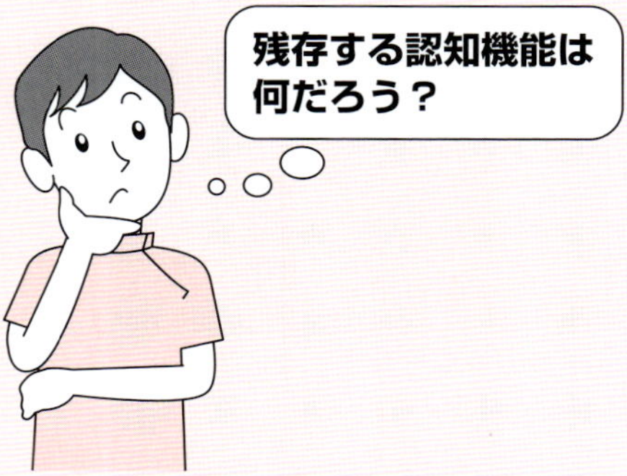
残存する認知機能は何だろう？

落とし穴 7 プッシャー現象患者の姿勢を修正せずに動作練習を行っていないか

プッシャー現象患者の動作練習を姿勢が傾斜したまま実施していては，転倒リスクが高く，姿勢の学習にもつながらない．そのため，姿勢を修正するための工夫が必要となる．プッシャー現象患者の姿勢の修正には，鏡や垂直物などを用いた**視覚的フィードバック**が有効であるとされている．しかし，実際の臨床場面では鏡や垂直物に注意を向けることが困難な患者も存在する．また，いつでも鏡や垂直物が患者の目の前に存在するわけではないので，視覚的フィードバック以外の対応方法についても検討する必要がある．

プッシャー現象患者は，主観的姿勢垂直軸が麻痺側に傾斜している．そのため，患者が身体を垂直位に修正される時には，健常者に置き換え

図 3-7 プッシャー現象患者の歩行介助

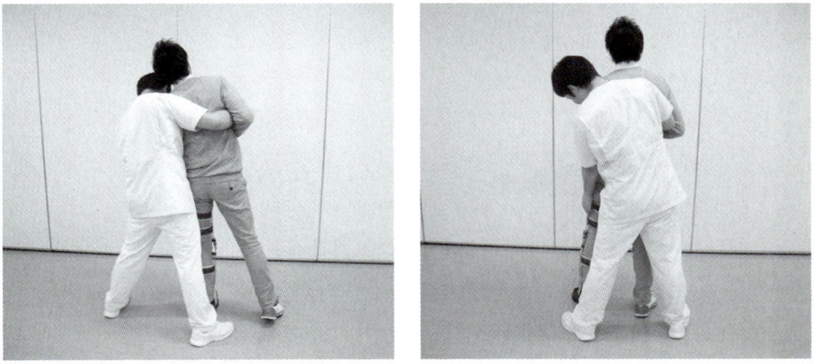

a. セラピストの支持基底面が患者の非麻痺側を越えていない　b. セラピストの支持基底面が患者の非麻痺側を越えている

a：セラピストの支持基底面が患者の非麻痺側を越えていないため，患者を非麻痺側に寄りかからせることができない
b：セラピストの支持基底面が患者の非麻痺側を越えているため，患者を非麻痺側に寄りかからせることができる

ると，身体を側方に大きく傾けられて転倒しそうになるような感覚と恐怖心が生じると考えられる．それゆえ，健常者に恐怖心を与えずに身体を側方に大きく傾けるための方法が，プッシャー現象患者の身体を垂直位にするための方法と共通すると考えることができる．その方法とは，非麻痺側に「**寄りかからせる**」ことである．プッシャー現象患者は，非麻痺側に寄りかかれる環境では姿勢傾斜の修正が容易になる．歩行介助の際も，非麻痺側への寄りかかりができるように配慮するとよい．具体的には，介助するセラピストの支持基底面を患者の支持基底面よりも非麻痺側方向に広げるとよい（図3-7）．

Jump

成功への一歩

視覚的フィードバックが困難なら非麻痺側に寄りかからせよう

プッシャー現象患者において視覚的フィードバックを用いることが困難な状況でも，非麻痺側に寄りかからせるようにすることで姿勢傾斜の修正が容易になる．

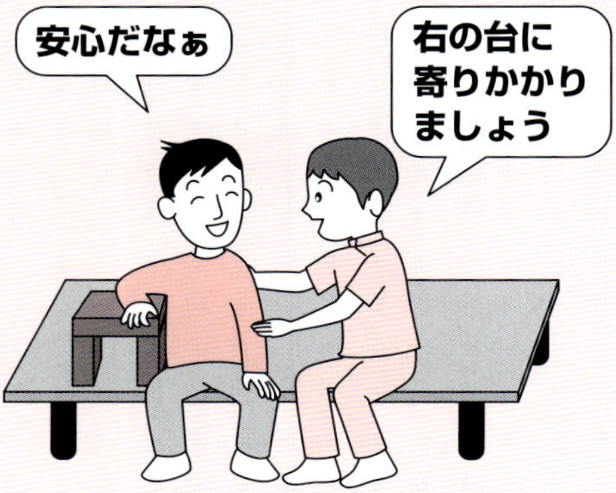
安心だなぁ
右の台に寄りかかりましょう

落とし穴 8

一様に「顔を上げて歩く」ことを求めていないか

片麻痺患者の歩行練習では，患者に顔を上げて体幹の垂直位を保つように促すのが原則である．なぜなら，歩行時に患者の顔が下を向くと，周辺環境の確認が遅れるほか，「体幹前屈位 → 頭部の重さとの釣り合いをとるための骨盤後退 → 立脚終期の股関節伸展不十分による股関節屈筋群の伸張不足および，膝関節が後方に位置して床反力ベクトルが膝関節の前方を通過することによる反張膝 → 前遊脚期での股関節屈筋群の作用不足と膝関節屈曲不足ぶん回し歩行」という典型的な片麻痺歩行を助長してしまうためである．しかし，**どのような患者に対しても，常に顔を上げて歩くように促すことが適切な対応であるとは限らない**．例えば，プッシャー現象によって主観的姿勢垂直軸が麻痺側後方に偏位している患者は，杖の軸も麻痺側後方に偏位するため，顔を上げての歩行では四点杖の脚を四脚とも床に接地させることが困難である．このような患者に対し，下を向いて杖を見ながら歩行するように促すと，四点杖を正しく接地できるようになる．

筆者は，常に顔を上げて歩くよう促されてきた，歩行に介助を要する患者に対し，「下を向いて杖がきちんと床についているか確認しながら歩きま

図 3-8 下方視野の制限による視線の修正

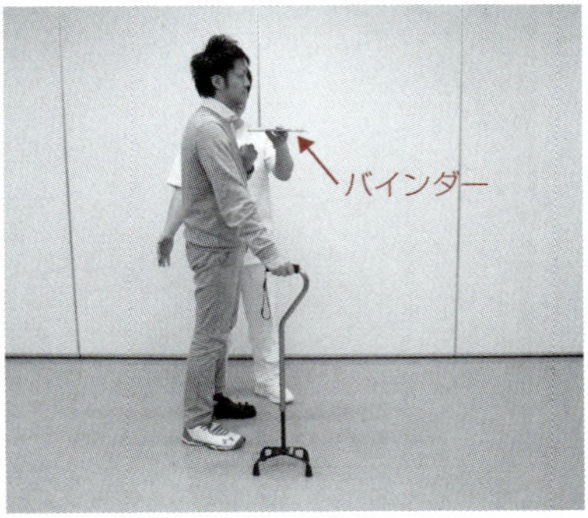

セラピストがバインダーを使って患者の下方視野を制限し，前方視を促している

しょう」と伝えただけで，患者が介助なしで歩行ができるようになったという経験がある．もちろん，「下を向いて歩く癖がついてしまうと修正できなくなってしまうのではないか」という心配は理解できる．たしかに，一度下方視の癖がついてしまうと，口頭指示では修正困難になる患者も少なくない．しかし，図3-8のようにバインダーなどを用いて下方の視野を制限すると，下方視の癖がついて口頭指示では視線の修正が困難になった患者であっても，前方視ができるようになることが多い．片麻痺患者の歩行において，顔を上げて体幹の垂直位を保つよう促すことは原則であるが，患者の状態や時期によっては原則を破る勇気が必要になることもある．

Jump

成功への一歩

患者の状態を見極めて適切な方向に視線を誘導しよう

片麻痺者の歩行では顔を上げて前方視を促すことが原則であるが，このことによって杖操作に支障をきたし，かえって患者の歩行獲得が阻害される場合もある．セラピストは，どの患者に対しても一様に原則を適用するのではなく，患者の状態を見極めて適切な方向に視線を誘導することが大切である．

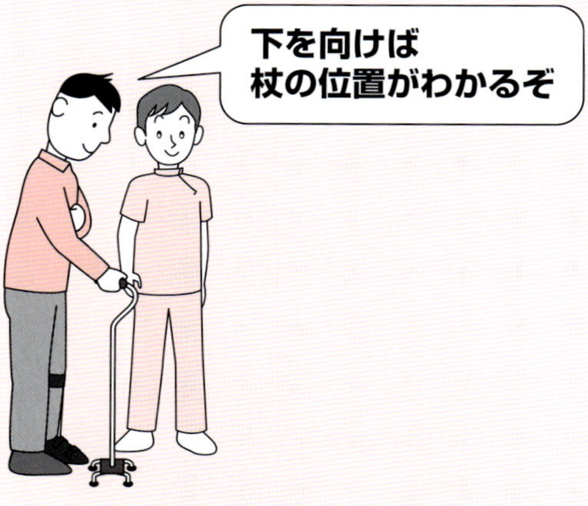

落とし穴 9

一度に多くの指示を出しすぎていないか

ワーキングメモリの障害を有している脳卒中患者は，一度に多くの口頭指示を出されると混乱を起こしてしまう．とはいえ，指示内容を減らすことは，できるだけ避けたいというのがセラピストの心情ではないだろうか．そのような時は，**イメージを想起させる指示**の活用を検討したい．例えば，図3-9のように非麻痺側（左下肢）先行で歩く患者に対し，「右脚を前に出して」「右肩を前に出して」「右の骨盤を前に出して」と，同時に指示しても患者は混乱してしまうかもしれない．そこで，このような患者に対し「サウスポーのボクサーになったつもりで歩いてください」と指示すると，混乱なく歩容を変えられる場合がある．ただし，ボクシングに興味がない患者の場合は，別の比喩を用いる必要があり，患者の趣味や生活歴を考慮しながら指示内容を工夫する必要がある．

ただし，このような方法は，右半球（劣位半球）損傷によってイメー

図 3-9 右片麻痺患者の非麻痺側先行での歩行

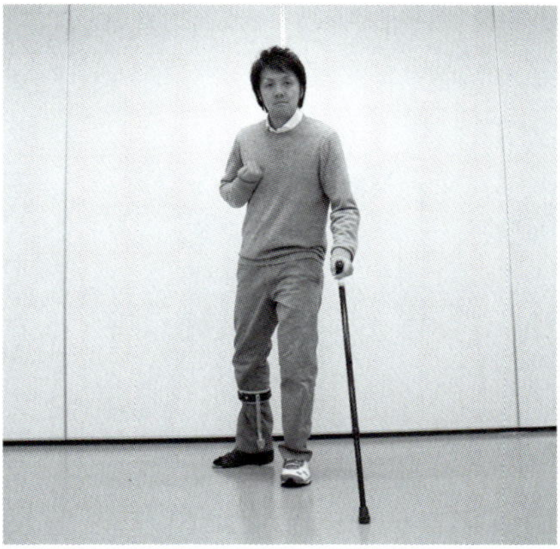

ジの想起に障害がある患者に対しては有効でないこともある．その場合は，ていねいな口頭指示を1つずつ行っていく必要がある．

Jump 成功への一歩 イメージを想起させる指示を使いこなそう

一度に多くの言語指示を出されると混乱してしまう患者に対し，イメージを想起させる指示が有効な場合がある．どのような比喩が伝わりやすいのかは患者の趣味や生活歴によって変わってくるため，患者の背景を思い起こしながら適した指示内容を考える必要がある．

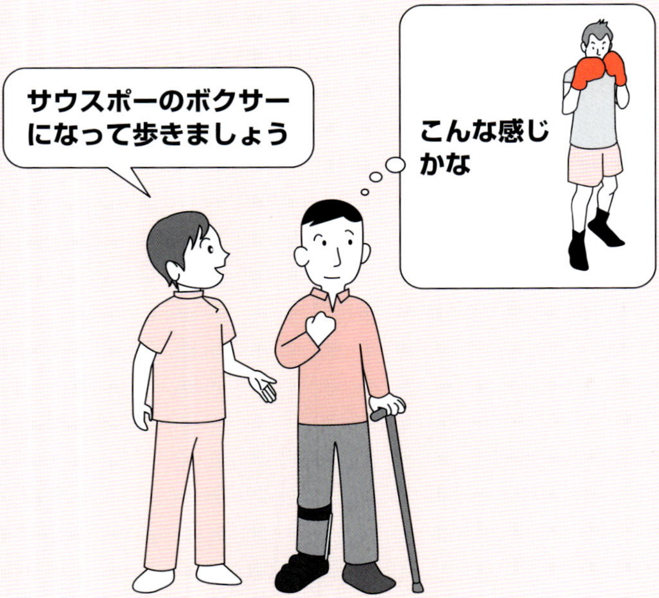

リハビリテーション時間だけで練習内容を定着させようとしていないか

セラピストは，リハビリテーション時間内にさまざまな練習を行うが，患者はその内容をどこまで覚えていられるであろうか．「翌日になると，前日に指導した内容を患者が忘れている」ということが，臨床の場ではよく起こる．ところで，自分たちが学生のころ，前日の授業内容をどの程度覚えていられただろうか．きっと，半分も覚えられていなかったのではないだろうか．そのことを考えると，高齢でしかも脳損傷のある患者が前日の練習内容を覚えていないのは当然のことだと思われる．われわれが学生のころ，期末テストで合格点をとれたのは，試験前に教科書，講義資料，ノートを見直して勉強したからである．もし，教科書も配布

図 3-10 リハビリテーションノート

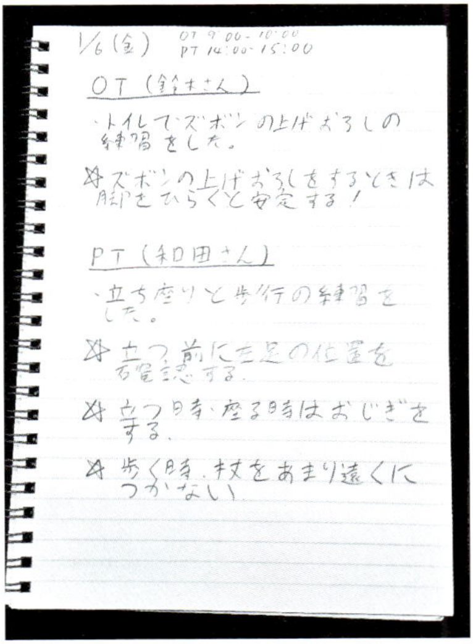

資料もノートもなければ，いくら真剣に授業を受けていたとしても，期末テストを受けるころには，授業内容の大半は忘れてしまっていたであろう．セラピストの**声は一瞬で消えてしまうが，紙は捨てたりなくしたりしなければ消えない**．患者に日々の練習内容をリハビリテーションノート（図3-10）に記載してもらい，そのリハビリテーションノートを就寝前や起床後などに見直してもらうようにすれば，練習内容の定着も早まるはずである．

!Jump

成功への一歩

復習用のリハビリテーションノートをつくろう

リハビリテーション時間内だけで練習内容の定着を図ることは容易ではない．患者に練習内容を記録するノートを作成してもらい，リハビリテーション時間外での復習を促すことで，学習効率を高めるようにしたい．

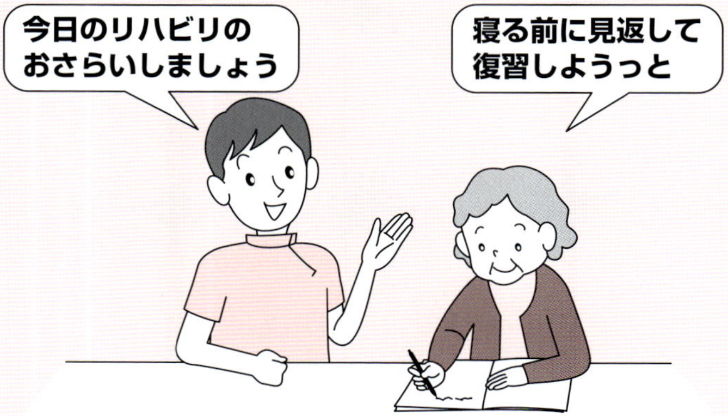

【文　献】

1）平山惠造：母指/母趾さがし試験―固有感覚性定位による後索-内側毛帯系の検査法．*BRAIN and NERVE* **63**：851-860，2011
2）山鳥　重：高次脳機能障害とは，山鳥　重，他：高次脳機能障害マエストロシリーズ 1 基礎知識のエッセンス．医歯薬出版，2007，pp16-25
3）Huitema RB, et al：Walking trajectory in neglect patients. *Gait Posture* **23**：200-205, 2006

運動・感覚機能の落とし穴10

落とし穴 1

腱反射・病的反射の意義は錐体路障害の確認だけだと思っていないか

深部腱反射・病的反射は，錐体路障害により異常がみられるため，脳卒中の診断補助としての意義がある．しかし，錐体路損傷は脳画像でも評価が可能であるし，ほかにも他動運動時に観察される痙縮など，錐体路障害を示す徴候は多くあるため，セラピストにとっては診断補助としての意義はあまり大きくないと筆者は考えている．

筆者は，セラピストにとっての深部腱反射の意義として大きいのは，筋緊張の**「弛緩」と「一見弛緩様」の鑑別**（表4-1）だと考えている．いずれも筋緊張が低下しており，下肢でいえば支持性がきわめて乏しく長下肢装具がなければ支持できないような状態であるが，「弛緩」は深部腱反射が低下しているのに対し，「一見弛緩様」は深部腱反射が正常もしくは亢進している状態である．片麻痺者の筋は，急性期には深部腱反射と筋緊張がともに低下する「弛緩」を呈し，その後，深部腱反射の亢進により「一見弛緩様」に移行し，さらに筋緊張が亢進して「痙縮」を呈するというのが一般的な流れである．したがって，「一見弛緩様」であれば筋緊張が亢進する段階の手前まできており，「弛緩」であれば筋緊張が亢進してくるまでに時間がかかる状態であると考えられる．下肢の支持性が乏しくても深部腱反射が亢進しており，荷重時の筋収縮も得られているような患者では，長下肢装具を作製しても使用機会が乏しくなる可能性があるため，場合によっては備品の装具を用いて様子をみてもよい

表 4-1 片麻痺者の深部腱反射と筋緊張

	弛 緩	一見弛緩様	痙 縮
深部腱反射	減弱・消失	亢 進	亢 進
筋緊張	低 下	低 下	亢 進

片麻痺者では，弛緩→一見弛緩様→痙縮の順に移行するのが一般的である

かもしれない．一方で，深部腱反射が減弱・消失している患者では，長下肢装具はおおいに活用することになると予測されるため，すみやかに作成したい．

病的反射についても深部腱反射と同様に，錐体路障害の有無よりも動作への影響を重視して捉えたい．バビンスキー反射が過敏に出現する症例では，歩行中に靴の内部で母趾が背屈して靴の甲に接触し，内出血を起こすことがあるため，大きめの靴を使用するといった配慮が必要となる．

!Jump 成功への一歩

反射と動作能力の関係を捉えよう

セラピストは，深部腱反射と病的反射から錐体路障害の有無だけでなく，動作能力にかかわる情報を捉えるようにしたい．例えば，筋緊張が低下している患者においては，深部腱反射の結果は筋緊張が亢進するまでの期間を予測する判断材料になる．また，バビンスキー反射が過敏な患者では，歩行時に靴の内部で母趾が背屈し，靴の甲に接触して痛めないよう，大きめの靴を使用するといった配慮が必要となる．

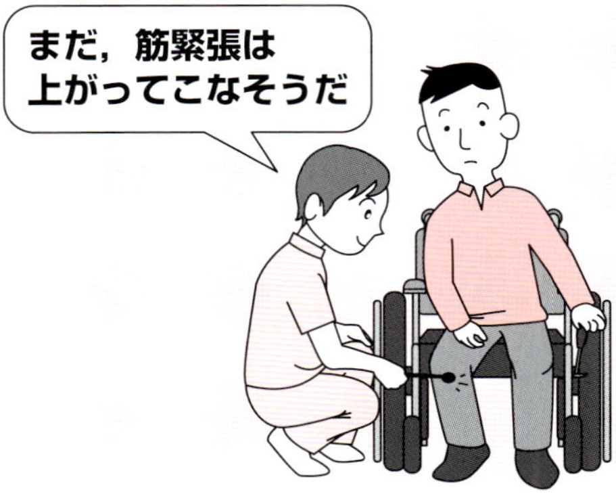
まだ，筋緊張は
上がってこなそうだ

落とし穴 2

痙縮は上位中枢からの**抑制障害のみ**で生じていると思っていないか

痙縮は，速度依存性の伸張反射の亢進状態であり，最近ではさまざまな機序が考えられている（図4-1）．一般的には，痙縮は「Ⅰa群線維終末に対するシナプス前抑制の減少（図4-1③）」「α運動ニューロンへの抑制性入力の減少（図4-1⑦）」といった，上位中枢からの抑制障害に起因していると説明されることが多い．しかし，抑制障害の理論のみでは，急性期に弛緩性麻痺が生じる理由や，弛緩性麻痺が痙性麻痺に移行する理由を説明することができない．

これらの理由は，神経損傷後の**機能解離（diaschisis）**や**Ⅰa群線維の発芽現象**（図4-1④）から説明することができる．機能解離とは，直接損傷されたニューロンと線維連絡しているニューロンに生じる血流低下と機能障害のことである．例えば，錐体路損傷直後の弛緩性麻痺にみら

図 4-1 **痙縮の機序**（文献 1）より引用）

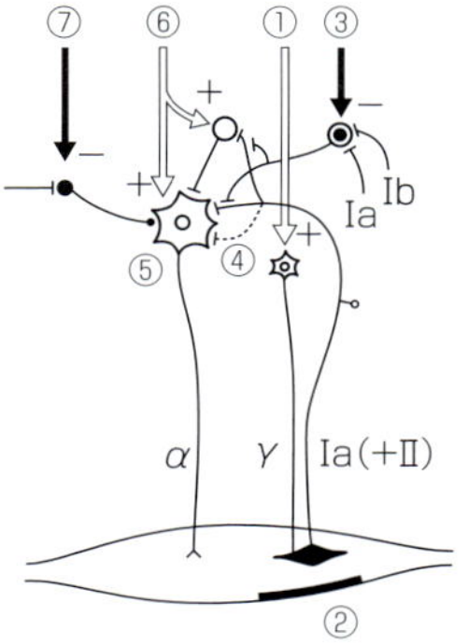

痙縮をもたらす要因

【筋伸張反射回路要素】
- ① γ運動ニューロン活動の亢進
- ② 筋の形態学的変化による筋紡錘受容器の感受性上昇
- ③ Ia群線維終末に対するシナプス前抑制の減少
- ④ Ia群線維の発芽現象
- ⑤ シナプス後膜の感受性の増大

【その他の神経要素】
- ⑥ α運動ニューロンへの興奮性入力の増大
- ⑦ α運動ニューロンへの抑制性入力の減少

介在ニューロンは多シナプス性結合を代表させており，必ずしも1個とは限らない．白抜きマークは興奮性（+），黒マークは抑制性（−）であることを示す

れる随意運動と伸張反射の消失は，錐体路損傷によってα運動ニューロンに機能解離が生じた結果と解釈することができる．そして，その後の痙縮の出現は「Ⅰa群線維の発芽現象」すなわち神経可塑性によるものと解釈することができる．このことから，神経可塑性の高い若年者はⅠa群線維の発芽現象も生じやすいため，痙縮が強まるリスクが高く，注意が必要であることも示唆される．加えて，「筋の形態学的変化による筋紡錘受容器の感受性上昇（図4-1②）」も痙縮の要因になるといわれており，痙縮の予防改善には筋短縮の予防・改善も必要だと考えられる．

痙縮の治療法としては，近年保険適応となったボツリヌス療法に加え，温熱療法，寒冷療法，電気刺激療法，振動刺激療法といった物理療法も効果的である．しかし，これらの治療による効果は一時的なものであるため，効果を持続させるためには，日常的に行う動作の様式が，痙縮の増悪を招きにくいものになるようにする必要がある．そこで，痙縮筋の急速な伸張はⅠa群線維の発芽現象を助長する可能性があるため，できるだけ起こさないようにしたい．反対に，痙縮筋の拮抗筋の伸張は，拮抗筋の伸張反射による痙縮筋への相反抑制（Ia抑制）が期待できるため，積極的に促していきたい．例えば，足尖から接地する歩行では，足底接地にかけて足関節底屈筋群が急速に伸張されることで，Ⅰa群線維の活動による伸張反射が生じ，痙縮が増悪する可能性がある．逆に，踵から接地する歩行では足底接地にかけて足関節背屈筋群が伸張されることで，拮抗筋の足関節底屈筋群への相反抑制が得られるため，痙縮を予防・改善できると考えられる．

Jump

成功への一歩

痙縮の捉え方をアップデートしよう

痙縮は，上位中枢からの抑制障害によって生じると説明されることが多い．しかし，それだけでは説明できない現象も少なくない．最近では，さまざまな痙縮の機序が考えられており，セラピストも痙縮の捉え方をアップデートする必要がある．例えば，神経可塑性によるⅠa群線維の発芽現象や，筋短縮による筋紡錘の感受性上昇が痙縮の要因として考えられている．痙縮の治療には，ボツリヌス療法や物理療法も効果的であるが，その効果を持続させるためには，痙縮を増強させない動作様式を指導することが重要である．

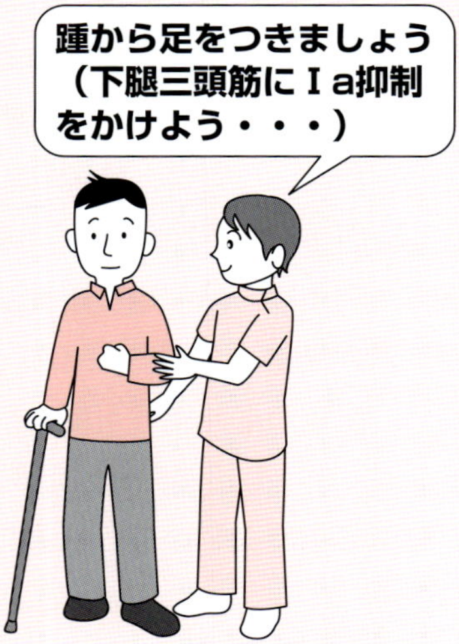

落とし穴 3

片麻痺では非麻痺側での片脚立位に問題は生じないと思っていないか

片麻痺者のバランス評価を実施する際に，非麻痺側での片脚立位を評価しているであろうか．片麻痺者は麻痺側での片脚立位だけでなく，**非麻痺側での片脚立位の保持も困難**なことが少なくない．その原因の一つとして，皮質網様体路の損傷によって，姿勢制御にかかわる網様体脊髄路の機能不全が生じている可能性が考えられる．皮質網様体路も網様体脊髄路も両側性支配であり（図4-2），片側大脳半球での皮質網様体路の損傷は，麻痺側のみならず，非麻痺側の下肢・体幹による姿勢制御の障害ももたらす．この非麻痺側の下肢・体幹による姿勢制御は，2動作歩行の獲得においてきわめて重要な要素である．なぜなら，3動作歩行では，麻痺側の遊脚期には非麻痺側の足部と杖でつくられた広い支持基底面の上で重心を制御すればよいが，2動作歩行では，麻痺側の遊脚期には非麻痺側の足部のみでつくられた狭い支持基底面の上で重心を制御しなければならないため，非麻痺側下肢のみの支持で姿勢を制御する能力が求められるためである．したがって，セラピストは麻痺側下肢で支持しての姿勢制御だけでなく，非麻痺側下肢で支持しての姿勢制御の練習も積極的に取り入れる必要がある．

図 4-2 皮質網様体路と網様体脊髄路（文献 2）より改変引用）

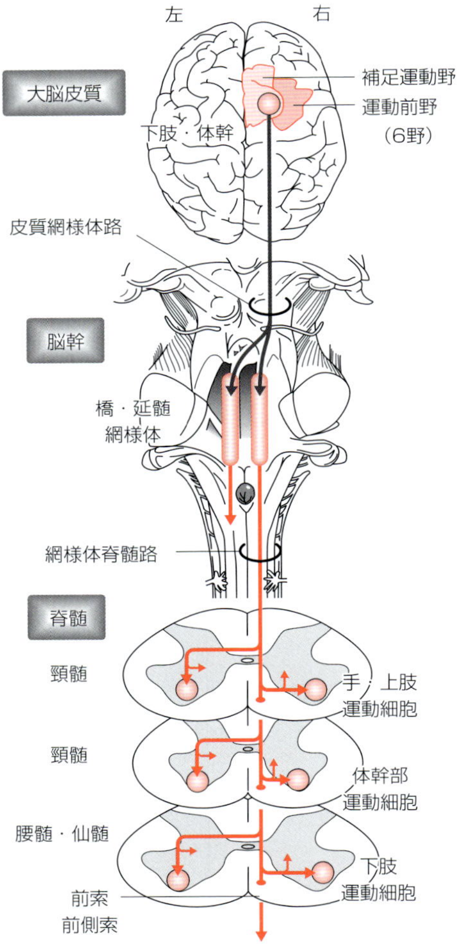

姿勢制御を担う網様体脊髄路は，補足運動野と運動前野から皮質網様体路を経て投射を受けている．網様体脊髄路と皮質網様体路はいずれも両側性支配であり，片側の損傷によって両側の身体に姿勢制御障害をもたらすと考えられる

Jump

成功への一歩

非麻痺側での片脚立位を練習しよう

片麻痺者は麻痺側支持での姿勢制御障害のみならず，非麻痺側支持での姿勢制御障害も有している場合が多い．このような患者では，非麻痺側での片脚立位保持の練習によって，歩行能力を向上させる効果が期待できる．

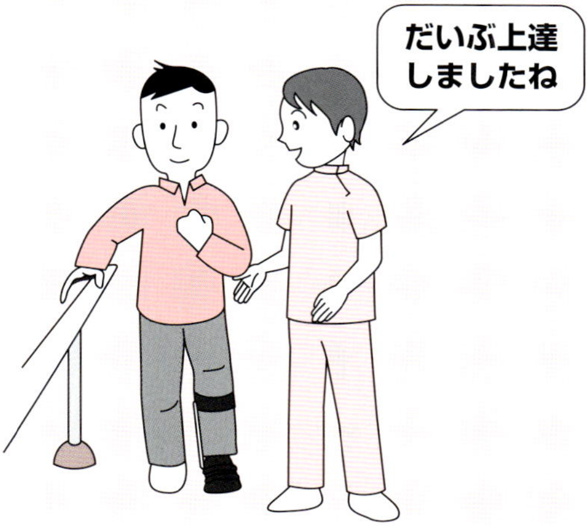

落とし穴 4

運動量は不足していないか

中高年者が下肢筋力を維持するためには，1日あたり4,000歩の歩行が必要だと報告されている[3)]．この話を学生にすると「たった4,000歩でよいのか」と驚かれるが，同じ話をセラピストにすると「4,000歩も歩かなければならないのか」と学生と真逆の反応が返ってくる．もしかすると，運動量に対するセラピストの感覚は常識とかけ離れたものになっているのかもしれない．実際のところ，自分が担当している患者が1日どのくらい歩いているのかを聞かれて答えられるセラピストは少ないが，患者の運動量を把握していないということは，リハビリテーションを目的で入院している患者の廃用症候群が日々進行している可能性を否定できないということにもなる．万歩計は，歩行が自立した患者が運動量を自己管理するために用いる道具だと捉えているセラピストが多い．しかし，歩行が自立していない患者の運動量を評価することもまた重要である．さらに，患者の運動量を増加させるためには病棟の看護師やケアワーカーの協力が不可欠であるが，運動量を数値で示すことは，チーム内での情報共有の促進にもつながる．したがって，看護師やケアワーカーに，患者の病棟での離床時間や歩行量を増加させる必要性を伝える際も，万歩計を有効に活用したい（図4-3）．

しかし，なかには「脳卒中患者には4,000歩も歩く体力はないのではないか」と感じるセラピストもいると思われる．たしかに，病前から歩けていなかった患者や，意識障害の遷延などで著明な廃用症候群を呈した

図 4-3 万歩計の使用法

歩行が自立している患者における運動量の自己管理

a. 一般的な使用法

歩行が自立していない患者の運動量をセラピストが評価 ➡ チームで情報を共有し，運動量増加のための戦略を立てる

b. 筆者が提案する使用法

患者の場合は困難だと思われる．しかし，病前に4,000歩以上歩けていたと予想される患者であれば，できるだけこの数値を目標に取り組むようにしたい．一度に4,000歩を歩くのが困難であれば，1回あたりのリハビリテーション時間を短くして，そのぶん頻度を増やすことや，看護師やケアワーカーの協力を得て病棟での歩行量を増やすといった工夫も検討したい．もちろん歩行がすべてではなく，他のエクササイズで運動量を補っているのであればそれでもかまわない．とはいえ，下肢伸展挙上運動などの**ベッド上で行う運動によって歩行に相当する筋活動を得るためには，相当な回数を実施する必要がある**ため，歩行以外のエクササイズで運動量をかせごうとすることは，あまり効率的な方法とはいえない[4)]．いずれにしても，セラピストは「今の運動量で廃用症候群を防げているのか」を常に意識しておく必要がある．

Jump!

成功への一歩

1日4,000歩を運動量の目安にしよう

自分が担当している患者の運動量を把握することは，患者を廃用症候群に陥らせないために重要である．高齢者の下肢筋力を維持するためには1日あたり4,000歩の歩行が必要だと報告されている．歩数が4,000歩未満の場合，歩行量あるいは歩行以外の運動の量を増やすための方法について検討するようにしたい．

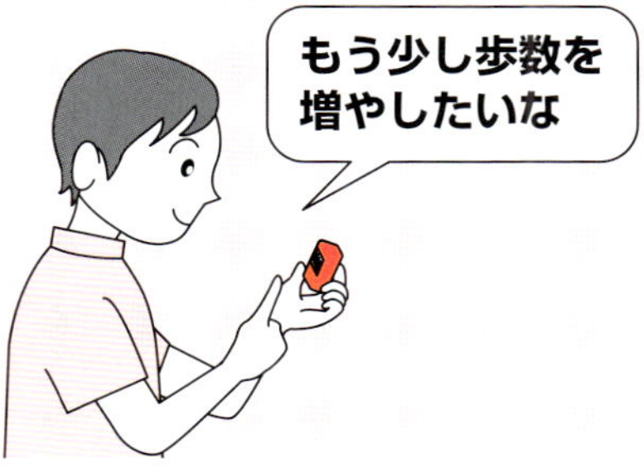
もう少し歩数を
増やしたいな

落とし穴 5

定量評価を怠っていないか

脳卒中患者の運動障害は「質の障害」と表現されることが多く，定量的な評価よりも定性的な評価が重視されやすい．しかし，実際には量的な障害の側面もあるし，質の障害も順序尺度を用いたスケールで評価できることも多い．

定性的な評価には，評価者の主観が入りやすいという欠点があるのに対し，定量的な評価は結果が客観的な数値で表現されるため，他のセラピストや患者と共有しやすく，また研究データとしても用いやすいという利点がある．そのため，順序尺度でもよいので，できるだけ定量的な評価方法を用いるようにしたい．

脳卒中患者の機能障害を順序尺度で総合的に評価する指標には，**脳卒中機能障害評価セット（SIAS：Stroke Impairment Assessment Set）**[5]，National Institutes of Health Stroke Scale（NIHSS），フューゲル-マイヤー運動機能評価（Fugl-Meyer motor assessment），ストローク インパクトスケール（SIS：Stroke Impact Scale），脳卒中重症度スケール（JSS：Japan Stroke Scale）などがあるが，筆者はすべての項目を座位で評価することができ，また非麻痺側機能や体幹機能の項目が含まれているという利点があることから，SIASをよく用いている．SIASには，**非麻痺側の握力**が項目として含まれているが，握力は測定の信頼性が高く，簡便に計測できる全身の体力の指標として非常に有用である．

その他にもさまざまな評価が必要であるが，できれば**院内で共通の評価シート**を用いるようにしたい．図4-4は理学療法評価シートの一例である．このような統一された様式は，重要評価項目の漏れの防止，代行スタッフへの申し送りの円滑化，研究データの蓄積に活かすことができる．

図 4-4 回復期病棟における理学療法評価シートの例

PT 評価シート　　評価者

基本情報

患者氏名：　　年齢：　歳　　性別：男性・女性　　再発：無・有

診断名：　　障害名：

発症日：H　/　/　　入院日：H　/　/　　評価日：H　/　/

リハ阻害因子：心不全，認知症，夜間せん妄，リハ拒否，その他（　　）

病前移動能力（自立度/補助具）：屋内（　/　），屋外（　/　）

片麻痺機能回復段階

上肢	右	無・　－	手指	右	無・　－	下肢	右	無・　－
	左	無・　－		左	無・　－		左	無・　－

動作（できるADL）

寝返り	左寝返り：自立・修正自立・監視・介助・全介助 右寝返り：自立・修正自立・監視・介助・全介助 ※上肢支持：□無/□有	起き上がり	自立・修正自立・監視・介助・全介助・非実施 ※上肢支持：□無/□有
座位保持	自立・修正自立・監視・介助・全介助・非実施 ※上肢支持：□無/□有 座位保持時間（支持あり/なし）：　秒/　秒	起立	自立・修正自立・監視・介助・全介助・非実施 ※上肢支持：□無/□有
立位保持	自立・修正自立・監視・介助・全介助・非実施 ※上肢支持：□無/□有 立位保持時間（支持あり/なし）：　秒/　秒 片脚保持時間：右　秒／左　秒※最長 60 秒	移乗	自立・修正自立・監視・介助・全介助・非実施 ※上肢支持：□無/□有
車いす駆動	屋内：自立・修正自立・監視・介助・全介助・非実施 （□標準型/□リクライニング/□電動/□その他） 屋外：自立・修正自立・監視・介助・全介助・非実施 （□標準型/□リクライニング/□電動/□その他）	階段	昇段：自立・修正自立・監視・介助・全介助・非実施 （□2 足 1 段/□1 足 1 段）（□手すり/□杖/□支持なし） 降段：自立・修正自立・監視・介助・全介助・非実施 （□2 足 1 段/□1 足 1 段）（□手すり/□杖/□支持なし）
歩行	自室内：自立・修正自立・監視・介助・全介助・非実施　装具（　），補助具：（　） 病棟内：自立・修正自立・監視・介助・全介助・非実施　装具（　），補助具：（　） 屋外：自立・修正自立・監視・介助・全介助・非実施　装具（　），補助具：（　） 歩行様式：2 動作（□前型・□揃い型・□後型），3 動作（□前型・□揃い型・□後型）　歩数：　歩/日 連続歩行距離：□10m 未満　□10m　□100m　□300m　□500m　□700m　□1,000m以上　※Borg 指数：		

達成日

屋外歩行自立（　/　），トイレ歩行自立（　/　），トイレ歩行監視または介助（　/　）

車いす or ポータブルでトイレ自立（　/　），車いす or ポータブルでトイレ 1 人介助（　/　）

その他

意識障害：無・JCS　－　※評価困難なら桁数までで可

運動失調：無・右上下肢・左上下肢・体幹　　パーキンソニズム：無・有

失語：無・有　　失行：無・有　　失認：無・有　　視野欠損：無・有　　pusher 現象：無・有

疼痛部位：　　肩亜脱臼：無・　横指　　中枢性疼痛（視床痛など）：無・有

BBS：　点　　10m 歩行：　秒　歩　　6MD：　m　　SIAS：　点　　BI：　点

自由記載：（周径，ROM，MMT，MAS など）

運動・感覚機能の落とし穴

Jump

成功への一歩

できるだけ定量評価を用いて評価を行おう

定量的な評価は結果が客観的な数値で表現されるため，他のセラピストや患者と共有しやすく，また研究データとして用いやすいという利点がある．脳卒中患者の運動障害の評価では，定性的な評価が重視されるが，定量的な評価も怠らないようにしたい．

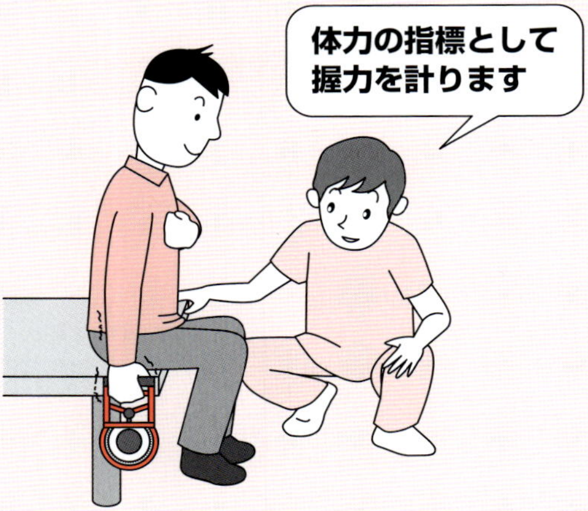

落とし穴 6 筋収縮による位置覚の代償を見落としていないか

模倣法や母指探し試験を用いて位置覚の検査を行っている時に，患者が麻痺側肢に随意筋収縮を起こすことがある．随意筋収縮を行うと，錘外筋を収縮させるα運動ニューロンだけでなく，錘内筋を収縮させるγ運動ニューロンも活動する（この働きをα-γ連関という）．錘内筋の収縮は，位置覚の受容器である筋紡錘の感度を上昇させる．したがって，**随意筋収縮を行うと位置覚は鋭敏になる**（図4-5）．

位置覚検査の際の麻痺側肢の随意筋収縮は，筋紡錘の感度を高めることで位置覚の低下を代償しようとしているサインである．そのため，このサインを見抜けなければ，位置覚の障害を過小評価してしまうことになる．なお，麻痺側下肢の位置覚検査の際に随意筋収縮を起こす患者は，歩行中にも麻痺側下肢の筋収縮が過剰になって動作の円滑性を損なう傾向があるため，視覚によるフィードバックを積極的に用いるように指導するといった工夫が必要になる．

図 4-5 随意筋収縮による筋紡錘の感度上昇

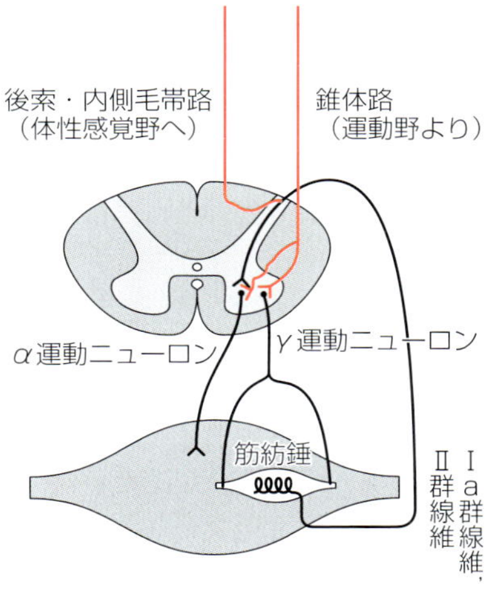

Jump

成功への一歩

筋収縮による位置覚の代償を見抜こう

筋収縮を行うと，筋紡錘の感受性が上昇し，位置覚が鋭敏になる．そのため，位置覚の障害を見落とさないようにするためには，検査を行っている時に麻痺筋の収縮が生じていないか確認することが大切である．

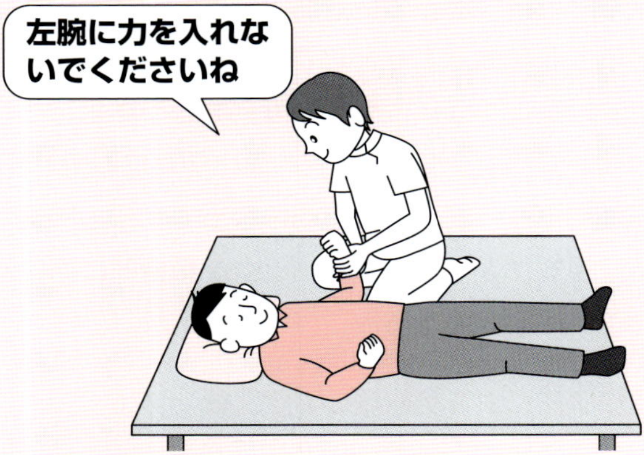

落とし穴 7 感覚脱失＝歩けないと思っていないか

体性感覚は，姿勢制御において重要な役割を果たしている．しかし，半身の体性感覚が脱失している脳卒中患者であっても歩行が自立していることはめずらしくない．以下に，その要因として考えられることを述べる．

感覚検査の結果，触圧覚や深部感覚が脱失していた脳卒中患者であっても，歩行中の下肢の接地やつまずきがわかることがある．その理由としては，麻痺側下肢への衝撃による振動が非麻痺側の身体に伝達された際に，麻痺側下肢への衝撃として知覚されることが考えられる．これは，毛髪を触られると受容器のある毛根部ではなく，受容器のない毛髪部に触刺激を感じるのと同様の機序だと思われる．

また，脳卒中患者の多くは病巣が小脳テントよりも上部に存在するため，体性感覚が脱失している場合，体性感覚の伝導路のうち視床から体

図 4-6 深部感覚の伝導路と脳卒中の病巣

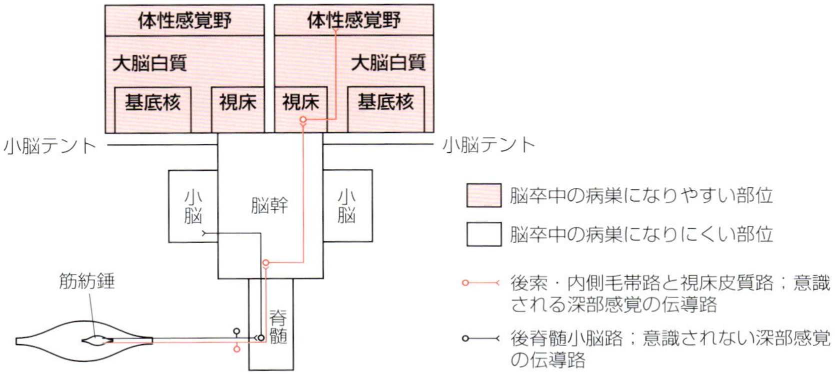

小脳に向かう伝導路には，後脊髄小脳路，前脊髄小脳路，副楔状側核小脳路があるが，いずれも脊髄から脳幹を経由し，視床には向かわず小脳に至る経路であるため，ここでは後脊髄小脳路のみ図示した

性感覚野までの経路の損傷が考えられる．一方，深部感覚の伝導路には，後脊髄小脳路，前脊髄小脳路，副楔状側核小脳路といった，脳幹から視床ではなく小脳に向かう経路も存在しているが，脳卒中によってこれらの経路が損傷されることはまれである（図4-6）．小脳に向かう経路が伝える深部感覚情報は，大脳皮質に届かないため，意識されることはなく，感覚検査による評価も困難なものであるが，小脳から網様体脊髄路などへの投射を通じて姿勢や筋緊張の制御に利用される重要なものである．このように，**小脳に送られる深部感覚情報が保たれることも，感覚検査によって深部感覚の脱失と判定された患者であっても歩行を獲得できる要因**であろう．

Jump

成功への一歩

感覚検査の結果だけで歩行困難と決めつけないようにしよう

体性感覚は，姿勢制御において重要な役割を果たしている．しかし，半身の体性感覚が脱失している脳卒中患者であっても歩行が自立することはめずらしくない．したがって，感覚検査の結果だけで歩行獲得が困難であると決めつけないようにしたい．

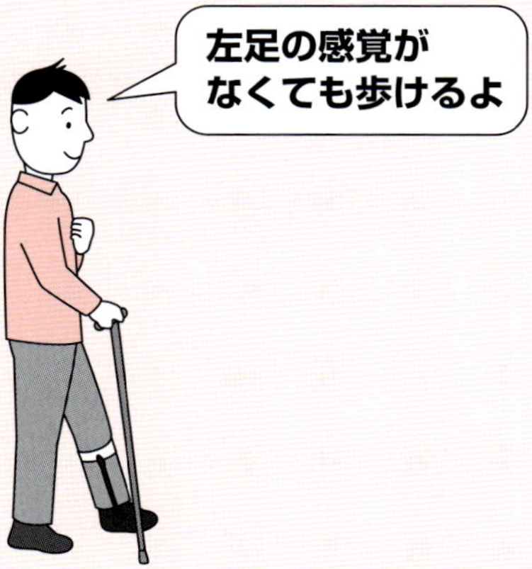
左足の感覚が
なくても歩けるよ

落とし穴 8　視野検査は上下左右の4方向で行えばよいと思っていないか

脳卒中患者に対して対座法で視野検査を実施する時に，上下左右の4方向の視野を調べるのは合理的ではない．なぜなら，図4-7のように頭頂葉に近い視放線上部は対側の下側の視野情報を，また側頭葉に近い視放線下部は対側の上側の視野情報を後頭葉の視覚野に伝えており，前者の損傷では下四分盲，後者の障害では上四分盲が生じるが，上下左右の4方向での視野検査では四分盲の検出は困難である．したがって，脳卒中患者に対する**視野検査は右上，右下，左上，左下の4方向で実施する**のが

図 4-7　視覚の機能解剖

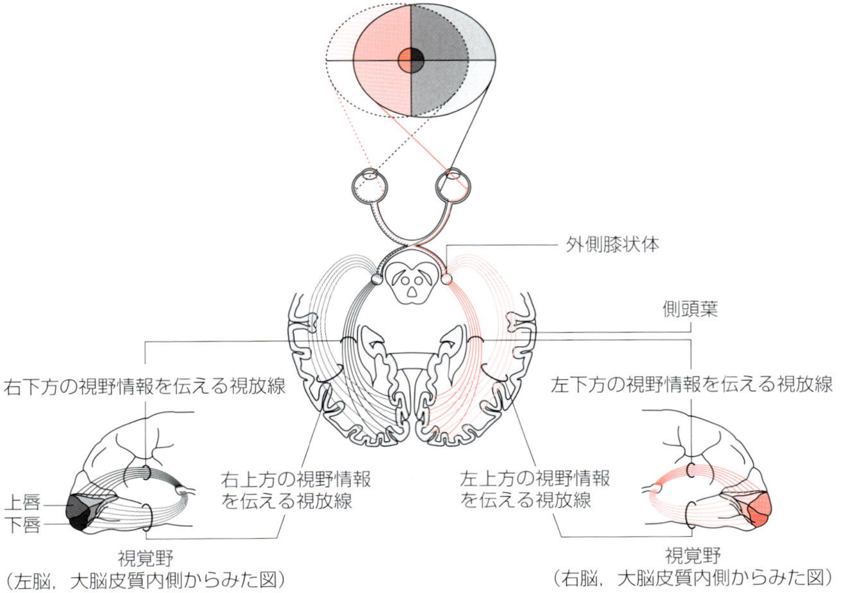

頭頂葉に近い視放線上部は対側の下側の視野情報を，また側頭葉に近い視放線下部は対側の上側の視野情報を伝える

理にかなった方法である．

なお，視野検査は眼疾患など，視交叉の手前の障害では片眼ずつ実施する必要があるが，後頭葉の皮質下出血など，視交叉の後の障害では左右の眼の間で視野が大きく異なるとは考えにくいため，両眼同時に検査を実施するほうが効率的である．視野検査に限ったことではないが，検査の方法は患者の疾患の病態に合わせて変更する必要がある．

!Jump 成功への一歩

視野検査は，右上，右下，左上，左下の4方向で実施しよう

脳卒中による視野障害では四分盲も少なくない．そのため，視野検査は上下左右の4方向ではなく，右上，右下，左上，左下の4方向で実施する必要がある．なお，視野検査は眼疾患では片眼ずつ実施する必要があるが，視床，視放線，視覚野といった視交叉以降の損傷の場合は左右の眼の間で視野が大きく異なるとは考えにくいため，両眼同時に検査を実施するほうが効率的である．

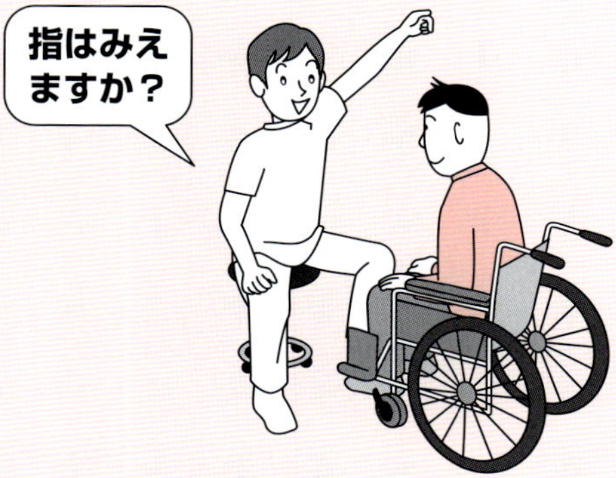

落とし穴 9

疼痛を惹起・増悪させていないか

肩関節と股関節は，片麻痺者において特に疼痛を惹起しやすい部位である．肩関節では肩甲上腕リズム，股関節では寛骨大腿リズムが破綻しているため，**関節を大きく動かすと関節構成体にインピンジメントが発生しやすい**．特に，弛緩性麻痺を呈している時期に関節可動域運動を行う際は，関節構成体を損傷する危険性が高いため，関節運動の範囲は参考可動域の半分程度にとどめたほうが無難である．なお，麻痺側股関節を屈曲する時は，非麻痺側股関節も同時に屈曲することで骨盤の後傾を引き出し，それにより麻痺側股関節の正常な寛骨大腿リズムをつくることで，疼痛なく関節可動域運動が行えるようになることが多い（図4-8）．

図 4-8 股関節屈曲可動域運動における工夫

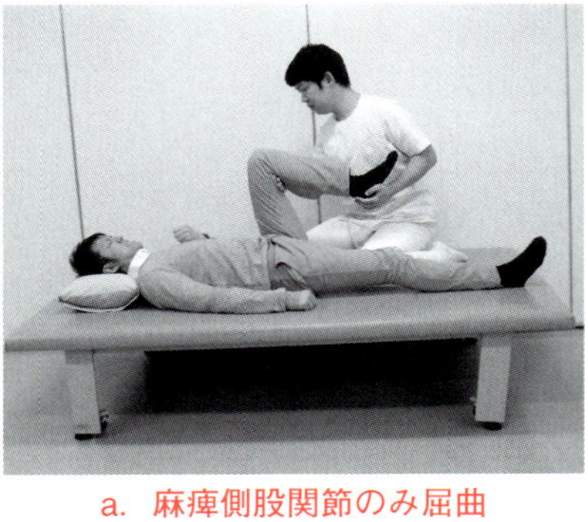

a. 麻痺側股関節のみ屈曲

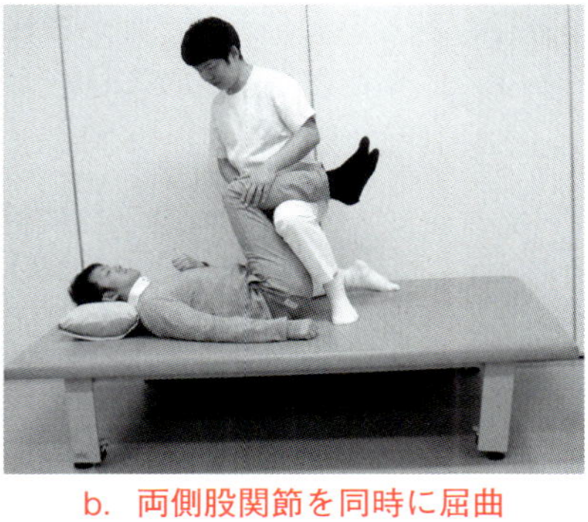

b. 両側股関節を同時に屈曲

a：寛骨大腿リズムが破綻している患者の股関節を屈曲すると，鼠径部で関節構成体のインピンジメントが生じる
b：非麻痺側股関節も同時に屈曲して骨盤の後傾を促すことで，寛骨大腿リズムを保って関節可動域運動を行うことができる

また，腰痛や変形性膝関節症の既往がある患者においては，これらの**既往症による疼痛を増悪させない**ことも大切である．例えば，腰痛の増悪を防ぐためのシーティングや，変形性膝関節症の増悪を防ぐためのインソールおよび膝サポーターの使用などについて検討したい．これらは疼痛が増悪してから行うのではなく，姿勢や動作の状態から関節にかかるストレスを推測し，**早期から予防的に対応**することが望ましい．

Jump!

成功への一歩

関節痛の予防に努めよう

肩関節と股関節は，脳卒中患者において特に疼痛を惹起しやすい部位であり，関節可動域運動を行う際は関節構成体にインピンジメントが発生しないよう十分に注意したい．また，腰痛や変形性膝関節症の既往がある患者においては，これらの既往症による疼痛を増悪させないよう，早期から予防的に対応することも大切である．

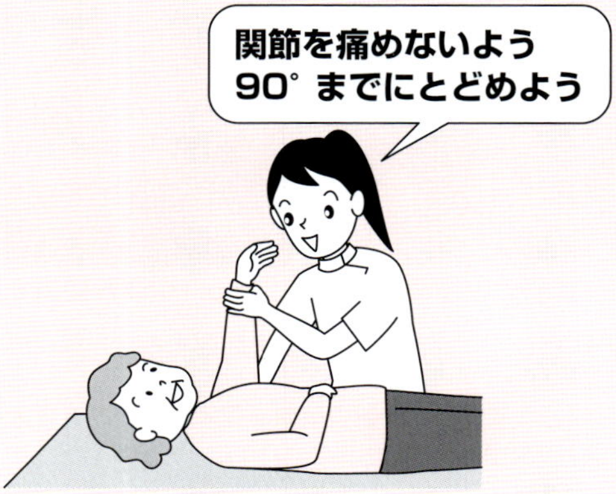

落とし穴 10

物理療法と装具療法を忘れていないか

物理療法と装具療法の脳卒中リハビリテーションにおける有用性を示す研究報告は，多数なされている．物理療法の中でも特に治療的電気刺激や機能的電気刺激（図4-9）といった**電気刺激療法は運動麻痺や痙縮に対する治療効果が高い**．また，装具療法も単に運動量を増加させるだけでなく，覚醒や意欲といった精神活動を高め，歩容を整えて**適切な筋活動を引き出し**，**関節自由度を制約して課題難易度を調整する**ことによって，運動学習を促進する効果も期待できる．

以上のように，物理療法と装具療法は脳卒中による運動障害の有用な治療手段である．しかし，これらを臨床で用いることを好まず，臥位と座位での運動療法を主体に実施しているセラピストも存在する．一方で，物理療法のツールや装具は続々と新たなものが登場しており，施設やセラピストによって実施されるリハビリテーションの内容に格差が生じている状況にある．

図 4-9 機能的電気刺激

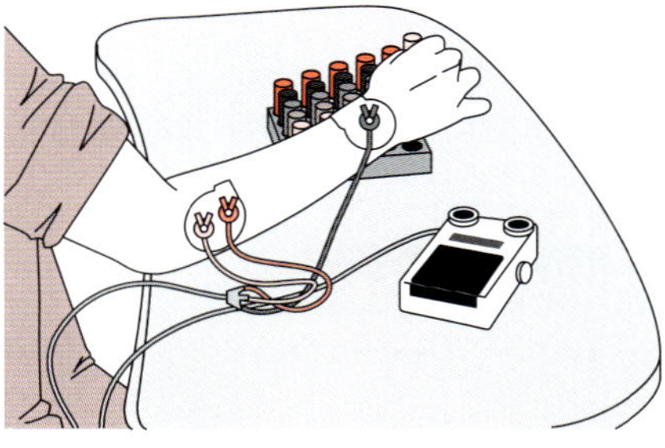

成功への一歩

物理療法と装具療法を取り入れよう

物理療法と装具療法は，脳卒中患者の運動障害に対する有効な治療法である．これまで装具や物理療法を用いてこなかったセラピストは，ぜひ一度勇気をもって使用し，その効果を確かめてみてほしい．きっと良好な結果が得られるはずである．

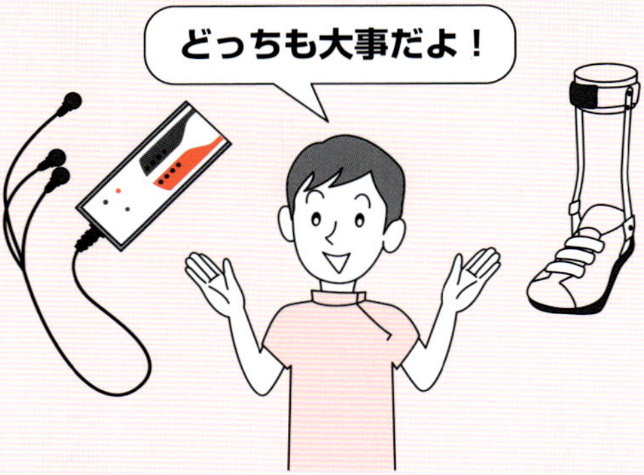

【文　献】
1）田中勵作：痙縮の進行─再訪．リハ医　**32**：97-105，1995
2）高草木薫：運動麻痺と皮質網様体投射．脊椎脊髄　**27**：99-105，2014
3）田中宏太佳，他：健常中高年者の日常生活の活動性と下肢筋力・筋横断面積：脳卒中片麻痺患者の廃用性筋萎縮予防に関する研究．リハ医　**27**：459-463，1990
4）市橋則明，他：大腿四頭筋の廃用性筋萎縮を防止するために必要な下肢の運動量について．体力科学　**42**：461-464，1993
5）千野直一，他（編著）：脳卒中の機能評価─SIASとFIM［基礎編］．金原出版，2012

装具の落とし穴 10

落とし穴 1

装具の費用を心配しすぎて作製を躊躇していないか

装具の大まかな価格を表5-1に示した．これをみると，長下肢装具やゲイトソリューション継手付き装具のような高額なものの作製は，躊躇してしまうかもしれない．しかし，筆者としては，できる限り費用よりも機能を優先した装具の作製を提案することを勧めたい．装具作製費用の支給制度には，①医療保険によるもの（7〜9割支給），②労災保険によるもの（全額支給），③生活保護によるもの（全額支給），④障害者総合支援法によるもの（9割支給）があることは比較的に知られている．しかし，医療保険を利用し，装具作製費用の**自己負担額が21,000円を超えた場合は，高額療養費の算定に加えることができる**ということは意外と知られていない．例えば，200,000円のゲイトソリューション継手付き長下肢装具を，医療保険を利用して作製し，その3割の60,000円が自己負担額になった場合，高額療養費制度を利用することで，最終的な自己負担額は0円もしくは2,000円（元の価格の1%）になる．もちろん，費用が

表5-1　装具の価格の目安

装　具	価　格
金属支柱付長下肢装具	・14〜15 万円（リングロック膝継手＋ダブルクレンザック足継手） ・足継手にゲイトソリューションを用いると 4〜5 万円追加
金属支柱付短下肢装具	・7〜8 万円（ダブルクレンザック足継手）
プラスチック短下肢装具	・約 5 万円（継手なし） ・足継手をつけると 1〜5 万円追加
ゲイトソリューションデザイン	・12〜15 万円
RAPS（Remodeled Adjustable Posterior Strut）	・約 12 万円

支給されるからといって，不必要な機能まで備えた装具を作製するべきではない．しかし，セラピストが費用面の心配をしすぎて装具を作製しなかったり，機能面に妥協して安価な装具を提案したり，作製の時期が遅れたりしたことによって，リハビリテーションの進行が遅れて入院期間が延び，かえって医療費が高くつくといった事態になっては本末転倒である．

!Jump

成功への一歩

装具の作製費用の支給に関わる制度を理解しよう

長下肢装具やゲイトソリューション継手は高額であり，3割負担の医療保険で作製することに躊躇してしまうかもしれない．しかし，高額療養費制度を利用することで，金銭的な負担は大きく減らすことができる．患者や家族に装具作製の必要性を説明する際は，装具の価格や作製費用の支給制度についても話せるようにしておきたい．

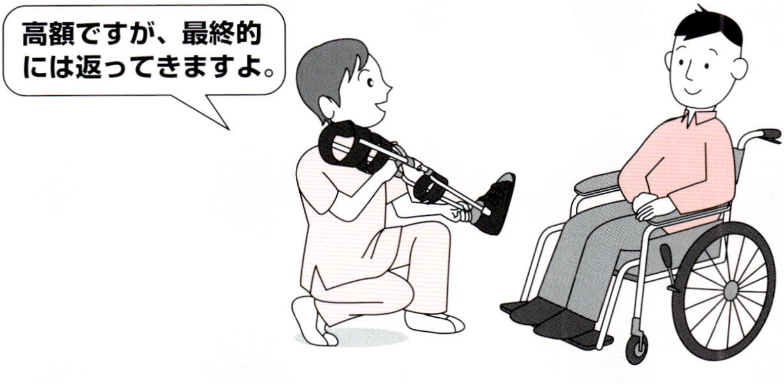
高額ですが、最終的には返ってきますよ。

落とし穴 2 作製する**装具の仕様**があいまいになっていないか

脳卒中患者の下肢装具について「膝折れがあれば長下肢装具，痙縮が強ければ金属支柱付き短下肢装具，痙縮が強くなければプラスチック短下肢装具」というイメージは，多くのセラピストがもっていると思われる．しかし，装具の細部の仕様まで考慮しているのは，一部のセラピストに限られている．

装具を作製する際，表5-2にあるような項目をもれなく検討しているかどうかで，装具療法の効果も生活の中での使いやすさも大きく異なってくる．なかでも，**継手は特に重要な項目**である．例えば，歩行時に立脚中期から立脚終期にかけての足関節の背屈がみられないからといって，安易に継手のないプラスチック短下肢装具を作製してはならない．足関節の背屈は歩行だけでなく，起立や着座においても重要な運動である．装具によって足関節の背屈が制限されると，起立動作で過剰に体幹前傾を強めたり，非麻痺側下肢に依存したりして代償することになり，将来的に腰痛や非麻痺側の膝痛を引き起こすことがある．

また，長下肢装具を作製する場合は膝継手の種類も考慮したい．膝継手にはリングロックを用いることが一般的であるが，ダイヤルロック，伸展補助装置付き（SPEX：Spring Assisted Extension）膝継手，スイスロックなどが適応となる場合もあるため，十分に吟味して決定したい．

表 5-2 装具作製時の検討項目

検討項目	備 考
長下肢装具か短下肢装具か	立脚期の膝折れ防止，立脚終期の股関節伸展と足関節背屈の促し，遊脚終期での膝関節伸展の促しが必要であれば長下肢装具を，不要であれば短下肢装具を作製する．トイレ動作で使用する場合は，大腿上部のカフを外してセミ長下肢装具に移行できるものを作製する
金属支柱付き装具かプラスチック装具か	装具のねじれを抑制する必要性が高い時は金属支柱付き装具を，そうでない時はプラスチック装具を作製する
長下肢装具の膝継手の種類と角度	通常はリングロックを用いるが，膝関節の屈曲拘縮がある場合はダイヤルロックが望ましい．荷重応答期の大腿四頭筋の活動を促す目的でSPEX膝継手を用いる場合もある．角度は5°程度つけたほうが立脚期での大腿四頭筋の活動を促しやすいが，股関節と足関節の筋活動を促すには0°が望ましい
足継手の種類と角度	金属支柱付き装具では，足関節の底屈・背屈を制限するにはダブルクレンザック継手，背屈のみを遊動にするにはシングルクレンザック継手，背屈を遊動として底屈を制動にするにはゲイトソリューション継手が用いられる． プラスチック装具では，足関節の底屈・背屈を制限するには継手のない装具，背屈のみを遊動にするにはタマラック継手など，背屈を遊動として底屈を制動にするにはゲイトソリューション継手などが用いられる． 角度は，5°程度つけたほうが遊脚期のトウクリアランス（つま先が地面からどの程度上がるか）が向上し，立脚期での反張膝を抑制できるが，背屈角度が過剰になると踵接地から足底接地への円滑な移行や立脚中期での膝関節伸展が妨げられる
トウスプリング	トウスプリングをつけることで遊脚期のトウクリアランスは向上するが，前方への不安定性は増大する
インソールやパッド	扁平足に対して舟状骨パッドが，鉤爪趾（claw toe）に対して指枕が用いられる
ベルト	ベルトの幅を広げることで，接触面の圧力を分散することができる．また，伸縮性のあるベルトを用いて固定性を意図的に落とすこともできる． カンを使用する折り返し式と使用しないベタ式がある．折り返し式は固定力が強いが装着しにくく，また足部ベルトに用いると靴を履きにくくなるのが難点である
カン	バネカンやクイックリングといったベルトを通しやすいカンもある

表 5-2　つづき

検討項目	備　考
色	セラピストは機能面に意識が向きがちであるが，装具の色も忘れずに検討したい
靴の高さ（金属支柱付のみ）	短靴は足関節の動きが制限されない．チャッカ靴，半長靴，長靴では足関節の動きが制限される
靴の開き（金属支柱付のみ）	靴型のほうが外観はよいが，覆い型のほうが着脱は容易であり，歩行中の足指の状態も観察しやすいという利点がある
靴底の加工（金属支柱付のみ）	踵の外側にフレアをつけることで外方への安定性を向上させることができる．また，非麻痺側の靴の補高により，麻痺側のトウクリアランスを向上させることができる
ストラップ（金属支柱付のみ）	外側Ｔストラップにより内反足を矯正できる
素材と厚み（プラスチックのみ）	ポリプロピレンを用いて 3〜4 mm の厚さで作製するのが一般的である．装具の素材や厚さを変更することで可撓性を調整することができる
支柱の高さ（プラスチックのみ）	支柱の高さが低いと足関節の底屈・背屈の制動トルクが減少する
トリミングライン（プラスチックのみ）	足関節部のトリミングラインを深くすることで可撓性を高めることができる
側壁のカットライン（プラスチックのみ）	側壁を下げると靴を履きやすくなる半面，靴を履いていないと足部の位置がずれやすくなる．また，側壁を MP 関節近位でカットすると MP 関節部の可撓性が向上する
足底部のカットライン（プラスチックのみ）	足指の背屈を補助するためには，足先のラインでカットする必要がある．MP 関節遠位部のラインでカットすると，MP 関節の動きが出せるようになるが，claw toe の抑制が困難になる．MP 関節近位部のラインでカットすると，MP 関節の動きはさらに出しやすくなるが，モーメントアームが短縮するため，足関節背屈補助機能は減少する
踵のくり抜き（プラスチックのみ）	フローリングへの踵接地時の衝撃が減少する．また，特に足関節の底屈方向への可撓性が増す．装具の強度が低下して破損しやすくなるため，コルゲーションと併用することが望ましい
コルゲーション（プラスチックのみ）	装具の強度を高める
空気穴（プラスチックのみ）	通気性を高めて汗による蒸れを軽減する

Jump

成功への一歩

装具は細部まで十分に検討して作製しよう

装具は，患者の歩容，身体機能，使用場面，使用目的に最も合致したものを作製するべきである．そのため，セラピストも装具に関する知識を十分に学んでおく必要がある．

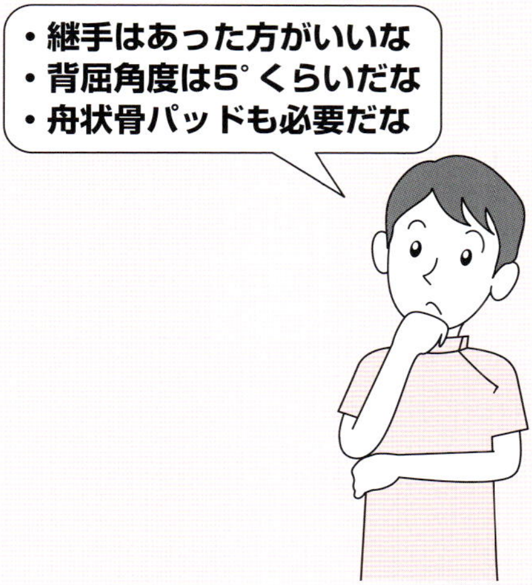
・継手はあった方がいいな
・背屈角度は5°くらいだな
・舟状骨パッドも必要だな

落とし穴 3

履きやすさや外観を軽視していないか

装具を装着しての歩行が安定したとしても，装具の装着動作が自立していなければ，夜間に一人でトイレにいけないなど，活動面で多大な制限が生じる．そのため装具作製を検討する際は，歩行機能のことだけでなく，着脱のしやすさについても考慮したい．例えば，短下肢装具の装着では足部ベルトおよびベロを踏みつけることや，カフベルトを患者の下腿後面と装具の下腿半月の間に挟み込んでしまうことが問題となりやすい．図5-1は，筆者が考案した金属支柱付き短下肢装具の装着を容易にするための工夫である．工夫前（図5-1a）と比べて工夫後（図5-1b）では，足部ベルトおよびベロの踏みつけやカフベルトの挟み込みが生じ

図 5-1 金属支柱付き短下肢装具を履きやすくする工夫

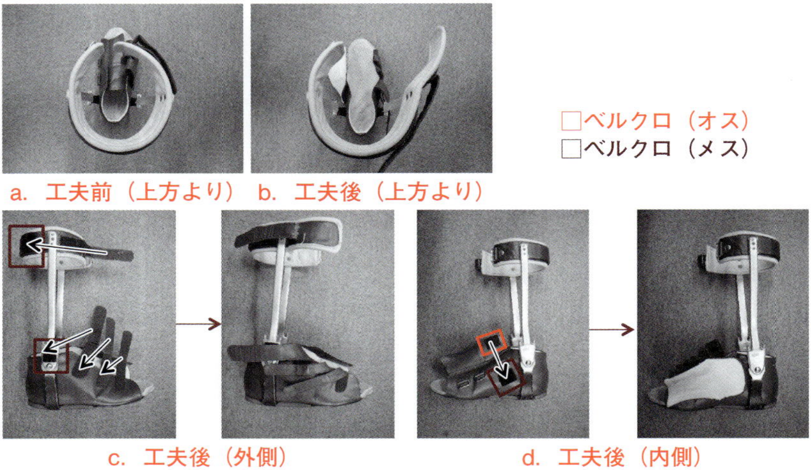

装着時の足部ベルトやベロの踏みつけ，カフバンドの挟み込みを生じにくくするための，ベルクロを用いた工夫である

図 5-2　ベルト装着を容易にするカン

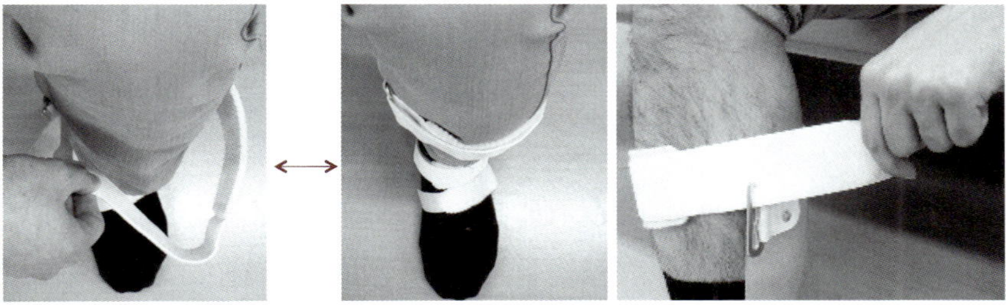

a. バネカン　　b. クイックリング

にくくなっている．方法は簡単で，図5-1c，dのように下腿半月の後外側面，足継手の外側面，靴の内側面にベルクロ（メス）を，ベロにベルクロ（オス）を装着するだけである．このようにすると，下腿ベルトを下腿半月のベルクロ（メス）につけることでカフバンドの挟み込みを防ぎ，また近位部の足部ベルトを足継手に装着したベルクロ（メス），中間部の足部ベルトを近位部の足部ベルト基部のベルクロ（メス），遠位部の足部ベルトを中間部の足部ベルト基部のベルクロ（メス）に装着することで，足部ベルトおよび靴の外側部の踏みつけを防ぎ，さらにベロのベルクロ（オス）を靴の内側面のベルクロ（メス）に装着することで，ベロの踏みつけを防ぐことができる．

また，ベルトを通す金具である「カン」にも，ベルトを外すとバネの力によってベルトを通しやすい位置に戻るバネカン（図5-2a）や，ベルトを上側から通すことができるクイックリング（図5-2b）などを，積極的に取り入れたい．

さらに，構成障害によって装具のベルトを通すカンの位置を誤る患者に対しては，シールなどを用いて装具のベルトとカンの対応関係を色で示す工夫が有用である（図5-3）．

図 5-3　構成障害患者の装具ベルト装着における工夫

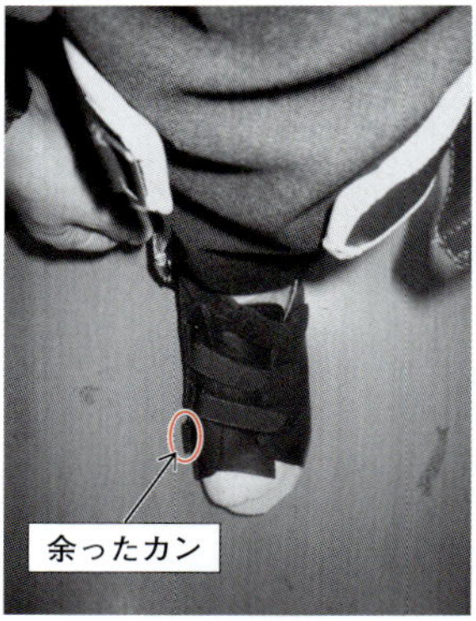

a．シール貼付前

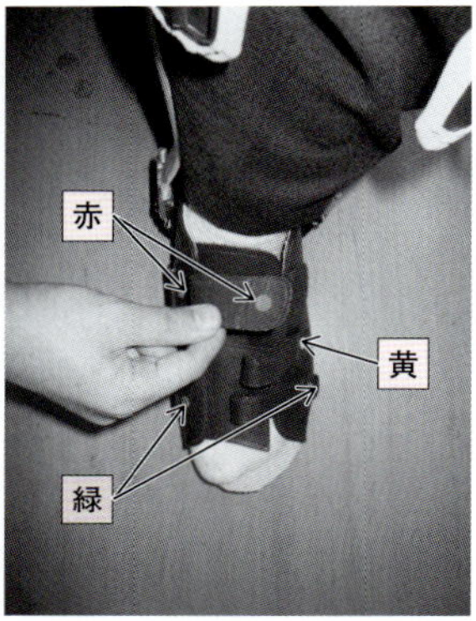

b．シール貼付後

a：構成障害の影響により，装具の遠位部と中間部の足部ベルトを通すカンの位置を誤っている．患者は近位部のベルトを通すカンを見つけられずに戸惑っている
b：3本のベルトに赤・黄・緑のシールを貼り，カンの横にも対応する色のシールを貼っている（カン側の黄色のシールは右手で隠れている）．このように工夫すると，構成障害を呈する患者であってもベルトを通す位置を誤らなくなる

以上のように，装具の装着はちょっとした工夫で容易にすることができる．装具の作製には理学療法士は積極的にかかわっているが，作業療法士のかかわりは少ないと思われる．しかし，装具の装着動作は更衣動作の一種であり作業療法士の専門領域のはずである．作業療法士には，装具を作製する段階から，患者の上肢機能，座位バランス，高次脳機能などを踏まえ，装具を装着しやすくするための工夫について積極的に提案を行ってもらいたい．

加えて，装具の外観への配慮も忘れてはならない．筆者は第27回日本義肢装具学会学術大会の特別企画として開催された「かっこよさへの挑戦―義肢装具福祉用具ユーザーのファッションショー」に参加する機会があったが，ショーに出演していたあるモデルさんが履いていた，レザーを下腿部にとりつけた金属支柱付き短下肢装具はオシャレなブーツにしかみえなかった．装具の外観は，患者の装具の受け入れ，リハビリテーションへのモチベーション，外出意欲に関わってくるため，装具作製時の重要な検討要素だといえる．

!Jump 成功への一歩

履きやすさや外観の工夫も考えよう

作製する装具を検討する際は，外観や履きやすさの観点も忘れないようにしたい．このことは，自分が靴を購入する時の気持ちを思い浮かべれば理解できると思う．外観や履きやすさは，モチベーションや活動量を高めて歩行機能にも影響を与える要素である．

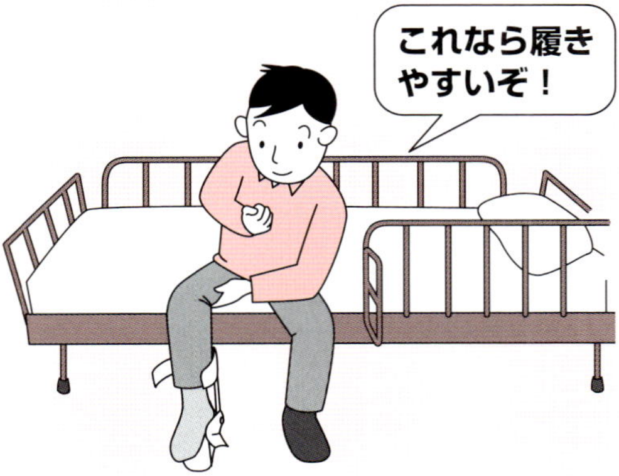

落とし穴 4

自宅での使用を見越さずに作製していないか

入院中に装具を作製する場合も，自宅でその装具を使用する際に生活上の不便さが生じないか考慮したい．プラスチック短下肢装具は，病院内では上から靴を履いて使用するが，自宅内では靴を履かずに使用する．よく集合住宅に住む片麻痺者から「フローリングに装具があたる音が下の階に響いていないか気になる」と心配する声を耳にする．踵接地時の衝撃音を減らす方法として，装具の踵をくり抜くという手段がある．しかし，踵をくり抜いたプラスチック装具は強度が低下するため，足関節の底屈制動力の不足やひび割れが生じやすくなる．したがって，**将来的に踵をくり抜くことを想定してプラスチック短下肢装具を作製する場合は，あらかじめコルゲーション（補強溝）による補強を行っておきたい**（図5-4）．加えて，足関節部のトリミングラインの深さや足首ベルトを取り付けるカシメの位置も，将来の踵くり抜きを想定した位置にしておく必要がある．

図 5-4　コルゲーションと踵くりぬき

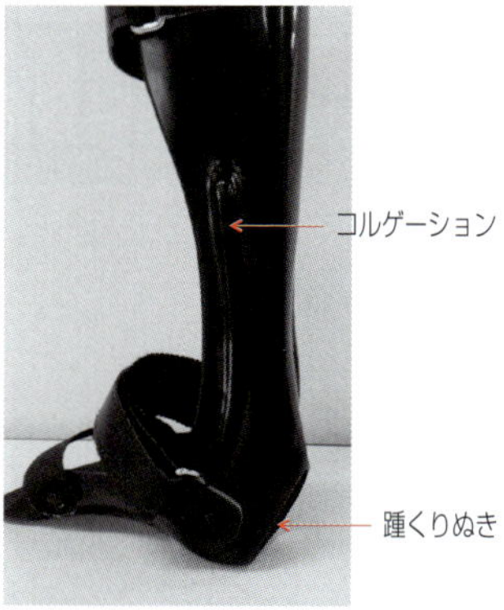

踵をくり抜くことで，床への踵接地時の衝撃音を減らすことができる．ただし，装具の強度が低下して破損しやすくなるため，踵をくり抜く可能性がある場合は，あらかじめコルゲーションによる補強をしておくことが望ましい

また，金属支柱付き短下肢装具の足部の構造は，入院生活においては，着脱がしやすく，歩行中の足指の状態も確認しやすいという点で，覆い型（つま先の開いた皮革で足を覆うタイプ）が適している．しかし，覆い型の足部には，屋外での風雨を防げず，外観もよくないという欠点があるため，外出には適さない．したがって，退院後の**外出に使用することを前提とするのであれば，金属支柱付き短下肢装具の足部の構造は，つま先部分がついた靴型や，上から靴を履けるシューインサート型**にすることを検討する必要がある．

もちろん，医療保険を利用して作製する装具は治療用で，障害者総合支援法を利用して作製する装具は更生用というのが本来のあり方である．したがって，退院直後の時期に生じる不便さを許容できるのであれば，入院中は治療効果を優先したものを作製し，退院後に生活に適したものを再作製するということでもかまわない．

Jump

成功への一歩

装具は自宅での使用も見越して作製しよう

入院中に装具を作製する際は，退院後の生活場面での使用についても考慮することが望ましい．特に自宅内は，病院内と違って土足で生活する場ではないということを念頭におく必要がある．

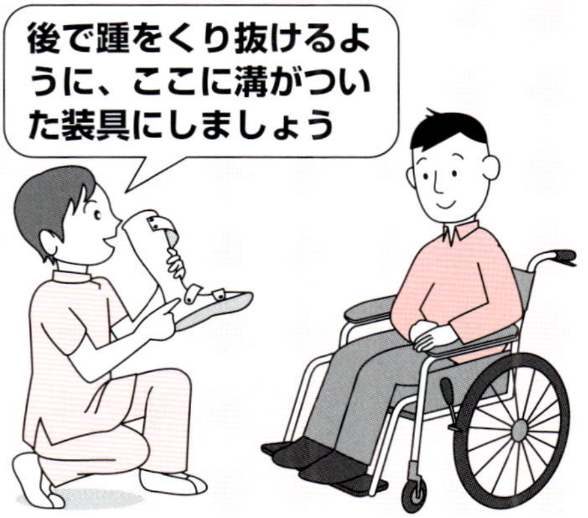

後で踵をくり抜けるように、ここに溝がついた装具にしましょう

落とし穴 5

将来的な歩容や下肢の状態の変化を想定せずに作製していないか

装具は，作製後の患者の**歩容や下肢の状態の変化に対応できるもの**が望ましい．作製時点で揃い型歩行しかできないからといって，足継手のないプラスチック短下肢装具を作製してしまうと，患者の機能が改善して前型歩行が可能になった際に，装具による足関節の背屈制限が立脚中期から立脚終期にかけての下腿の前傾を阻害してしまう．また，作製時点で下腿三頭筋の痙縮が強くないからといって底屈制動力が弱い短下肢装具を作製してしまうと，その後に痙縮が増強した際に対応できなくなってしまう（図5-5）．装具の不適合は，筋萎縮や浮腫の増減によっても生じうるため，その際の対応方法まで含めて作製装具を検討するようにしたい．

図 5-5　痙縮増強による装具の不適合の例

急性期		回復期
下腿三頭筋のMAS：1 ↓ プラスチック短下肢装具で反張膝の抑制可能	→ 痙縮増強	下腿三頭筋のMAS：3 ↓ プラスチック短下肢装具では反張膝の抑制不可能

MAS：アシュワーススケール変法

成功への一歩

歩容や下肢の状態の変化に対応できる装具を作製しよう

　急性期から回復期は，患者の歩容や下肢の状態が大きく変化する時期である．装具作製時の状態だけでなく，将来的な変化を予測し，どのように対応していくのかを考えたうえで作製する装具を決定するようにしたい．

将来的に継手が必要かな

装具の落とし穴

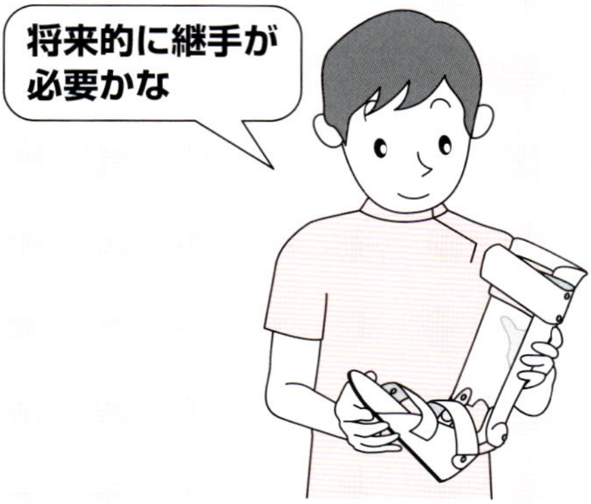

落とし穴
6

装具完成まで歩行練習を見送っていないか

装具を作製することが決まってから**完成するまでの期間も備品の装具を用いるなどをして立位・歩行練習を行う**ことが大切である.「装具ができるまでは,寝返り,起き上がり,座位保持の練習に専念しよう」などと,悠長なことをいっていては,その間に廃用がいっきに進んでしまう.備品として,足外側にゲイトソリューション継手,足内側にダブルクレンザック継手,膝にダイヤルロック継手がついた長下肢装具を左右各3サイズ備えていれば,大抵の場合は対応できる.最近では,簡便にサイズを調整できる長下肢装具も出てきており,備品装具としての活用が期待される(図5-6).しかし,病院の事情によって備品装具を十分にそろえ

図 5-6 ゲイトイノベーション(文献 1)より引用)

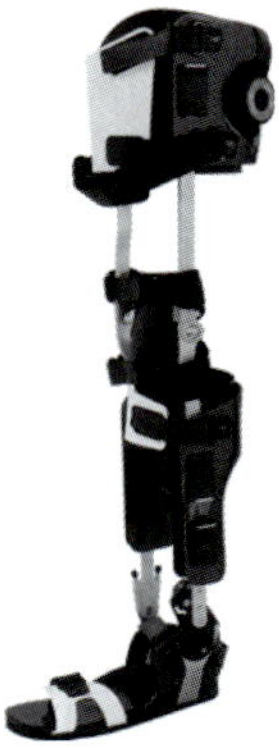

簡便にサイズ調整を行うことができる長下肢装具である(パシフィックサプライ株式会社製)

図 5-7 ニーブレース(文献 2)より引用)

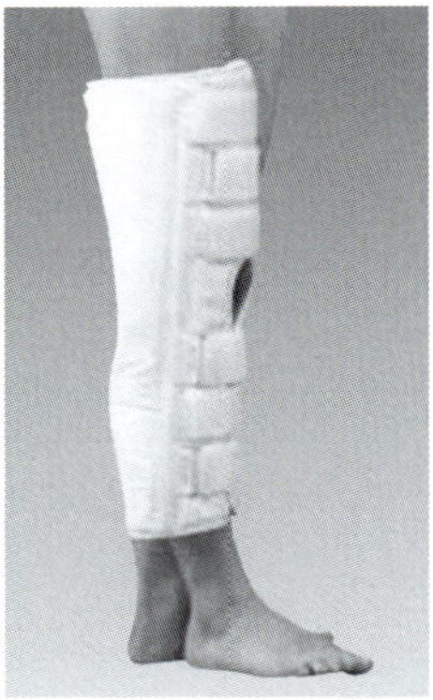

膝関節伸展位での支持を簡便に行うことができる装具である(アルケア株式会社製)

ることが難しかったり，備品装具が患者の体格に合わなかったりすることもあるであろう．そのような時は，ニーブレース（図5–7）や弾性包帯による代用について検討したい．ニーブレースは，長下肢装具ほどの固定力はないが，小柄な患者の膝折れであれば十分に制御できる．弾性包帯は，図5–8のように内果・外果の上部と母趾および小趾の中足骨頭部に巻いた包帯をアンカー（支点）とし，足背部でクロスさせた包帯で両者の距離を維持するように巻けば，短下肢装具の代用となる．弾性包帯では，強い内反尖足の制御は困難であるが，下垂足の制御は十分に可能である．ニーブレースや弾性包帯は，装具と同等の機能を有しているとまではいえないが，装具完成までの期間をつなぐツールとしては十分に検討する価値がある．

図 5-8　弾性包帯による短下肢装具の代用

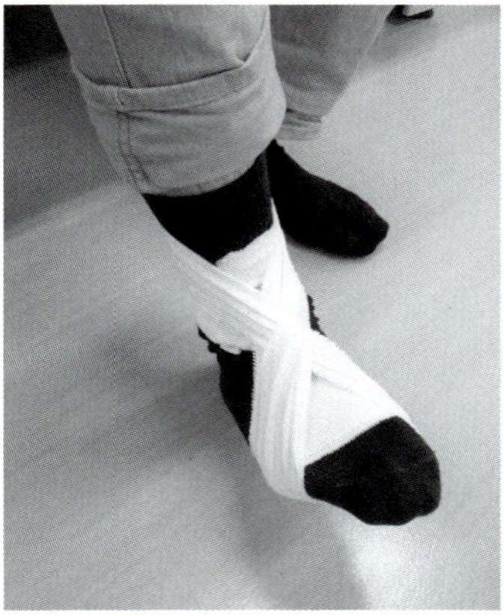

内果・外果の上部と中足骨頭部に巻いた包帯をアンカーとし，足背部でクロスさせた包帯で両者の距離を維持するように巻けば，短下肢装具の代用となる

Jump

成功への一歩

装具完成までの期間も備品を活用して歩行練習を行おう

装具の作製には1〜2週間かかる．その間に廃用を進めないために，備品装具の活用は重要である．備品装具のサイズが合わなければ，ニーブレースや弾性包帯による代用について検討したい．この時期の介入内容は，装具完成後の治療アプローチを効果的に行ううえで重要である．

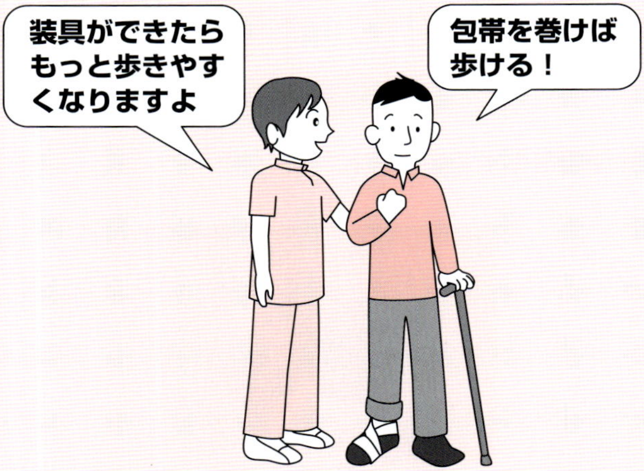

落とし穴 7

装具を履くのがリハビリテーションの時間だけになっていないか

入院中の装具の主な用途は歩行練習であるが，たとえ病棟生活が車いすレベルの患者であっても，**装具はリハビリテーション時間だけでなく，病棟生活の中でも積極的に使用していくべき**である．もし，歩行練習で用いている装具が長下肢装具であれば，装具の大腿部を取り外して短下肢装具にすると，病棟生活で用いやすくなる．病棟生活の中で装具を用いることには多くの利点がある．例えば，装具なしでは麻痺側下肢による体重の支持やステップが困難であるために，ピボットターン（足の位置を変えずに方向転換する方法）での移乗動作しかできない患者が，短下肢装具を装着することで，ステップターンでの移乗動作が行えるようになる場合がある．病棟生活の中で何度も繰り返される移乗動作の中でステップをすることは，歩行機能の回復にも寄与すると考えられる．また，早期から患者や家族と「装具を使用した生活」のイメージを共有す

図 5-9　病棟での装具使用の効果

- 拘縮予防
- 動作能力向上による活動量増加

→

- 運動機能向上

a. 身体面に対する効果

- 装具着脱動作獲得への動機づけ向上
- 装具に対する心理的抵抗感の減弱

→

- リハビリテーションのモチベーション向上
- 退院後の装具使用中断の防止

b. 心理面に対する効果

病棟で装具を使用することで，身体面だけでなく心理面への効果も期待できる

ることは，退院後に装具を継続的に使用してもらううえでも大切である．病棟生活の中で装具を使用していれば，自然と着脱の機会も増え，患者の装具着脱動作の獲得に対する動機づけも高まる．リハビリテーションの時間でしか装具を使用していないと，患者や家族に生活の中で装具を使用するイメージをもってもらうことができないため，退院後，着脱の手間などから次第に装具を使用しなくなってしまうことが多い（図5-9）．

装具を病棟生活の中で使用するためには，患者自身の装具を作製する必要がある．リハビリテーション時間の歩行練習が備品装具で間に合っているからといって，患者自身の装具を作製せずに，装具なしでの病棟生活を送らせるべきではない．

Jump! 成功への一歩

装具を病棟生活の中に取り入れよう

たとえ病棟生活で歩行を行っていない患者であっても，装具を病棟生活の中で使用していくことには，身体面と心理面のいずれにおいても大きなメリットがある．作製した装具は理学療法での立位・歩行練習場面に限らず，病棟生活の中でも積極的に使用していきたい．

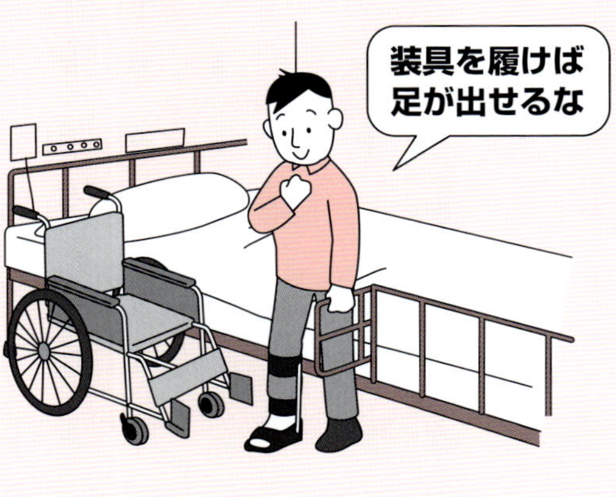

落とし穴 8

痙縮で**踵の位置**がずれていないか

下腿三頭筋の痙縮が強い患者では，踵が装具内の適切な位置に収まりにくい．踵が装具内の適切な位置に収まっていない場合，さまざまな問題が生じる．例えば，踵の位置が前方にずれた状態では足関節が底屈位となり，下腿が後傾するため反張膝の原因になる．また，踵が浮いた状態での歩行では踵からの荷重感覚が得られず，加えて荷重のたびに下腿三頭筋に速い伸張が加わることで伸張反射が誘発され，痙縮が増強する可能性もある．したがって，**踵を装具内の適切な位置に収めることは重要**である．

下腿三頭筋の痙縮が強い患者の装具装着介助を行う際は，図5-10のようにセラピストが片手で患者の足関節前面と装具後面を挟むように押さえて足部が前方にずれないようにしたうえで，もう片方の手で患者の大腿遠位部を上方から押さえるようにするとよい．

装具の装着方法はセラピストだけでなくケアスタッフとも共有し，病

図 5-10　痙縮が強い患者の装具装着介助

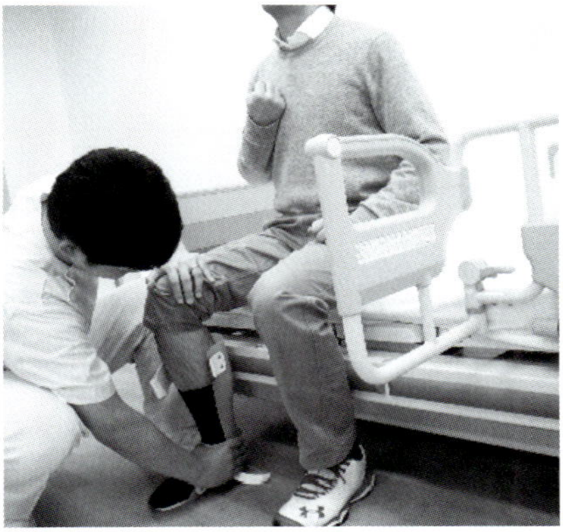

棟生活の中で装具が正しく装着されるようにすることも大切である．図5-11のように足首ベルトに目印をつけておけば，ケアスタッフも患者の踵が装具内の適切な位置に収まっているかどうかを容易に確認することができる．この工夫は，重度の感覚障害をもつ患者が正しく装具を装着できるようにするためにも有用である．

図 5-11 目印による装具装着状況の確認

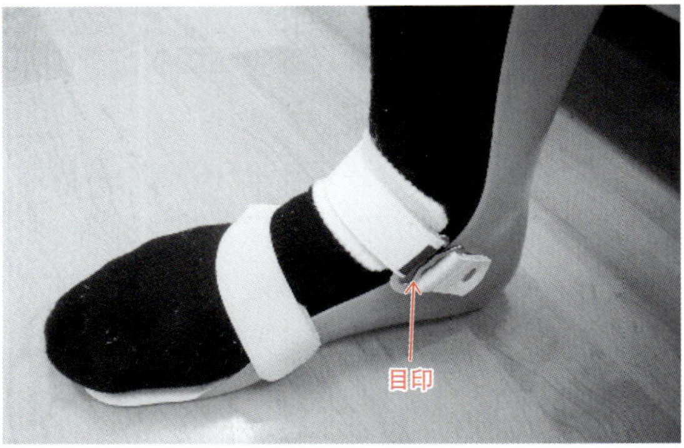

足首ベルトが十分に締まった際に目印のビニールテープがみえるようにしている．踵が適切な位置に収まっていなければ足首ベルトが十分に締まらないため，目印のテープがみえなくなる

Jump

成功への一歩

踵は必ず適切な位置に収めよう

装具装着時に踵を適切な位置に収めることは，きわめて重要である．下腿三頭筋の痙縮が強く，踵を収めにくい患者に対しては，装具を正しく装着できるよう，チームで協力して取り組む必要がある．

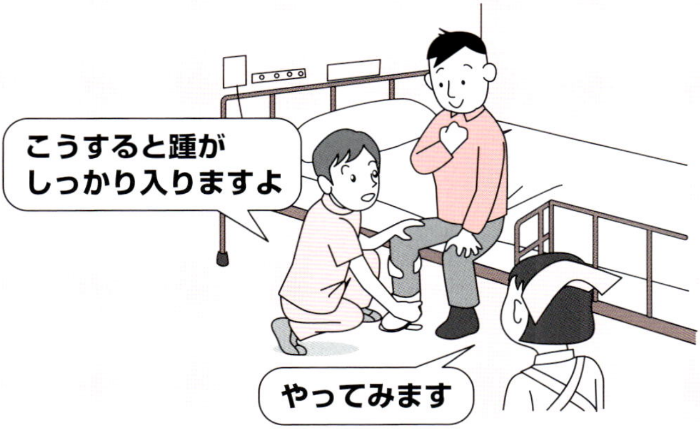

落とし穴 9

長下肢装具の装着，起立，着座の介助で失敗していないか

長下肢装具は立位・歩行練習のツールであるが，これらの練習を行う前提として，長下肢装具の装着および装着下での起立・着座の介助ができる必要がある．長下肢装具の装着方法でよくみられる誤りは，大腿部よりも先に下腿部と足部の装着を行ってしまうことである（図5-12a）．この順序で装着すると，車いすの座面が妨げになって装具の大腿部を装着できなくなってしまう．長下肢装具の装着では，**はじめに大腿部を装着し，その後に下腿部と足部を装着する**のが正しい手順である．また，装具の大腿部は患者の膝を十分に挙上させると装着しやすくなる（図5-12b）．

長下肢装具を装着しての起立は，事前に膝継手をロックして行う．この方法では，非麻痺側足部に対して麻痺側足部が前方に位置するため，

図 5-12　長下肢装具の装着

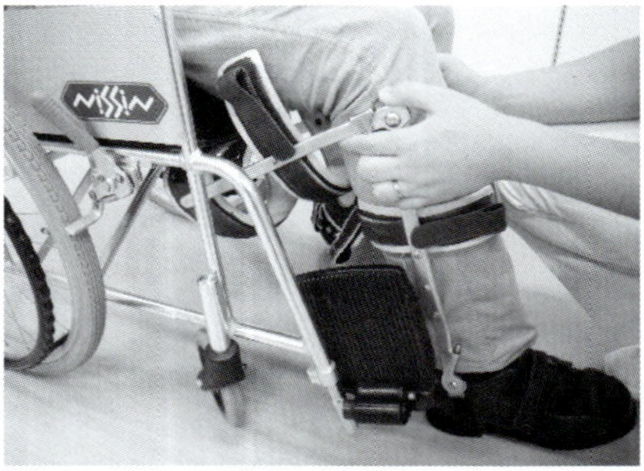

a．下腿部と足部を先に装着

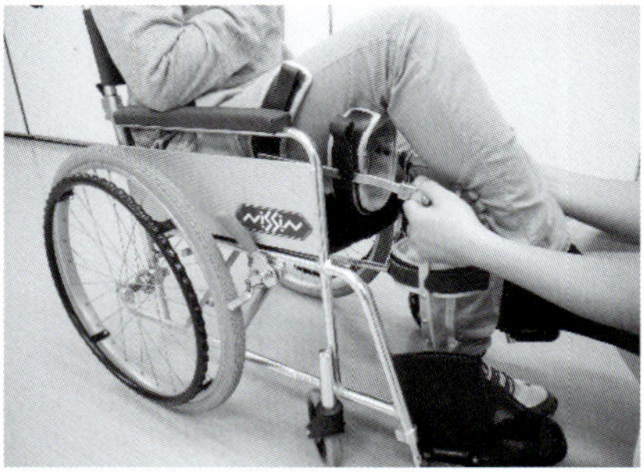

b．大腿部を先に装着

a：下腿部と足部を先に装着すると，装具の大腿部と患者の大腿の間に車いすの座面が入ってしまい，装着困難になる
b：患者の膝を十分に挙上すると，装具の大腿部を装着しやすい．下腿部と足部は大腿部の後に装着するとよい

離殿後には麻痺側足部を後方に引くか，非麻痺側足部を前方に出す必要がある．後者のほうが，立位後に患者と車いすの間にセラピストが入り込むスペースを確保できるため，立位・歩行練習に移行しやすい．なお，この介助方法には，**麻痺側下肢への荷重を促すと自然に非麻痺側下肢が前方にステップされる**という利点もある（図5-13）．

長下肢装具を装着しての着座は，立位のままでは膝継手のロックを外

図 5-13　長下肢装具装着下での起立

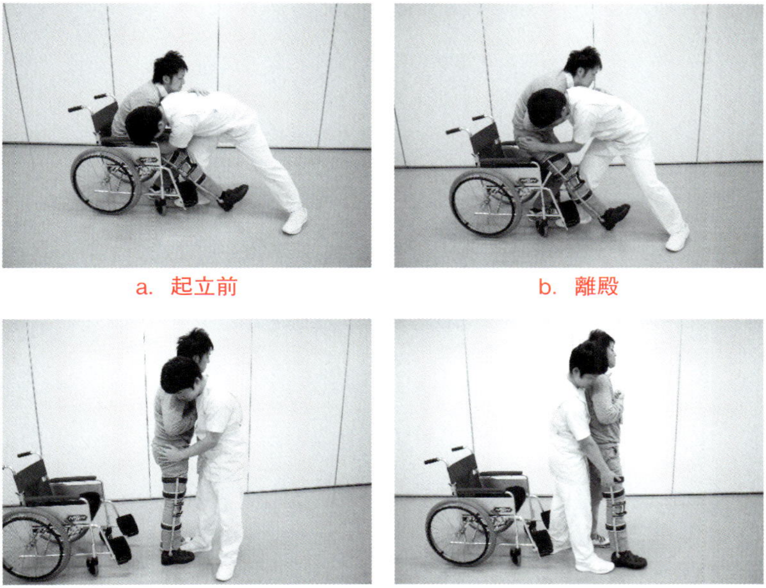

a. 起立前　b. 離殿　c. 起立後　d. 立位・歩行練習

長下肢装具装着下での起立では，事前に膝継手をロックしておく．セラピストは支持基底面を前後に広くとり，患者の体幹を前傾させる（a）．続いて，患者の骨盤を引いて離殿させる（b）．離殿後も，そのまま患者の骨盤を引いて麻痺側下肢への荷重を促し，非麻痺側下肢を前方にステップさせる（c）．このようにするとセラピストは患者の後方にできたスペースに回り込むことができるため，立位・歩行練習に移行しやすい（d）

すことが難しいため，膝継手をロックしたままで行う（図5-14a）．この方法では麻痺側膝関節を屈曲することができないため，両足がそろった状態では着座動作に入ることができない．そのため，**着座前には麻痺側足部を一歩前に出しておく**必要がある（図5-14b）．

前述の起立・着座方法は，最も臨床で実施頻度が高いであろうリングロック膝継手付きの長下肢装具を使用した重度片麻痺者に対するものである．膝継手にスイスロックやステップロックを付けた長下肢装具を使

図 5-14　長下肢装具装着下での着座

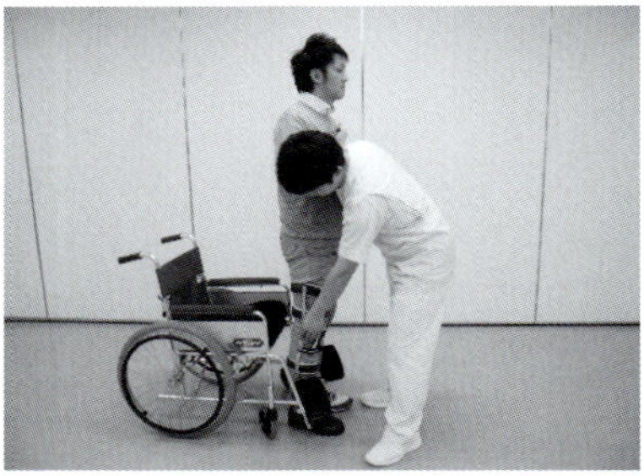

a．誤った方法

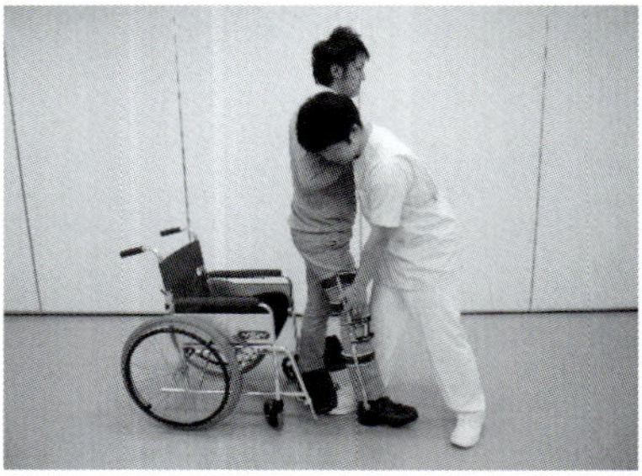

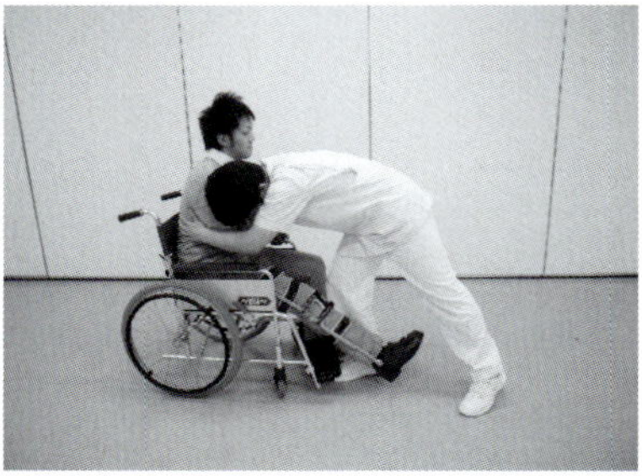

b．麻痺側下肢を一歩前に出しての着座

a：立位のまま膝継手のロックを外すことは難しい
b：麻痺側下肢を一歩前に出すとスムーズに着座できる．また，セラピストの支持基底面を前後に広くとっておくことも大切である

用している患者や，下肢の運動麻痺が重度でない患者に対する介助方法は，この限りではない．

Jump

成功への一歩

長下肢装具は装着，起立，着座の介助をできるようにしたうえで使おう

長下肢装具の装着，起立，着座の介助方法を授業で扱っている養成校は少ないと思われる．装具の装着では下腿部・足部よりも先に大腿部を装着すること，起立介助では事前に膝継手をロックして麻痺側下肢への荷重を促して非麻痺側下肢の前方へのステップを促すこと，着座では膝継手のロックを外さずに麻痺側下肢を一歩前に出した状態で実施することがポイントである．長下肢装具を初めて使用する際には，事前に健常者を対象として十分に練習しておくようにしたい．

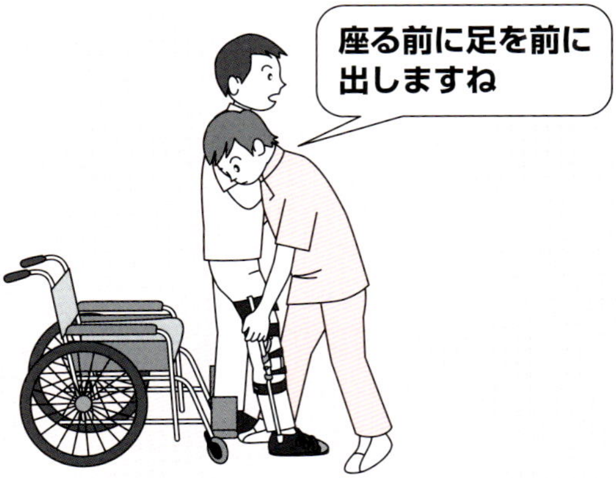

落とし穴 10

患者に装具のメンテナンス方法を伝え忘れていないか

装具には，使用とともに部品の破損が生じる可能性がある．装具の破損は，患者の自宅退院後に生じることが多いが，その際の対応の仕方について，退院前に患者や家族に伝えているであろうか．プラスチック装具は本体が割れてしまう可能性があり，特にコルゲーションを付けずに踵をくりぬいた装具は割れやすい．このように，装具に修理不可能な破損が生じた場合は，装具の耐用年数を待たずに再作製する必要がある．また，足底の滑り止めのはがれや摩耗が生じた装具の使用は，転倒の原因になりうるため，滑り止めの貼り直しや交換が必要である．加えて，装具ベルトのベルクロ接着力の低下やベルト自体の劣化が生じると，十分な固定力が得られなくなるため，ベルト交換が必要である．特にベルクロのオス側（硬い方の面）には，ホコリや毛髪などのゴミが入り込むことで接着力が低下しやすいため，ペット用のスリッカーブラシ（図5-15）などを用いて日常的にメンテナンスを行うことが望ましい．さらに，ゲイトソリューション継手の背屈角度調整用のチップも使用状況によって破損する可能性があるため，破損がないか日常的に確認する必要

図 5-15 スリッカーブラシ

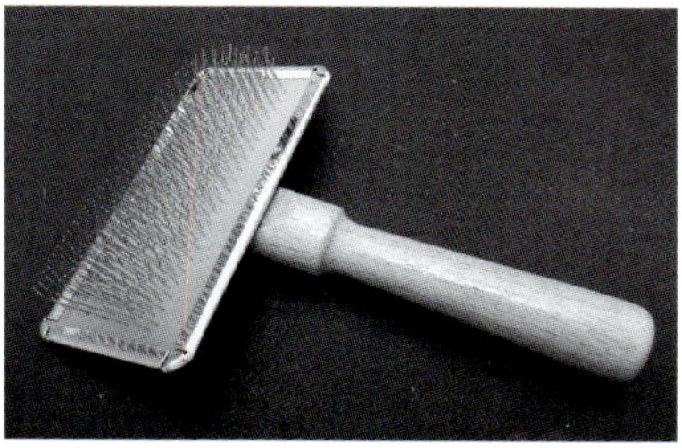

装具ベルトのベルクロのメンテナンスに適している

がある.

医療保険で作製した装具の修理は実費となるが，障害者総合支援法に基づいて作製した装具の修理は市町村役場へ申請すれば補助を受けることができる．退院前に装具修理時の手続き方法について，患者や家族に説明しても内容を理解してもらうことが難しい場合もあるが，少なくとも**装具に破損がないか日常的に確認してもらい，問題があればすぐに装具業者に連絡する**よう伝えておくことが大切である.

Jump

成功への一歩

装具を日々確認し，問題があれば業者に連絡するよう伝えよう

装具は毎日使用するものであり，適切に使用していても破損する可能性がある．入院中であれば，すぐに修理対応が可能であるが，退院後は装具に異常が発生していないか日々確認してもらい，問題があればすぐに業者に連絡するよう患者と家族に指導しておくことが大切である.

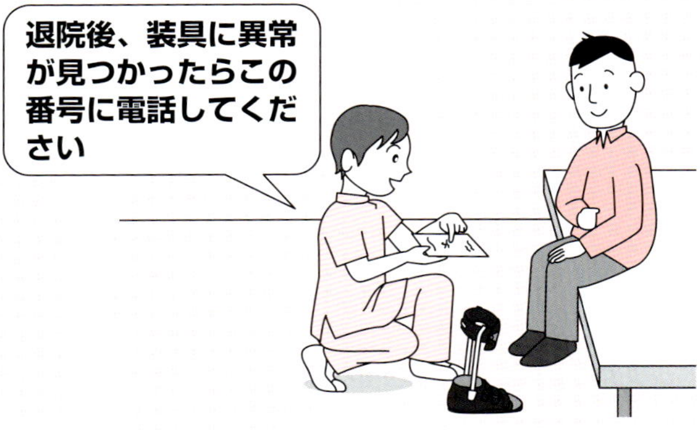
退院後、装具に異常が見つかったらこの番号に電話してください

【文　献】
1）ゲイトイノベーション：https://www.p-supply.co.jp/products/530（2017年2月27日閲覧）
2）ニーブレース：www.alcare.co.jp/medical/product/pdf/catalog/cat_kneebrace.pdf（2017年3月7日閲覧）

福祉用具の落とし穴10

落とし穴 1

T字杖やシルバーカーも介護保険の対象だと思っていないか

福祉用具には，介護保険の福祉用具貸与の対象になっているものと，そうでないものがある．歩行器，歩行車，四点杖は介護保険の福祉用具貸与の対象であるが，**T字杖は介護保険の対象外**である．したがって，T字杖の購入は介護認定を待って行う必要はない．T字杖は，その種類によって重さ，グリップや先ゴムの材質や形状，ストラップの有無などが異なるため，扱い方に違いが生じる．そのため，将来的にT字杖が必要な入院患者であれば，退院が近づくまで病院の備品の杖を貸し出すのではなく，早めに自身の杖を購入してもらって，その扱いに慣れさせたほうがよい．

また，シルバーカーは歩行車と外観は似ているが，ハンドルの位置が歩行車では使用者の側方にあるのに対し，シルバーカーでは使用者の前方にある（図6-1）．そのため，歩行車では使用者の姿勢が前傾しにくく，側方にもバランスを崩しにくいのに対し，シルバーカーでは使用者

図 6-1 シルバーカーと歩行車

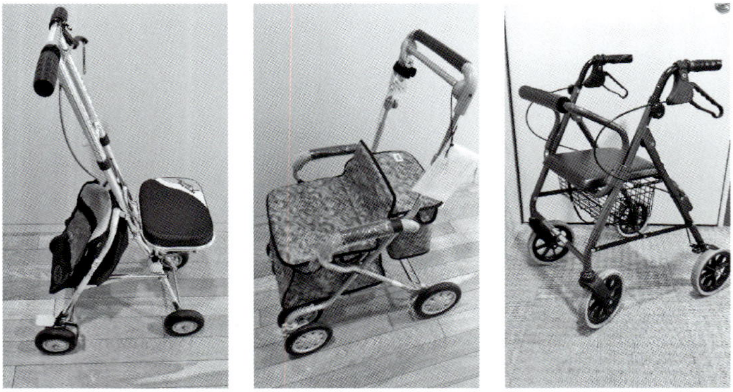

a. シルバーカー（コンパクトタイプ）　b. シルバーカー（スタンダードタイプ）　c. 歩行車

の姿勢が前傾しやすく，側方にもバランスを崩しやすい．外観がよく軽量なシルバーカーの購入を薦めることもあるが，歩行車と違って**シルバーカーは介護保険の対象外**であることに注意したい．

なお，ポータブルトイレ，入浴用品，特殊尿器の交換可能部分といった，利用者の肌が直接触れる福祉用具は**特定福祉用具**と呼ばれ，介護保険では貸与ではなく**購入のみが対象**となっている．福祉用具もその種類によって介護保険での扱われ方は異なる．

Jump

成功への一歩

福祉用具の介護保険での扱われ方を知っておこう

福祉用具は，その種類によって介護保険の対象外であるもの，福祉用具貸与の対象であるもの，特定福祉用具販売の対象であるものに分けられる．四点杖，歩行器，歩行車は介護保険の福祉用具貸与の対象であるが，T字杖とシルバーカーは介護保険の対象外であるため，混同しないよう注意したい．

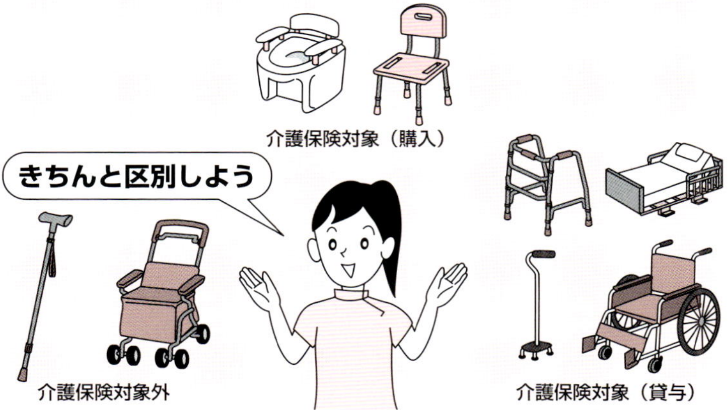

落とし穴 2

バランス機能だけで杖を選定していないか

四点杖はT字杖と比べて支持基底面が広いため，歩行が安定しやすい．バランス機能の観点からすると，**①麻痺側片脚立位が5秒以上可能であれば杖なし，②T字杖支持での麻痺側片脚立位が1秒未満であれば四点杖，③どちらでもなければT字杖**を選択するのが一つの目安となる[1]．ただし，杖の選択はバランス機能以外にも，さまざまな要素を踏まえて行う必要がある．

例えば，**四点杖には杖自体が自立する**という特徴がある．そのため，T字杖でよくみられるような，壁に立てかけていた杖が倒れて拾わなければならなくなるといった事態を回避できる．したがって，T字杖を用いての歩行が自立するためには，杖を拾う動作も自立していなければな

図 6-2　使用する杖と視線方向

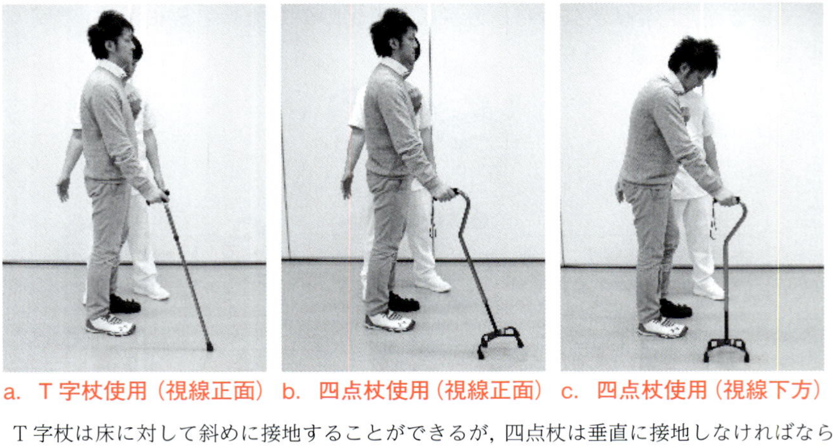

a. T字杖使用（視線正面）　b. 四点杖使用（視線正面）　c. 四点杖使用（視線下方）

T字杖は床に対して斜めに接地することができるが，四点杖は垂直に接地しなければならないため，接地状況確認のために視線を下方に向けやすくなる

らないが，四点杖を用いるのであれば，杖を拾う動作は想定しなくてもよくなる．なお，T字杖であってもグリップがゴム製のものは，木製やプラスチック製のものと比べて摩擦係数が高いため，壁に立てかけても倒れにくい．このように，杖の選定を行う際は**部品の素材まで考慮**するようにしたい．

以上のように，四点杖にはT字杖にはない利点がみられるが，欠点も少なくない．例えば，T字杖は図6-2aのように床に対して斜めに設置することができるが，四点杖は四つの脚を接地しなければ安定しないため，床に対して垂直に接地する必要がある．このときに，視線を正面に向けていると杖の接地状況を確認することができないため，四つの脚を接地することが難しくなる（図6-2b）．そのため，患者は**四つの脚の接地状況を確認しようとして視線を下方に向けやすくなってしまう**（図6-2c）．また，四点杖は不整地や坂道では杖が傾斜してしまうため，屋外での使用に適さないことも難点である．T字杖での屋外歩行が不安定な場合，より歩行の安定性を高めるために，**ロフストランドクラッチや松葉杖の使用についても検討**する必要がある．

加えて，高次脳機能障害の影響についても考慮したい．**観念失行や観念運動失行が重度で杖操作が難しい場合は，点滴スタンドやシルバーカーを使用するとよい**．これらは単純に押すだけで操作することができ，杖のように接地位置や操作手順を気にする必要がないため，失行が重度の患者であっても使用できる．さらに，非麻痺側への支持基底面を常時広げることができるため，歩行を安定させる効果も高い．

最後に，杖の外観への配慮も忘れてはならない．なかには服装と合わせるために，色違いの杖を複数購入するくらい杖の外観を重視する患者もいる．**杖の外観は歩行や外出に対する意欲に関わる重要な因子**である．杖の選定には，以上のようなさまざまな要素を考慮して行う必要がある．

Jump

成功への一歩

杖の選定は，さまざまな要素を考慮して行おう

杖の選定は，患者のバランス機能だけでなく，使用場面や杖の操作性なども考慮して行う必要がある．また，T字杖か四点杖かといったことだけでなく，部品の素材や外観なども含めて検討するようにしたい．

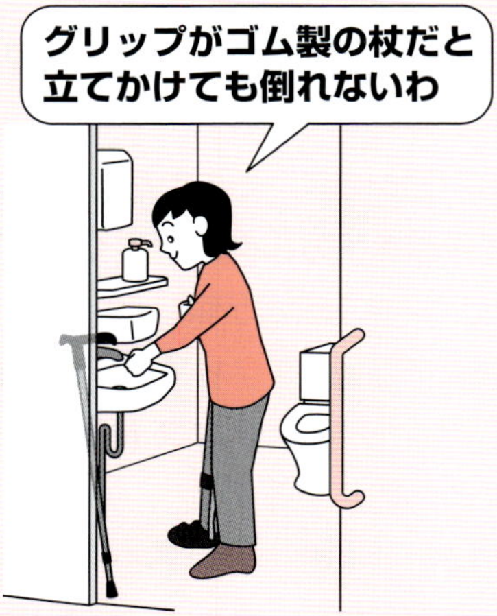
グリップがゴム製の杖だと
立てかけても倒れないわ

落とし穴 3

歩行器が重く大きいのは仕方がないと思っていないか

脳卒中患者の中でも上肢機能が良好な患者は，杖ではなく，より支持基底面を拡大できる歩行器を用いる場合がある．「歩行器は，サイズが大きく小回りが利かないため，自宅内での使用には不向きである」という意見もあるが，歩行器には幅が狭いものもあるため，自宅の環境に合ったサイズのものを選定すれば問題になる場面は少ない．

歩行器にはいくつか種類があるが，持ち上げ型歩行器とキャスター付き歩行器が比較的よく用いられている（図6-3）．**持ち上げ型歩行器は安定性に優れているが，歩行時に重い歩行器を持ち上げる必要があり，また３動作の歩行様式になるため，疲労を招きやすい**．そのため，最近ではマグネシウム合金やカーボンでできた軽量型の歩行器も開発されてい

図 6-3 持ち上げ型歩行器とキャスター付き歩行器

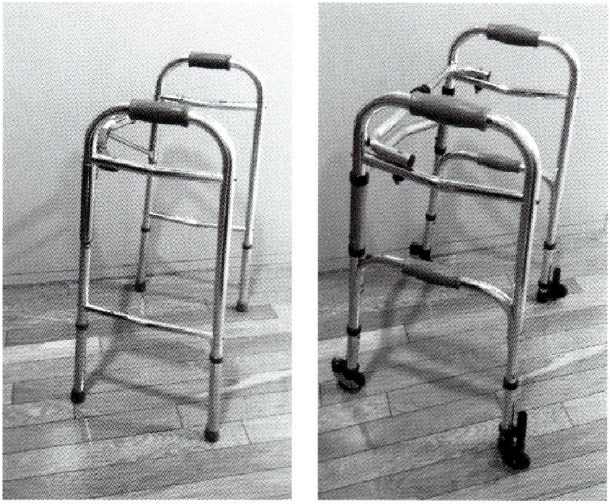

a. 持ち上げ型歩行器　b. キャスター付き歩行器

る．しかし，これらは一般的な歩行器よりも高額であるし，歩行様式が３動作になることに変わりはない．一方，**キャスター付き歩行器は歩行器を持ち上げる必要がなく，２動作の歩行様式になるため疲労を招きにくい**．以上の理由から，できるだけ持ち上げ型歩行器よりもキャスター付き歩行器を用いることを薦めたい．なお，キャスター付き歩行器では歩行が不安定な場合は，歩行車（図6−1c）を用いると安定した歩行が可能になることが多い．

Jump

成功への一歩

キャスター付き歩行器を活用しよう

歩行器は，杖よりも支持基底面が広く，歩行の安定性を高めることができる．自宅内での使用に支障のないサイズのものもあり，実用性が高いため，患者の上肢機能が良好であれば使用を検討するとよい．持ち上げ型歩行器は安定性は高いが，歩行時に重い歩行器を持ち上げる必要があり，歩行様式も３動作になるため，疲労を招きやすいという欠点がある．そのため，できるだけ歩行器はキャスター付きのものを利用するようにしたい．

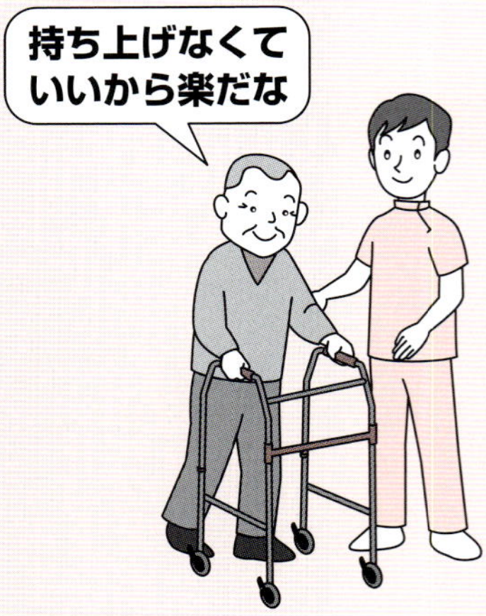
持ち上げなくて
いいから楽だな

落とし穴 4

ベッドマットレスを軽視していないか

ベッドマットレスはベッド上での動作，褥瘡予防，腰痛予防に関係するため，軽視してはならない．マットレスにはさまざまな種類があるが，**自力での寝返りが可能であれば硬めのマットレス，自力での寝返りが困難であれば柔らかめのマットレス**を選択するのが基本である（表6-1）．硬めのマットレスは体圧分散性が低いため，自力での寝返りが困難な患者に用いると褥瘡の原因になるのが欠点である．しかし，寝返り，起き上がり，端座位保持の際に反力が得られやすくなるため，動作が行いやすくなるという利点もある．一方，柔らかめのマットレスは耐圧分散性が高く，褥瘡予防に有用である．しかし，寝返り，起き上がり，端座位保持の際に反力が得られにくくなるため，動作が行いにくくなるのが欠点である．もし，リハビリテーション室のプラットホーム上で寝返りや起き上がりが実施できるにもかかわらず，病室のベッドでは実施できない場合は，ベッドマットレスが柔らかすぎることが動作の阻害因子になっている可能性がある．その場合は，より硬めのマットレスへの変更も検討したい．また，背臥位姿勢ではマットレスが硬すぎると腰部がマットレスから浮き，柔らかすぎると殿部が沈み込み，いずれも腰痛の原因になる．

以上より，ベッドマットレスを選定するうえではセラピストによる評

表6-1 マットレスの選択方法

自力での寝返りが可能な場合	自力での寝返りが困難な場合
・動きやすさを優先し，反力を得られやすい硬めのマットレスを用いる ・縁が硬めにつくられたマットレスを用いると，端座位が安定しやすい	・体圧分散性を優先し，柔らかめのマットレスを用いる ・自力での寝返りが可能になったらマットレスの変更を検討する

価も重要であるといえる．したがって，ベッドマットレスの選定は看護師やケアワーカーに任せきりにせず，セラピストも積極的に関わるようにしたい．

Jump

成功への一歩

セラピストもベッドマットレスの選定に関わろう

ベッドマットレスの選定では，患者の動作能力評価，臥位姿勢評価，腰痛評価など，セラピストの専門性をおおいに発揮することができる．そのため，看護師やケアワーカーに任せきりにするのではなく，セラピストも積極的に関わるようにしたい．

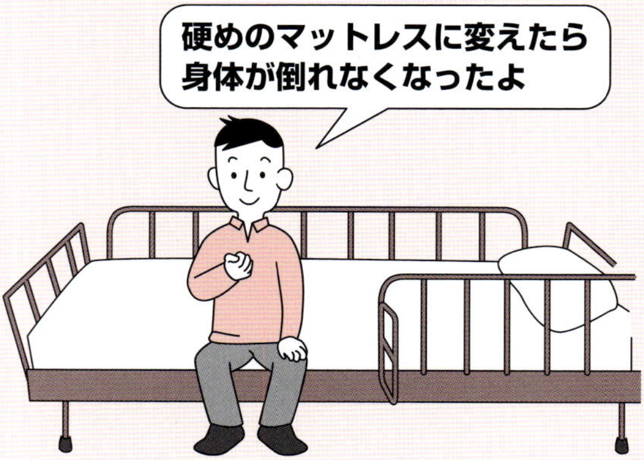

硬めのマットレスに変えたら身体が倒れなくなったよ

落とし穴 5

ベッド柵は何でもよいと思っていないか

ベッドマットレスの重要性は前項で述べたが，ベッドの柵も動作に大きく影響を与えるため，軽視してはならない．通常のベッド柵は，簡単に抜けてしまう構造であるため，上肢で把持して寝返り，起き上がり，臥床，移乗といった動作の補助に利用するには心もとない．その点，**L字型の介助バーはベッドにしっかりと固定することができるため，動作の補助に適しており，積極的に使用したい**．

しかし，筆者の知る限りではベッド数と同じだけの介助バーを備えている施設は存在せず，どこの施設でも通常のベッド柵を用いざるをえない状況だと思われる．通常のベッド柵には短いもの（短柵）と長いもの（長柵）があるが，**起き上がり動作や臥床動作を行ううえでは短柵のほうが望ましい**．なぜなら，図6-4からわかるように，長柵をつけたベッドにおける端座位では，患者の座る位置がベッドの足下側に寄ってしまう．そのため，その位置からベッドに臥床すると，患者の頭が枕まで届かず，臥床後に患者の身体の位置をずらさなければならなくなってしまう．加

図 6-4 ベッド柵による患者の端座位位置の違い

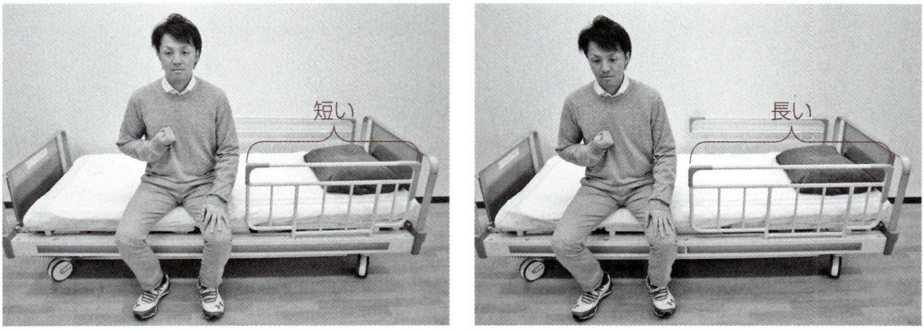

a. 短柵　　b. 長柵

福祉用具の落とし穴

えて，長柵を使用していると，起き上がり動作においても患者の下肢がベッド柵に接触して動作を阻害してしまう．以上のように，長柵は起き上がり動作や臥床動作の阻害因子になってしまう．したがって，これらの動作を行う時には長柵を外しておくことも検討したい．

Jump

成功への一歩 ベッド柵が動作に与える影響を考慮しよう

ベッド柵は患者の寝返り，起き上がり，臥床，移乗といった動作に影響を与える要因になる．したがって，セラピストは患者が使用しているベッド柵が動作に与えている影響を把握し，変更の必要性について判断できるようにしたい．

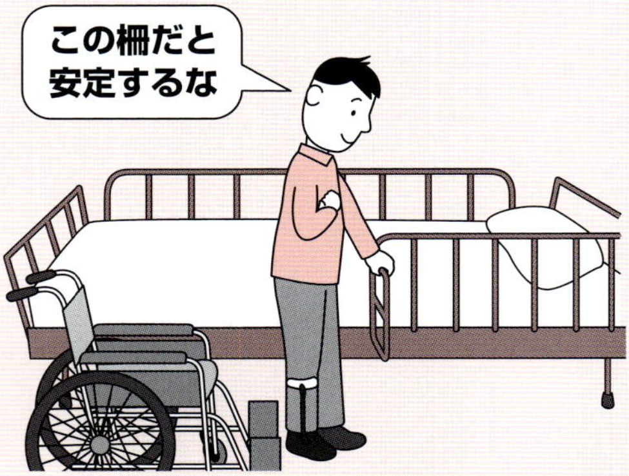

落とし穴 6

車いすや歩行補助具は一般的な寸法でよいと思っていないか

車いすの前座高は，「下腿長＋5cm－クッションの厚さ」に設定するのが一般的である．しかし，なかには**一般的な高さよりも前座高を高くしなければ起立が困難な患者**や，逆に**一般的な高さよりも前座高を下げなければ車いすの下肢駆動が困難な患者**も存在する．

車いすのフットプレートの高さも，一般的には段差や坂道でフットプレートが地面と接触しないようにするため，フットプレートの下端が地面から5cm以上離れている必要があるといわれている．しかし，車いすで移動する範囲が段差や坂道のない**院内に限定されているのであれば，フットプレートの高さはもっと低くてもよい**．下肢の長い患者がやむをえず前座高の低い車いすを使用せざるを得ない場合，フットプレートを一般的な高さに設定すると，膝が高く上がり，座圧は殿部に集中し，骨盤も後傾しやすくなってしまう（図6-5a）．そこで，フットプレートを

図 6-5 床からフットプレートまでの距離による座位姿勢の違い

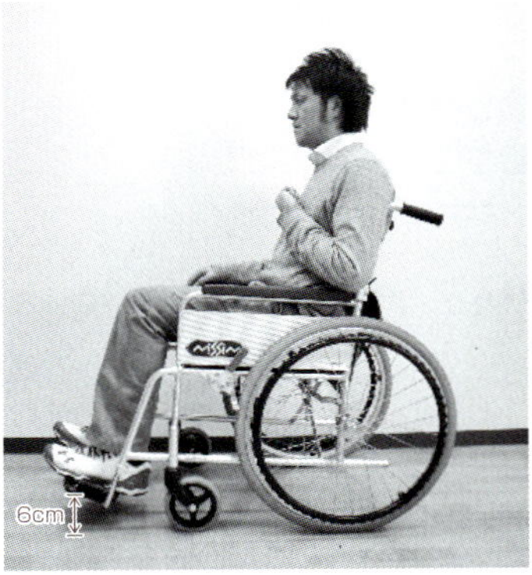

a．床から 6 cm

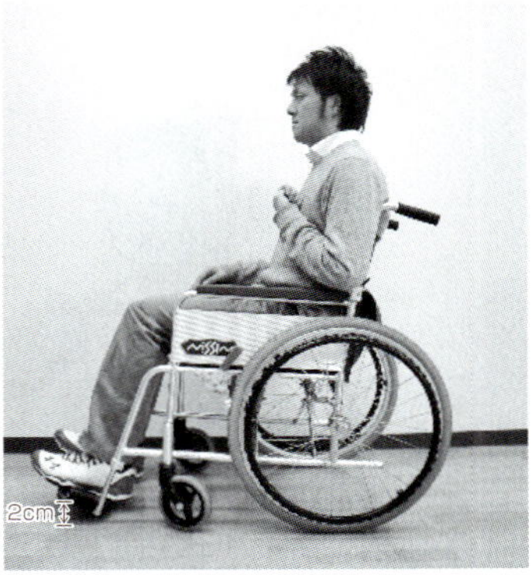

b．床から 2 cm

a：膝が高く上がり，座圧は殿部に集中する．骨盤は後傾しやすい
b：膝が上がりすぎず，座圧は殿部と大腿後面に分布する．骨盤は後傾しにくい

低めに設定すると，膝が上がりすぎず，座圧は殿部と大腿後面に分布し，骨盤も後傾しにくくなる（図6-5b）．

杖や歩行器といった歩行補助具の高さも，大転子の高さもしくは茎状突起の高さに合わせるのが一般的であるが，**歩行補助具への荷重を促したい時は低め**に，反対に**歩行補助具への荷重を減らしたい時は高め**に設定するとよい．

以上のように，**車いすや歩行補助具は一般的な寸法が最適であるとは限らない**．そのため，セラピストは状況に応じて適宜調整を行うようにしたい．

Jump! 成功への一歩

車いすや歩行補助具の寸法は状況に応じて調整しよう

車いすや歩行補助具は，一般的な寸法が最適だとは限らない．セラピストは，車いすや歩行補助具を一般的な寸法に設定したところで安心せず，状況に応じて適宜調整を行える必要がある．

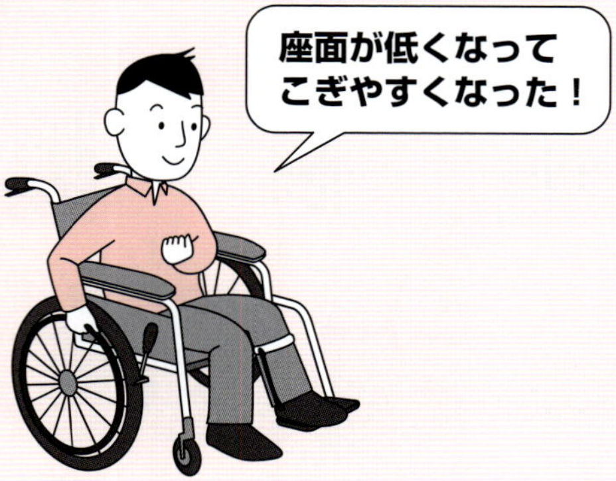

座面が低くなって
こぎやすくなった！

落とし穴 7

車いすクッションを軽視していないか

車いすのクッションの役割は，**座位姿勢を整え，褥瘡を防ぎ，座位保持を快適にする**ことである．車いすクッションは患者の離床時間に影響を与える重要な因子であり，決して軽視してはならない．

車いすクッションの形状には，座位姿勢の制限がない**フラットタイプ**，大腿部が支持されて座位姿勢が安定しやすい**コンコータイプ**，骨盤後傾による前ずれを防止する**前上がりタイプ**がある（図6-6）．

また，車いすクッションの素材には，軽量で座位の安定性も高い**高反撥ウレタン**，圧力分散能と座位の安定性は高いが，温度の影響を受けやすい**低反撥ウレタン**，ずれの吸収能と座位の安定性は高いが，重く温度の影響も受けやすい**ゲル**，軽量で圧力分散能が高く，ずれの吸収能も比較的高いが，座位の安定性は低い**エア**，軽量で温度の影響を受けにくいが，圧力分散能は低い**ポリエステル綿**，ずれの吸収能が高い**ラテックスフォーム**がある（表6-2）．さらに，「ゲル＋ウレタン」「エア＋ウレタン」といったように，複数の素材を組み合わせた**ハイブリッドタイプ**のクッションも存在する．

セラピストは患者の座位能力や褥瘡リスクなどを踏まえて，適切な車いすクッションを選択できる必要がある．

図 6-6 車いすクッションの形状と特徴

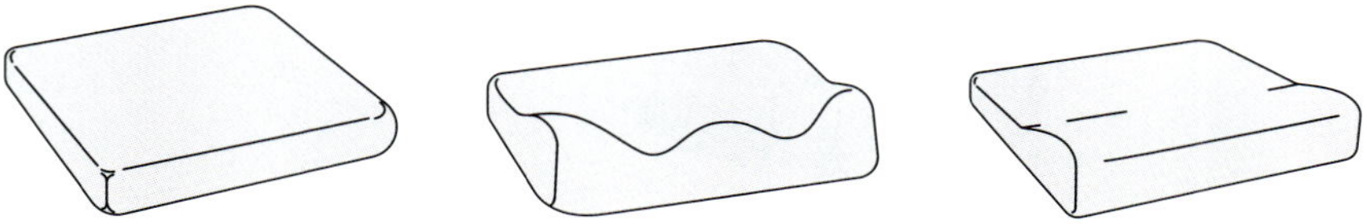

a. フラットタイプ
特徴：座位姿勢の制限がない

b. コンタータイプ
特徴：大腿部が支持されるため，座位姿勢が安定しやすい

c. 前上がりタイプ
特徴：骨盤後傾による前ずれを防止する

表 6-2 車いすクッションの素材と特徴（文献 2) より引用）

	ウレタン高反撥	ウレタン低反撥	ゲル	エア	ポリエステル綿	ラテックスフォーム
圧力分散	○	◎	○	◎	△	○
ずれの吸収	△	△	◎	○	△	◎
安定性	◎	◎	◎	△	○	○
重さ	◎	○	△	◎	◎	○
温度環境に対して	○	△	△	○	◎	○
お手入れのしやすさ	△	△	○	△	○	△

!Jump

成功への一歩

適切な車いすクッションを選定しよう

車いすクッションは，患者の離床時間に影響を与える重要な因子である．したがって，セラピストは患者の座位能力や褥瘡リスクを踏まえ，患者に適した形状および素材の車いすクッションを選定できる必要がある．

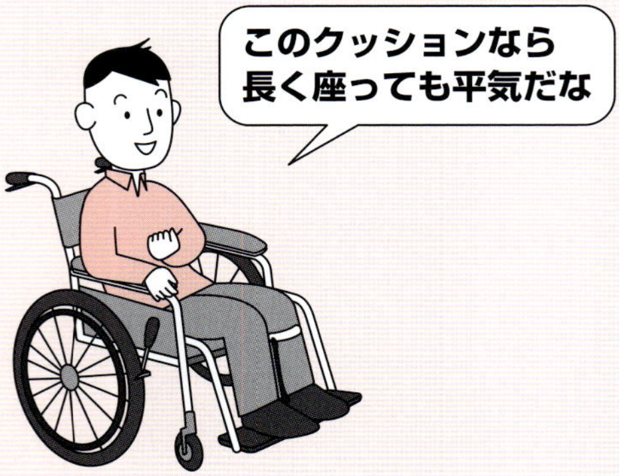

このクッションなら
長く座っても平気だな

落とし穴 8 電動車いすの存在を忘れていないか

電動車いすの操作練習を入院中に実施する機会は少ないと思われる．中には，歩行可能な患者に電動車いすを使用させることは，歩行量の減少につながるため，控えるべきだと考えている人もいるかもしれない．しかし，健常者であっても自転車を使えなくなると，行動範囲はかなり制限されてしまう．このことを考えると，健常者よりも歩行能力が低い脳卒中者に電動車いすを使用させないということは，行動範囲を著しく制限することになりかねないと想像される．したがって，**安全に運転できるだけの認知機能を有する患者については，電動車いすを使用することで行動範囲を拡大できるのかも検討したい**．

図 6-7 電動車いすのジョイスティックのオプション

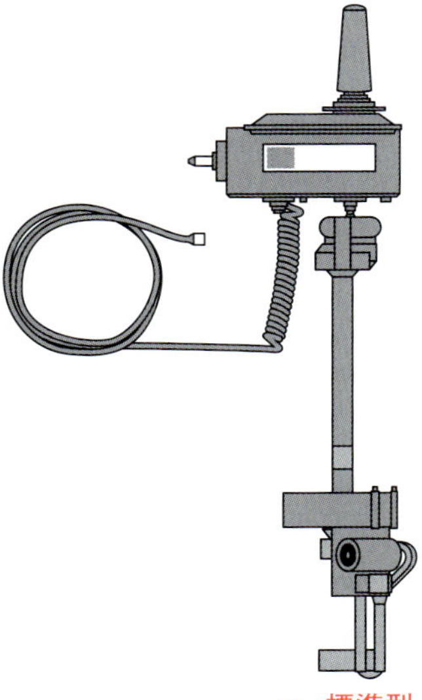

a. 標準型

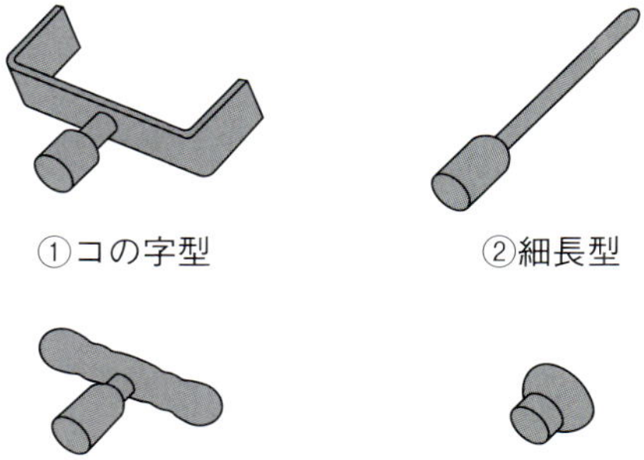

①コの字型　②細長型　③T型　④丸型

b. オプション

電動車いすにはいくつかのタイプがあるが，片麻痺者の場合はジョイスティック型を用いるのが一般的である．ジョイスティックは標準的な形状のものだけでなく，コの字型，細長型，T型，丸型などもある（図6-7）．比較的に長時間運転することを考慮し，できるだけ操作性がよく，疲労を招きにくいものを選定するようにしたい．

Jump

成功への一歩

電動車いすの適応について検討しよう

電動車いすは，脳卒中者の活動範囲を拡大するための有用なツールの一つである．安全に運転できるだけの認知機能を有する患者においては，電動車いすの適応について検討したい．また，電動車いすにもさまざまなオプションがあるため，最適なものを紹介できるよう，日ごろから情報を収集しておくようにしたい．

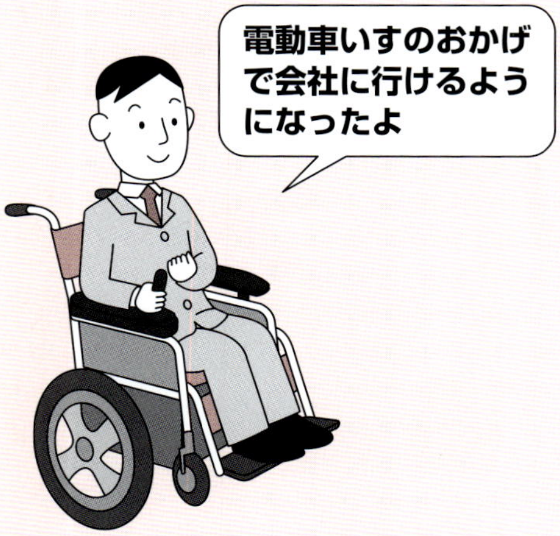
電動車いすのおかげで会社に行けるようになったよ

落とし穴
9

トランスファーボードは使いにくいと思っていないか

移乗の介助量が多い患者の離床を促進するうえでトランスファーボードは，有用なツールである．しかし，トランスファーボードの使用に苦手意識をもっている人も少なくない．このような人は，介助時に**患者の左右の重心移動**をうまく行えていないことが多い．

トランスファーボードを用いた移乗介助のポイントは3つある．1つ目は，移乗前の座面よりも移乗後の座面が低くなるように設定することで，重力を利用できるようにすることである．２つ目は，患者が前方に転落しないよう，介助者が患者の膝をロックすることである．３つ目が前述の重心移動である．図6-8に，トランスファーボードを用いたベッドから車いすへの移乗介助の方法を示す．まず，患者の重心を車いすの反対側（図では右側）に移動させて，車いす側（図では左側）の殿部の下にトランスファーボードを挿入する（図6-8①）．続いてトランスファー

図 6-8　トランスファーボードを用いての移乗介助

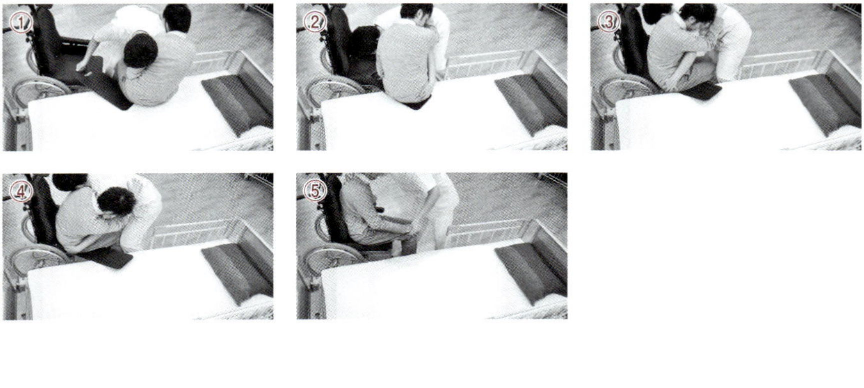

ボード上に乗っている側（図では左側）の殿部上に患者の重心を移動させ（図6-8②），そのまま車いす上まで患者を移動させる（図6-8③）．ここまでの流れで失敗する人は少ない．失敗する人が多いのは，次の手順である．図6-8③の段階では，患者の殿部は車いすの座面に正確に収まっていない．ここで，強引に患者の殿部の位置をずらそうとしてはいけない．ここで**患者の重心をトランスファーボード上にのっている側（図では右側）の殿部上に移動させると，患者の殿部の位置を容易に調整できるようになる**（図6-8④）．患者の殿部を車いすの座面に正確に収めた後は，患者の重心をトランスファーボードに乗っていない側（図では左側）に移動させれば，トランスファーボードを容易に引き抜くことができる（図6-8⑤）．

Jump

成功への一歩

トランスファーボードを使う際は左右の重心移動を意識しよう

トランスファーボードの使用が苦手な人は，患者の左右の重心移動をうまく行えていないことが多い．トランスファーボードは移乗の介助量が多い患者の離床を促進するうえで有用なツールであり，セラピストはもちろん，チームの全員が使用できるようにしておきたい．

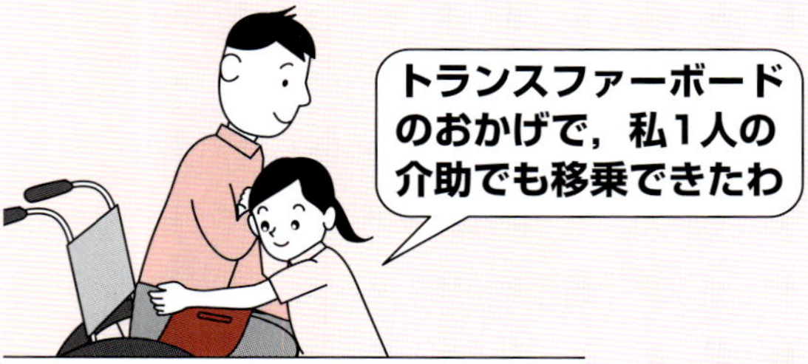
トランスファーボードのおかげで，私1人の介助でも移乗できたわ

落とし穴 10

院内にある用具がすべてだと思い込んでいないか

セラピストが福祉用具についての知識を有していることは，患者の退院準備を進めるうえできわめて重要である．院内にもいくつかの福祉用具は備えられているが，院内にある用具が全てだと思い込んではいけない．もし，今までに福祉用具のカタログを通読したことがないセラピストがいたら，すぐに本書を閉じ，カタログに目をとおしてほしい．紙面のカタログには，多種多様な福祉用具が掲載されている．また，最近ではwebカタログも豊富に存在する．カタログだけでイメージがつかなければ，福祉用具の展示会にも足を運び，実際に用具を手にとり，メーカーの担当者の説明を受けるなどして情報収集したい．このように，**福祉用具についての情報源は身近に存在しており，興味さえもっていれば情報収集は難しくない**（図6-9）．セラピストに福祉用具に関する知識が不足していたために，本来であれば自宅退院できるはずであった患者が施設入所することになるといったことは，あってはならない．

図 6-9　福祉用具についての情報源

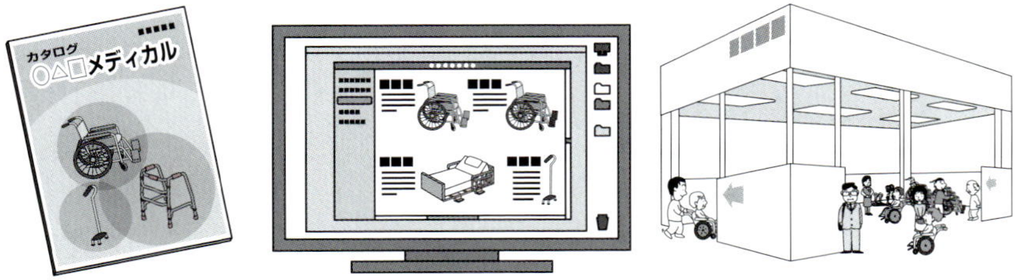

a．カタログ（紙面）　b．webカタログ　c．展示会

Jump

成功への一歩

福祉用具に関する情報を収集しよう

福祉用具に関する知識は，患者の退院支援を行ううえできわめて重要である．福祉用具についての情報源は身近に存在しており，興味さえもっていれば情報収集は難しくない．新人のセラピストであったとしても，最低でも 1 冊は福祉用具のカタログを通読しておくようにしたい．

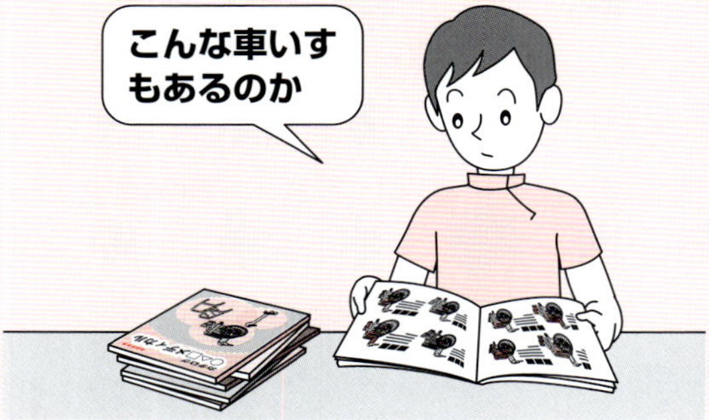

【文　献】

1）松本栄子：脳血管障害者の杖と歩行．理療と作療　18：365-369，1984

2）JASPA床ずれ防止用具部会「床ずれ防止用具の基礎知識と最適な選び方」：http://jaspa-ctu.jp/tokozure/info/tokozure/（2017年2月22日閲覧）

基本動作の落とし穴10

落とし穴 1

関節運動を記述するだけの動作分析になっていないか

臨床実習生で特にありがちであるが，動作分析において，動作をいくつかの相に分け，各相の関節運動を記述し，正常動作と比較することに終始してしまうことがある．このような動作分析からは，「動作を正常に近づけるためには，どの関節の可動域を拡大させ，どの筋の力を向上させればよいのか」といったアイディアしか出てこない．動作の安定性や効率性を評価するためには，関節運動だけでなく，**重心，支持基底面，床反力ベクトルと関節の位置関係**を捉えることが重要である．また，歩行の分析では空間的因子だけでなく**時間的因子**（歩行速度，歩調，ステップ時間の左右差など），**患者の内観**（前に転びそうで怖い，地に足がついている感じがしないなど），**視線方向，表情，疲労感や痛み**の有無，**補装具**の有無が動作に与える影響，**必要な介助**の評価も重要である（表7−1）．これらを評価したうえで，「転倒リスクを減らすためには，どうしたらよいのか」「痛みが生じにくくするためには，どうしたらよいのか」「介助

表 7-1 動作分析の評価項目

項　目	目　的
関節角度と運動方向	動作様式の評価
時間因子	実用性の評価
重心と支持基底面の関係	転倒リスクの評価
床反力ベクトルと関節の位置関係	関節にかかる力のモーメントの評価
患者の内観・視線方向・表情	感覚・認知機能・心理面の動作への影響の評価
疼痛	疼痛と動作の関係性の評価
疲労	動作効率や耐久性の評価
補装具の有無による動作への影響	補装具で補っている要素の把握
必要な介助	介入が必要な動作要素の把握

なしで歩けるようにするためには，どうしたらよいのか」「装具なしで歩けるようになるためには，どうしたらよいのか」といったことを検討し，介入プログラムの立案につなげていくことが大切である．

Jump

成功への一歩

時間因子や運動力学的側面と動作の実用性の関係を捉えよう

動作分析を介入プログラムの立案に活かすためには，関節運動の記述のみならず，時間因子，運動力学などの観点も含めて評価し，動作の実用性との関係を解釈できるようにすることが大切である．

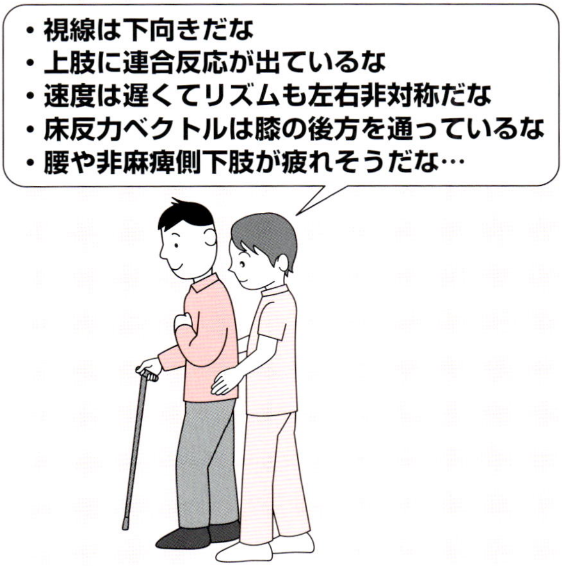

・視線は下向きだな
・上肢に連合反応が出ているな
・速度は遅くてリズムも左右非対称だな
・床反力ベクトルは膝の後方を通っているな
・腰や非麻痺側下肢が疲れそうだな…

落とし穴 2

起き上がり練習で**力学**を無視していないか

起き上がりが困難な片麻痺者は，体幹機能低下が主要因と評価されることが多い．しかし，そのような患者であっても力学的に効率のよい動作方法を指導すれば，起き上がりが可能になることが少なくない．そこで力学的に効率のよい起き上がり動作のポイントとして，以下の4つをあげる．

①効率のよい寝返り

②ベッドから下した脚は組んだままにしない

③効率のよい肘の位置

④効率のよい手の位置

効率のよい寝返りのために重要なのは，背臥位でできる限り**重心の位置を高くする**ことである．頭部と上肢を挙上し，下肢は膝を立てるのが理想であるが，その方法では側臥位になる際に非麻痺側上肢がベッド柵にぶつかってしまう（図7-1）．そのため，上肢については非麻痺側上肢でベッド柵をつかんで引かせるほうが実用的である．下肢については，麻痺側下肢に膝を立てるだけの随意性がない場合，非麻痺側の足部を麻痺側膝関節の下に引っかけて挙上させると重心の位置を高くすることができ，寝返りが容易になる（図7-2a）．体幹や非麻痺側下肢の筋力低下のために麻痺側膝関節を挙上することが困難であれば，麻痺側膝関節の下に非麻痺側足部を引っかけるだけでもよい（図7-2b）．好ましくないのは，非麻痺側足部を麻痺側足関節の下に組んでしまう方法である（図7-2c）．この方法では両下肢の膝関節が伸展してしまうため，重心が低くなり，寝返りが著しく困難になる．

次に，側臥位になってから非麻痺側下肢を用いて麻痺側下肢をベッドから下した後の脚組みについて述べる．ベッドから下した脚を図7-3bの

図 7-1 重心を高くしての寝返り

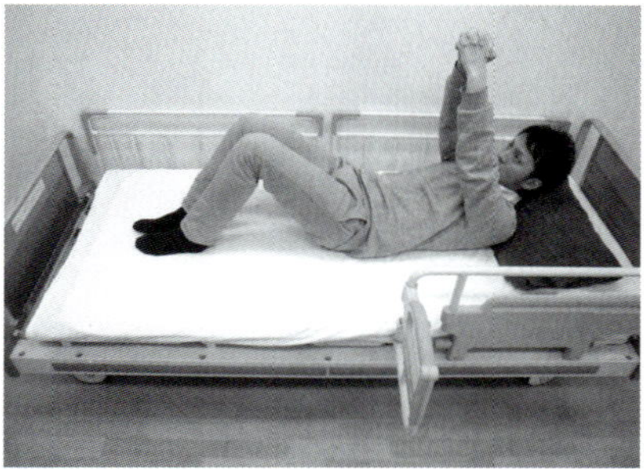

a. 開始肢位

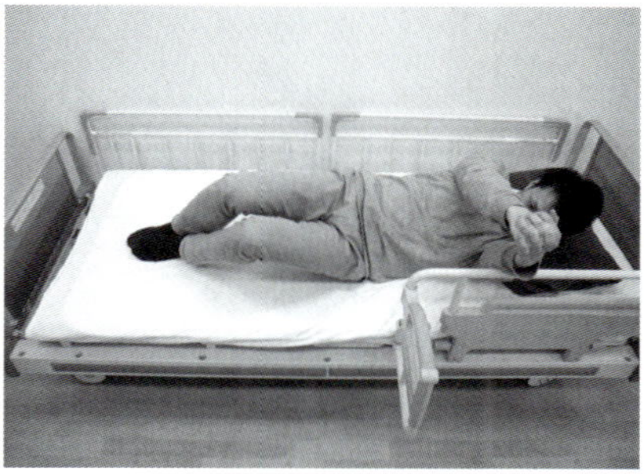

b. 上肢とベッド柵の接触

頭部・上肢・膝を挙上した肢位は重心が高く，寝返りの開始肢位として適している（a）．しかし，この方法を用いた寝返りをベッド上で実施すると，上肢がベッド柵に接触してしまう（b）

図 7-2 寝返り開始時の下肢の肢位

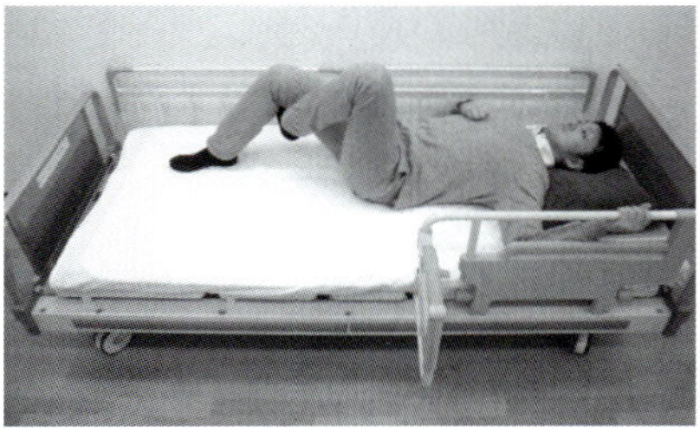

a. 非麻痺側足部で麻痺側膝関節を挙上

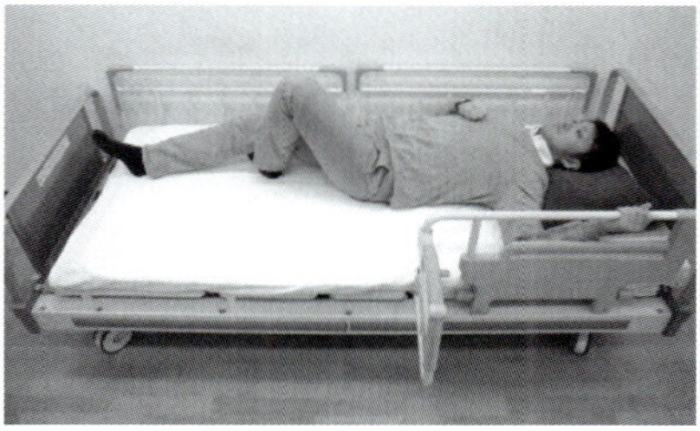

b. 非麻痺側足部を麻痺側膝関節の下に挿入

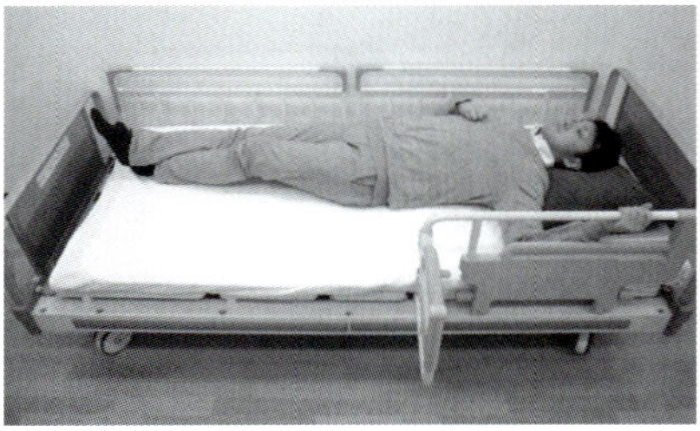

c. 非麻痺側足部を麻痺側足関節の下に挿入

a：非麻痺側足部を麻痺側膝関節の下に引っかけて挙上する方法で，重心が高く寝返りを行いやすいが，ある程度の腹筋力と非麻痺側下肢の筋力が保たれていないと実施困難である

b：非麻痺側足部を麻痺側膝関節の下に挿入する方法で，a の方法よりも重心は低いが腹筋力や非麻痺側下肢の筋力が低下している患者でも実施可能である

c：非麻痺側足部を麻痺側足関節の下に挿入する方法で，重心位置が低く，寝返りが困難である

図 7-3 下肢をベッドから下ろす動作

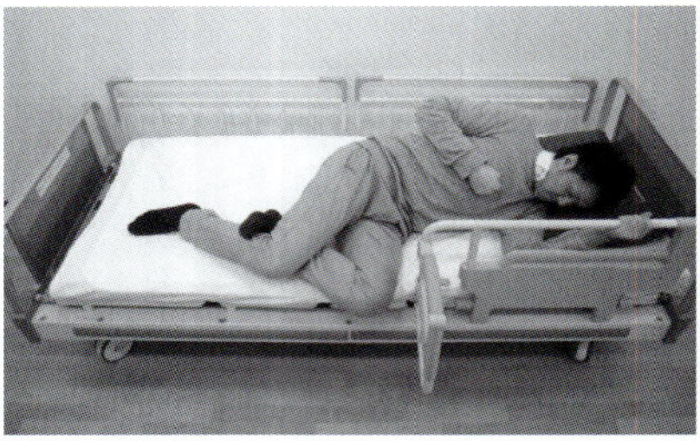

a. 寝返り後

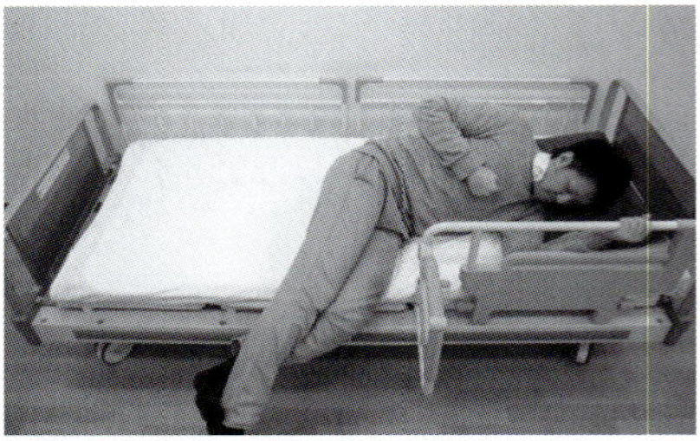

b. 下肢を下ろす

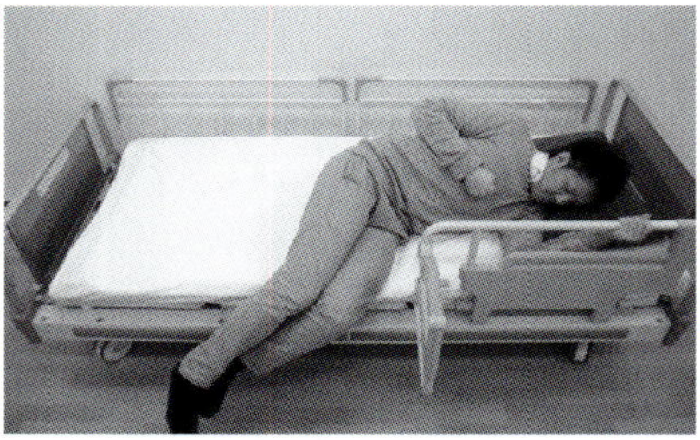

c. 脚組みをやめる

寝返り後に麻痺側下肢を下ろす際は，非麻痺側足部で麻痺側下肢を下ろすが，ベッドから下ろした脚を組んだままにしていると，起き上がり動作に必要な非麻痺側股関節の動きが著しく制限されてしまう．そのため，ベッドから下ろした下肢は組んだままにしないほうがよい

ように組んだままにしておくと，いっけん下肢の重さが上半身を起こす際に役立つように思える．しかし，実際には上半身を起こす際に軸となる非麻痺側股関節の動きが著しく制限され，起き上がり動作をかえって困難にしてしまう．そのため，**ベッドからおろした脚は組んだままにしないほう**がよい．

さらに，肘の接地位置について述べる．効率のよい位置に肘を接地することは，側臥位から on elbow（片肘をついた肢位）になる動作で重要である．側臥位から on elbow になる動作は，非麻痺側大腿近位部を軸に

図7-4 側臥位から on elbow への移行

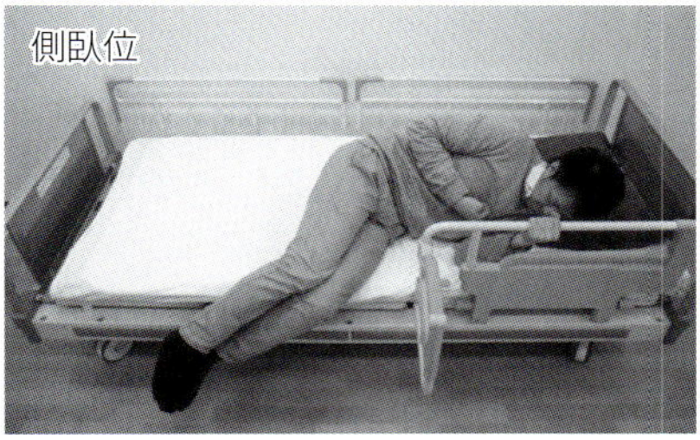

a. 非麻痺側肘の接地位置が骨盤回転軸に近い場合

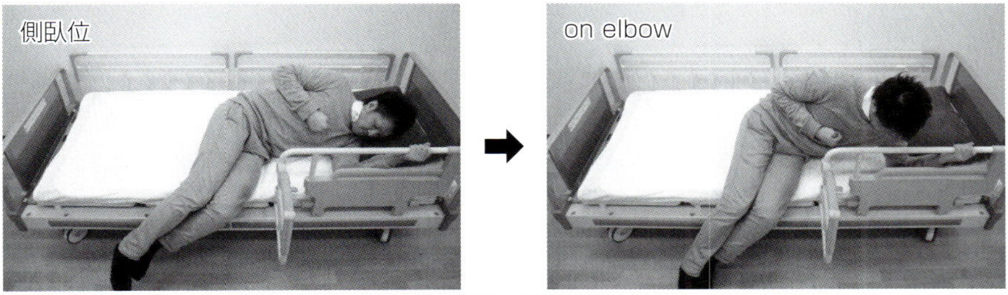

b. 非麻痺側肘の接地位置が骨盤回転軸から遠い場合

a：非麻痺側の肘の接地位置が回転軸に近いため，上半身を起こすトルクが小さくなり，on elbow への移行が困難になってしまう．寝返り前に身体がベッド柵側に寄っていると，このような状況になりやすい

b：非麻痺側の肘の接地位置が回転軸から遠いため，上半身を起こすトルクが大きくなり，on elbow への移行が容易になる

上半身を起こす回転運動と捉えることができる．回転運動のトルクを大きくするためには，モーメントアームを長くすることが重要であり，側臥位からon elbowになる動作では**回転軸となる非麻痺側大腿近位部から離れた位置で肘をベッドに押しつけて反力を得るとよい**．逆に，図7-4aのように非麻痺側肘が非麻痺側大腿近位部に近い位置にあると，モーメントアームが短くなるため，上半身を起こすためのトルクも小さくなり，on elbowへの移行が困難になる．寝返る前にベッド柵に近い位置に臥床

していると，このような状況になりやすい．図7–4bのように非麻痺側大腿近位部から離れた位置に肘をつくと，モーメントアームが長くなるため上半身を起こすためのトルクも大きくなり，on elbowに移行しやすい．

最後に，手の接地位置について述べる．効率のよい位置に手を接地することは，on elbowからon hand（片手をついた肢位）になる際に重要である．この動作も非麻痺側大腿近位部を軸に上半身を起こす回転運動であり，図7–5bのように**回転軸から離れた位置に手をつくことが重要**である．逆に，図7–5b′のように回転軸に近い位置に手をつくと上半身を起こすトルクが小さくなってしまい，on handへの移行が困難になる．なお，手はベッドのマットレスにつくよりもベッド柵についたほうが反力を得られやすい．

ところで，ベッド柵を非麻痺側上肢で引く動作は，過剰努力によって体幹伸筋の過緊張や麻痺側上下肢の連合反応をもたらすため，避けるべきであるとの指摘がある．しかし，筆者は過剰努力の原因としては，柵の使用よりも力学的に非効率的な動作様式のほうが重要であると考えている．ベッド柵の使用を禁じて練習を行うよりも，上手にベッド柵を用いる方法を指導することのほうが現実的な対応ではないだろうか．

図 7-5 on elbow から on hand への移行

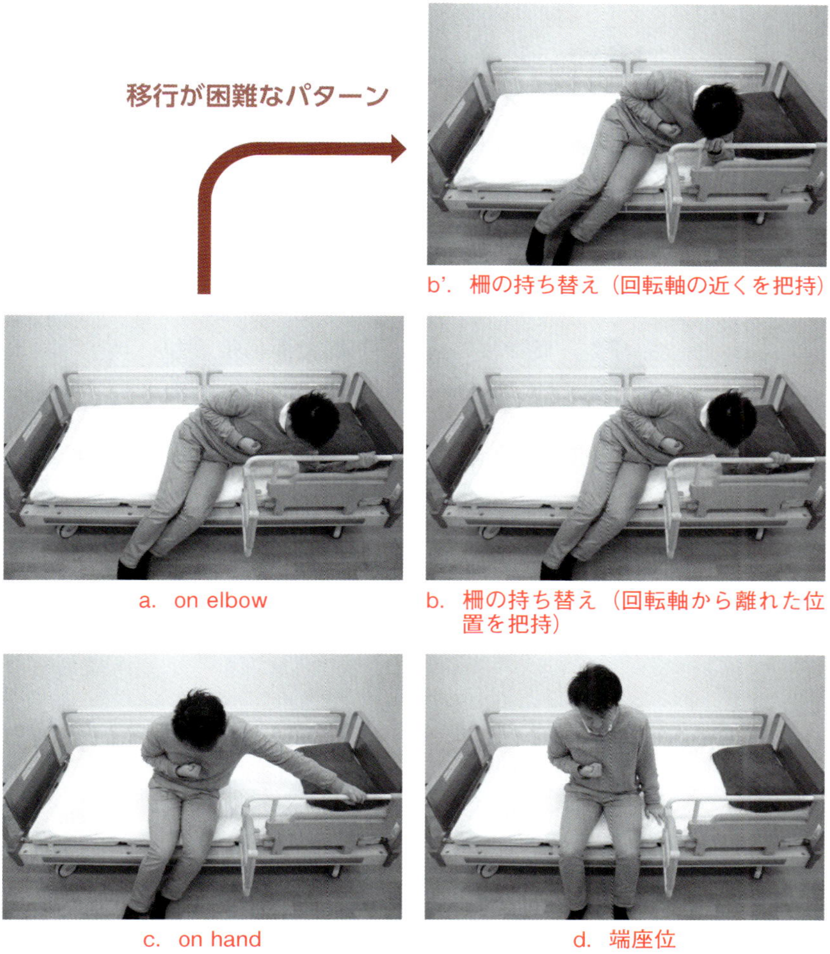

ベッド柵を使用して on elbow（a）から on hand（c）に移行する際は，b のように上半身を起こす回転軸から離れた位置を把持させると大きなトルクが得られ，on hand への移行が容易になる．b' のように回転軸に近い位置を把持させてしまうと，上半身を起こすトルクが小さくなり，on hand への移行が困難になってしまう

Jump

成功への一歩

力学的に効率のよい起き上がり方法を指導しよう

起き上がり動作が困難な場合，体幹機能障害が原因と判断されやすい．しかし，多くの患者は力学的に効率のよい方法で寝返ること，ベッドから下した下肢は組まないこと，適切な位置に肘と手を接地することを指導することで，起き上がり動作の獲得が可能である．

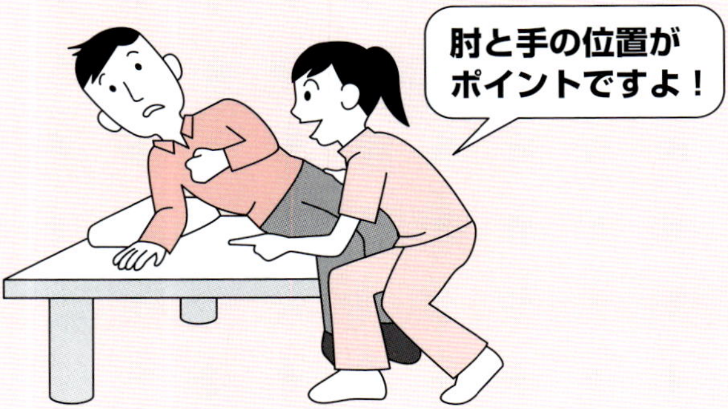

落とし穴
3

ベッドへの臥床動作を忘れていないか

ベッドからの起き上がり動作だけでなく，ベッドへの臥床動作の練習も忘れずに行いたい．臥床動作のポイントは，以下の3点である．

①開始時の殿部の位置

②非麻痺側の肘の接地位置

③麻痺側下肢のベッド上への上げ方

開始時の殿部の位置は，臥床した際にベッド上のどこに身体がくるのかを決定づける要因である．枕に近い位置に殿部があれば，臥床時に頭部をヘッドボードにぶつけてしまうし，枕から遠い位置にあれば，臥床後に身体位置をずらす作業が必要になる．深く腰かけていればベッド柵から遠い位置に臥床することになるし，浅く腰掛けていればベッド柵に近い位置に臥床することになる．したがって臥床動作を開始するために最適な殿部の位置を探り，患者に学習してもらうことが大切である．

次に，非麻痺側の肘の接地位置は，ベッドに対してまっすぐに臥床するために重要である．on elbowになる際に肘を身体の後側方についてしまうと，上半身も後側方に倒れていきやすく，臥床時に身体がベッドに対して斜めになってしまう（図7-6a）．そのため，肘は後方ではなく側方につくようにしたい．とはいえ，手関節の構造上，手掌をついたまま側方に肘を接地することは困難であり，どうしても肘の位置は後方につきやすい．筆者は，スムーズに適切な位置に肘を接地させるためにはベッド柵を把持させたほうがよいと考えている．ベッド柵を把持すれば，無理なく適切な位置に肘を接地することができる（図7-6b）．

最後に，上半身を側方に倒した後は，下肢をベッド上に持ち上げる必要がある．この時，図7-7aのように脚を組んでいると，麻痺側足部が非麻痺側足部よりも下側にくるため，非麻痺側下肢をより高く挙上しなければならず，加えて下肢全体を挙上しなければならないため，かなりの体幹筋力を要することになる．そこで，図7-7bのように非麻痺側足部で麻痺側足部をすくい，膝関節を屈曲させてベッド上に上げる方法を提案したい．この方法では，非麻痺側足部が麻痺側足部よりも下にあるため，高く持ち上げる必要がなく，加えて挙上するのが膝から下（足部と下腿）だけですむため，必要な体幹筋力を大幅に減少させることができる．

図 7-6 肘の接地位置による臥床動作の違い

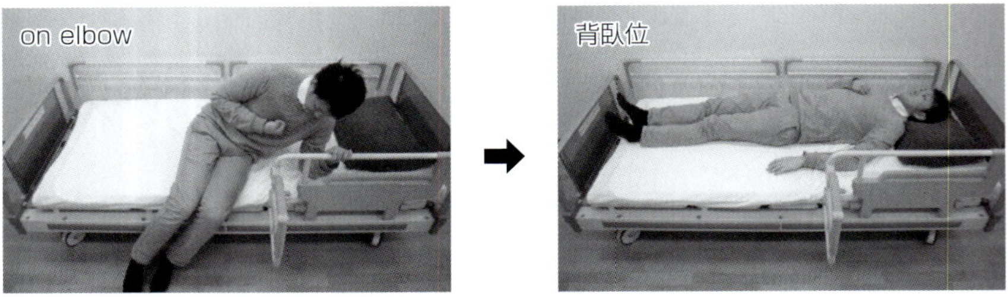

a. 非麻痺側肘を身体の側方についての臥床

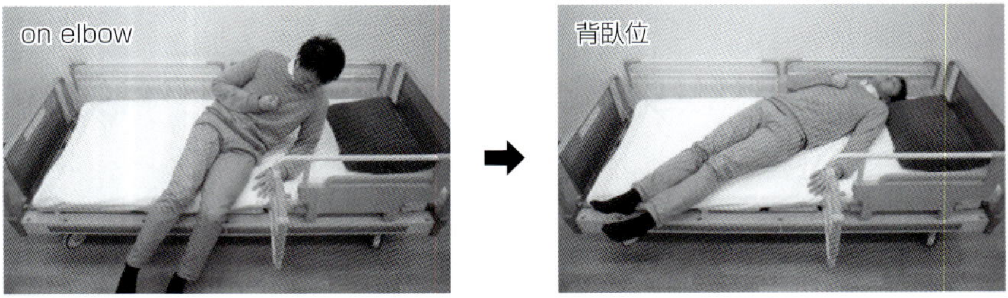

b. 非麻痺側肘を身体の後側方についての臥床

a：非麻痺側の手でベッド柵を把持して肘を身体の側方につき，柵を把持する手を持ち替えてから臥床する方法であり，ベッドに対してまっすぐ臥床することができる
b：非麻痺側の手を身体の側方につき，肘を後側方についてから臥床する方法であり，上半身が後側方に倒れるためベッドに対して斜めに臥床することになる

図 7-7　臥床時の下肢の挙上方法

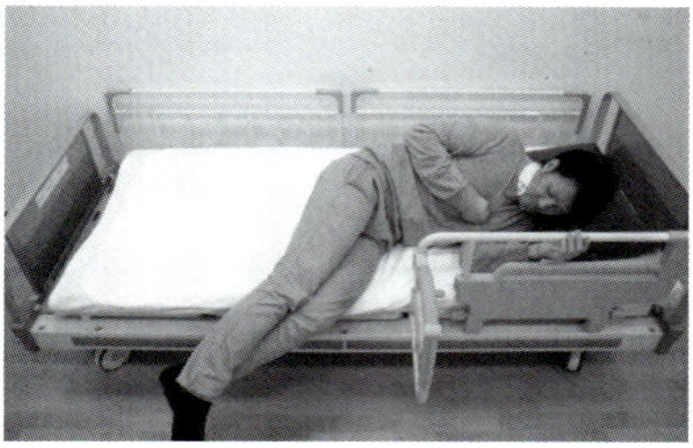

a. 脚を組んで挙上する場合

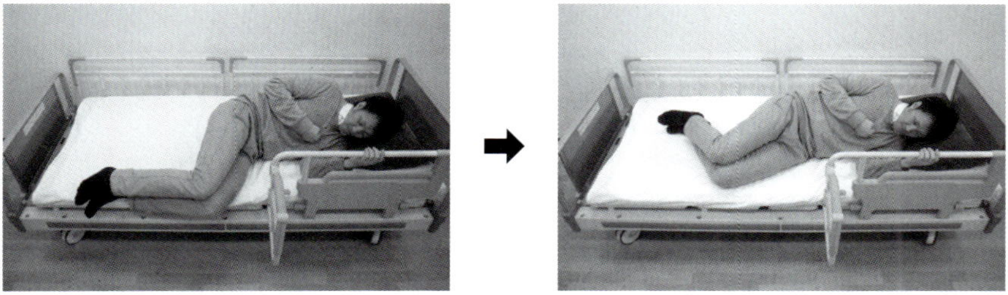

b. 麻痺側足部をすくう場合

a：麻痺側足部が非麻痺側足部よりも下側にくるため，非麻痺側下肢をより高く挙上しなければならず，加えて下肢全体を挙上しなければならないため，かなりの体幹筋力を要することになる

b：非麻痺側足部が麻痺側足部よりも下にあるため，高く持ち上げる必要がなく，加えて挙上するのが膝から下（足部と下腿）だけで済むため，体幹筋力が弱い患者でも可能である

第2のトラップ　身体機能が低ければ動作ができないのは仕方ない？

起き上がりや立ち上がりといった基本動作ができない患者に対し，安易に「身体機能が足りないのだから仕方がない」と考えるのではなく，「この患者の身体機能でも実施できる方法はないか」と考えることが大切である．

Jump

成功への一歩

ベッドへの臥床動作を忘れずに練習しよう

起き上がり動作と比べて臥床動作の練習はおろそかにされがちであるが，適切な指導を行うことで円滑な臥床動作を獲得することができる．特に，①開始時の殿部の位置，②非麻痺側肘の接地位置，③麻痺側下肢のベッド上への上げ方の指導が有効である．

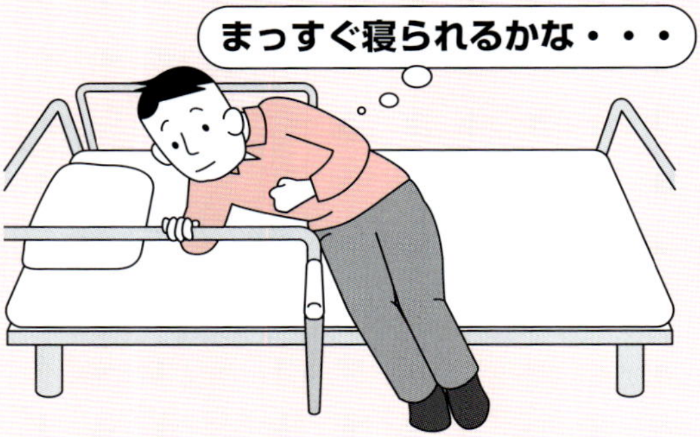

落とし穴 4 難易度の高い課題を介助しながら実施していないか

筋力不足のために起立や起き上がり動作が困難な患者において，セラピストの介助下で動作を反復練習する方法は，患者が「自力で動作ができた」という達成感を得にくく，モチベーションが上がりにくい．課題の**難易度を下げてセラピストの介助なしで実施したほうが，患者は達成感が得られ，意欲的に取り組むことができる**．難易度を下げる方法の一つとして，動作の開始肢位を動作の終了肢位に近いところに変更することがあげられる．起立動作では高めの座面での座位から，また起き上がり動作では

図 7-8 異なる座面高での起立練習

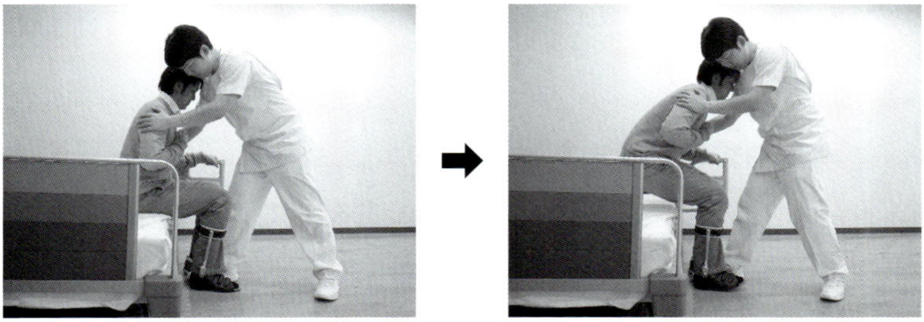

a. 低い座面からの介助下での起立練習

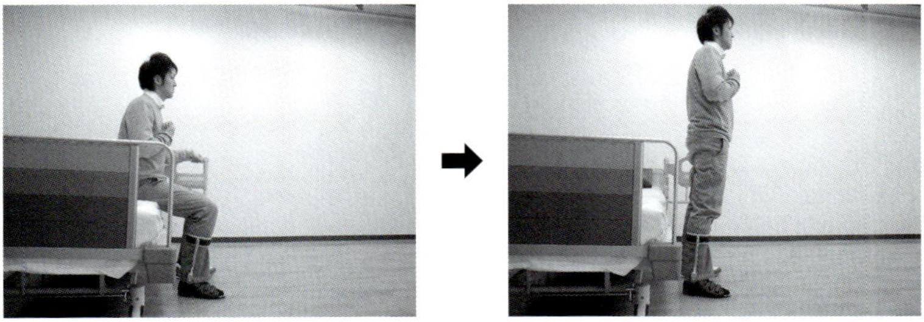

b. 高い座面からの介助なしでの起立練習

a：下肢筋力が低下している患者では，低い座位面からの起立は困難であり，介助を要す
b：座面の高さを上げることで，下肢筋力の低下した患者も介助なしで起立可能となる

on handあるいはon elbowから練習を開始する．それができたら徐々に開始肢位を本来の肢位に近づけていく．なお，起立では座面の高さを計測しておけば，機能回復を定量的に把握することができる（図7-8）．

Jump

成功への一歩

介助なしで実施できる段階まで課題の難易度を下げよう

患者のモチベーションを高めるためには達成感を得られる練習課題を設定する必要がある．そのためには，極力セラピストの介助なしで実施できる難易度の課題を選ぶべきである．難易度を下げる方法の一つとして，動作の開始肢位を動作の終了肢位に近いところに変更することがあげられ，起立動作や起き上がり動作の練習において有用である．

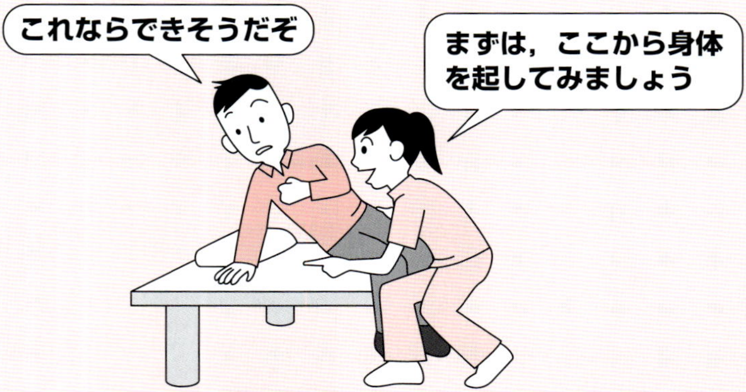

落とし穴 5

立ち上がりの際の重心と支持基底面を無視していないか

立ち上がり動作では，上半身の重心を，殿部上からより前方の足部上に移動させる必要があり，そのためには体幹の前傾が重要な要素である．特に重度麻痺患者に対して，膝折れを防ぎながら立ち上がりを介助する際に，セラピストは患者の前方につくことがあるが，セラピストの肩が患者の肩に接触していると，患者の体幹前傾を阻害することになる（図7–9a）．こうなるとセラピストの負担は増大するし，運動学習の観点からみても望ましくない．したがって，前方から立ち上がりの介助を行う際は，セラピストの肩は患者の体幹と大腿の間に入れ，患者が**十分に体幹を前傾**できるようにするべきである．また，その際にはあらかじめ**足部の位置を後方に引いておき**，足部上に重心線が落ちやすくすることも忘れてはならない（図7–9b）．

図 7–9 前方からの起立介助

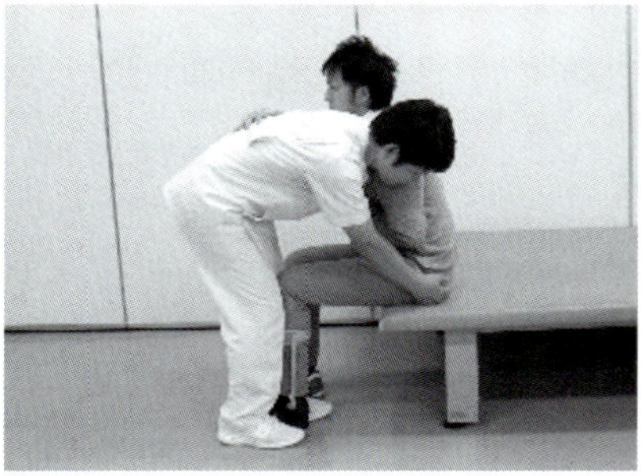

a. 誤った介助方法

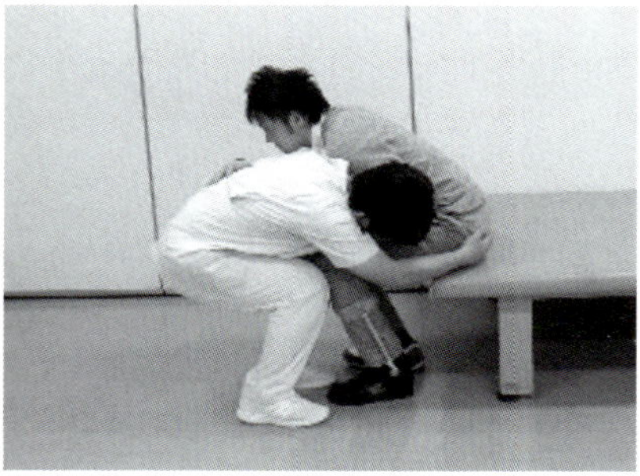

b. 適切な介助方法

a：セラピストの肩が患者の肩に接触し，体幹前傾を阻害している．患者の足部の位置も後方に引けていない

b：セラピストの肩を患者の体幹と大腿の間に入れ，体幹前傾を阻害しないようにしている．患者の足部も後方に引けている

感覚障害や半側空間無視を呈する患者は，麻痺側足部の位置が不適切な状態のまま起立動作を行おうとする傾向がある．例えば，**麻痺側足部が非麻痺側足部寄りに接地した状態で起立動作を行おうとして，麻痺側にバランスを崩すことがある**（図7-10）．患者の足部は，セラピストの目から最も遠い位置に存在することが多いが，起立動作を行う際の支持基底面を決定する重要な身体部位であり，その接地位置には十分注意を払う必要がある．

図7-10 麻痺側足部の接地位置による起立動作の違い

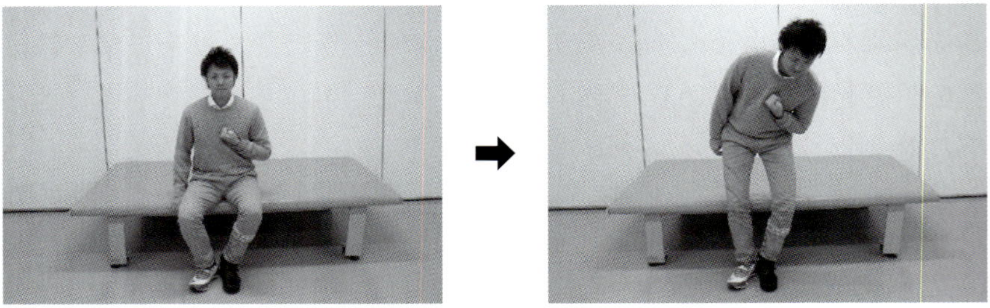

a．麻痺側足部の接地位置が不良な場合

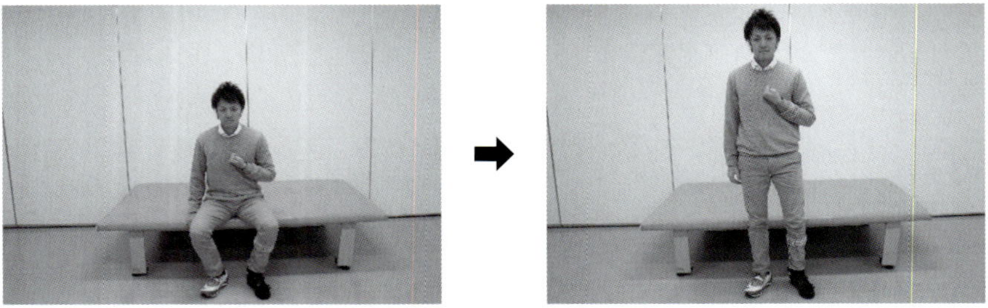

b．麻痺側足部の接地位置が良好な場合

a：麻痺側足部が非麻痺側足部寄りに接地した位置から起立すると麻痺側に転倒しやすい
b：麻痺側足部が非麻痺側足部から離れており，安全に起立することができる

Jump

成功への一歩

立ち上がりの際は患者の重心と支持基底面を意識しよう

立ち上がり動作は，上半身の重心線を殿部上から足部上にうつす動作であり，足部を後ろに引いて体幹を前傾することが大切である．セラピストは，患者の前方から介助を行う際に体幹前傾を阻害しやすいため注意が必要である．また，起立前に麻痺側足部が非麻痺側足部側に寄っていないか確認することも，転倒を防ぐうえで重要である．

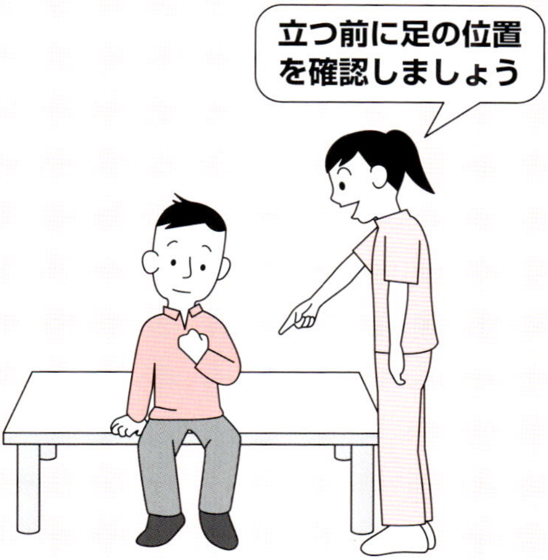

落とし穴 6

着座の際に**尻もち**をつかせていないか

着座は，起立とは反対に足部上の重心を後方に移動させる動作である．そのため着座の際，はじめから椅子に深く腰かけるよう促すと，重心線が足部から後方に外れ，尻もちをつきやすくなる．**椅子に浅く座るよう促せば**，重心線が足部から外れにくく，尻もちを防止できる．深く座らせたい場合は，一度浅く腰かけてから座り直しを行えばよい．また，患

図 7-11 着座動作の介助

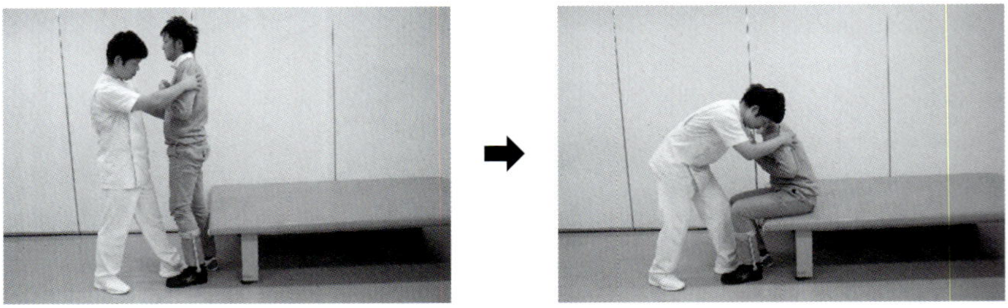

a. セラピストが前方に一歩踏み出しての介助

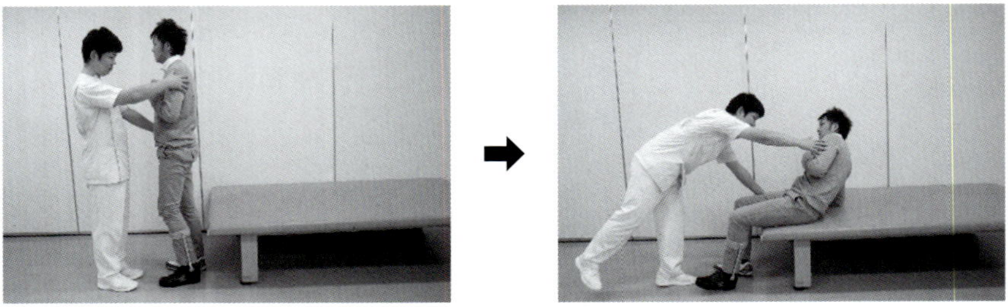

b. セラピストの足がそろった状態での介助

a：セラピストが前方に足を踏み出しておけば，患者が着座動作中に後方にバランスを崩しても支えることができる
b：セラピストの足がそろっていると，患者が後方にバランスを崩した時に支えることができない

者の前方から着座の介助をする際は，**セラピストは患者側に一歩足を踏み出しておくと**，着座動作中に患者の重心が後方に崩れても尻もちを防ぐことができる（図7-11a）．セラピストの足がそろっていると，患者が後方にバランスを崩した時に支えることができないので注意する（図7-11b）．

Jump 成功への一歩

着座動作中の後方への転倒に注意しよう

着座動作中に後方へバランスを崩すと尻もちをついてしまう．特に，座面に深く腰かけるよう促すと後方にバランスを崩しやすいため，深く腰をかけたい場合は一度浅く腰かけた後に座り直しを行うほうが安全である．セラピストは患者の後方への転倒に備えて足を一歩踏み出しておくことが大切である．

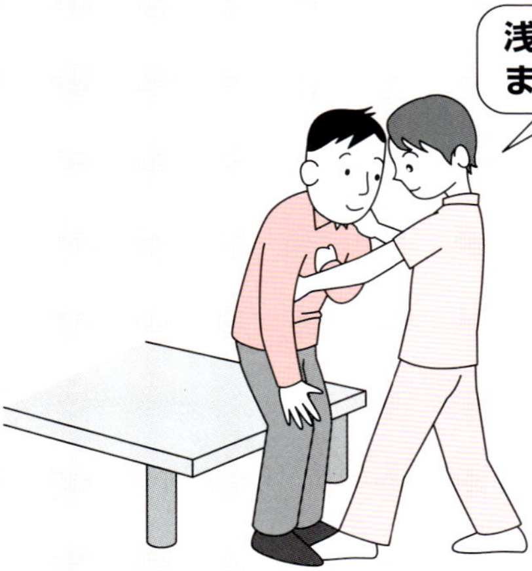

落とし穴 7

床上動作を忘れていないか

床への座り込みや床からの起立動作を入院生活の中で用いることは，ほとんどないと思われる．しかし，退院後に患者が**転倒した際の対処方法として指導することは重要**である．一般的には，片麻痺者の床からの起立は図7-12のように行うのがよいとされている．ただし，この方法は

図 7-12　一般的な床からの起立動作

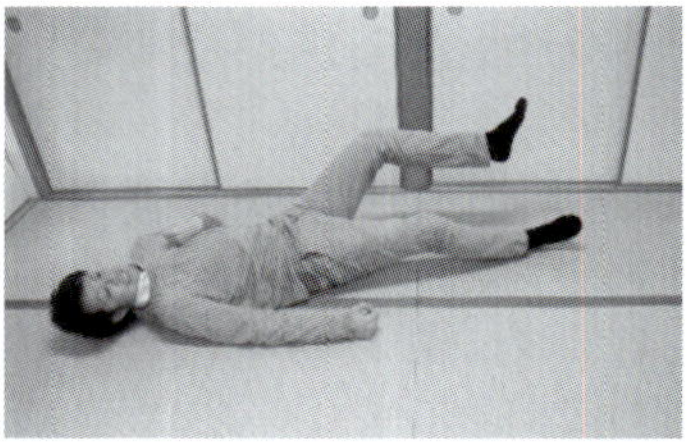
a. 転倒

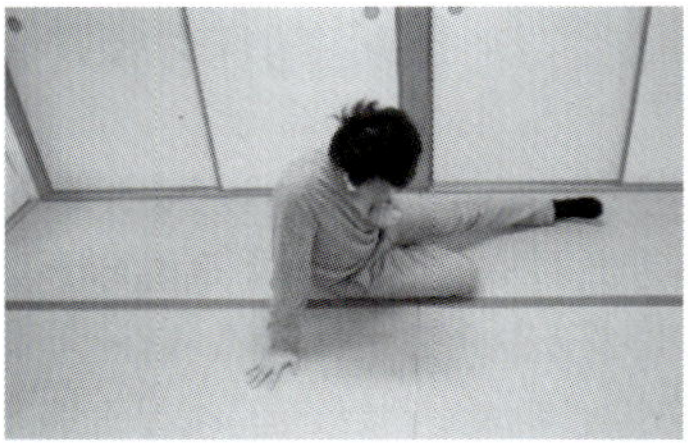
b. 起き上がり

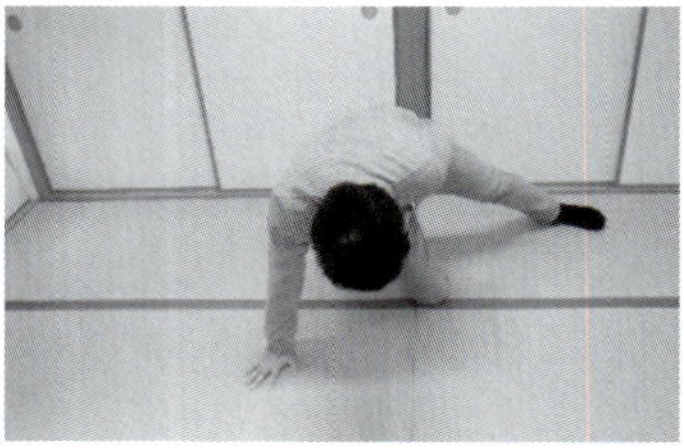
c. 殿部離床

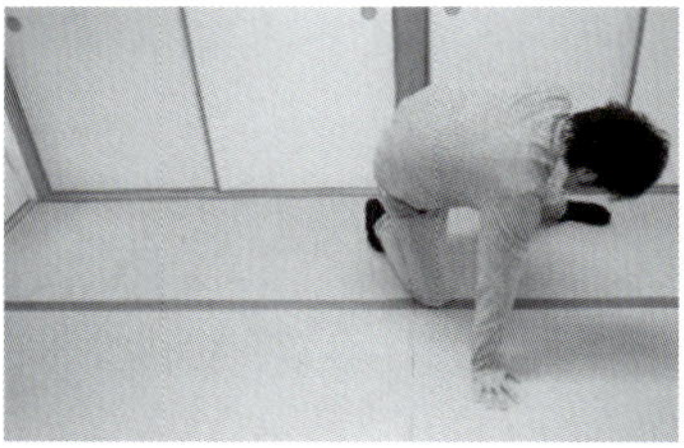
d. 手を前方に移動し足指を立てる

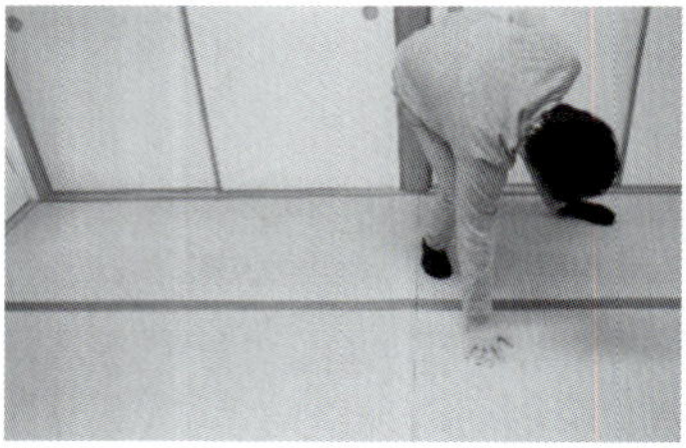
e. 膝離床

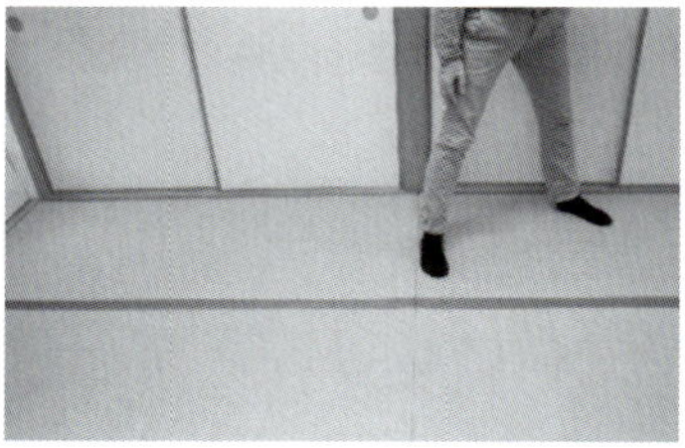
f. 起立

一般的な床からの起立動作の手順である．殿部離床後に手を前方に移すことと，足指を立てることがポイントである．

複雑で手順を誤りやすく（図7-13），転倒して気が動転している中で実施することは難しいと思われる．そこで，より単純な方法を提案したい．図7-14は，ほぼ非麻痺側の上下肢のみを使用した方法であるため手順を誤りにくい．この方法は台（椅子，机，ベッドなど）が必要ではあるが，非麻痺側上下肢の力で台にのぼるだけなので，気が動転している場合でも比較的実施しやすい方法だと思われる．

図7-13 誤った方法

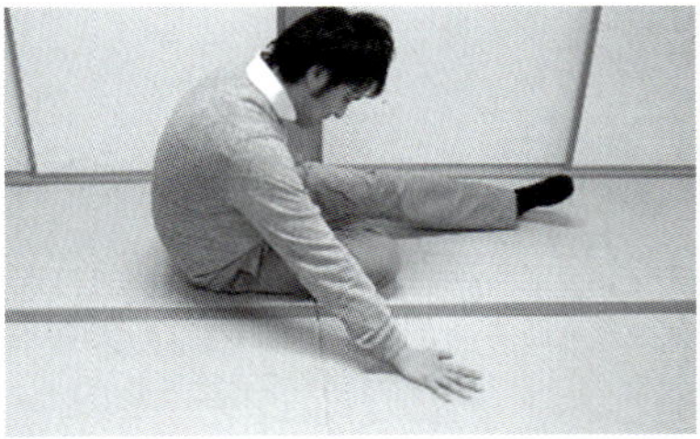

殿部離床前に手を前方についてしまうと，殿部を離床するための反力を得られなくなってしまう

図7-14 非麻痺側上下肢に依存した転倒時の対応

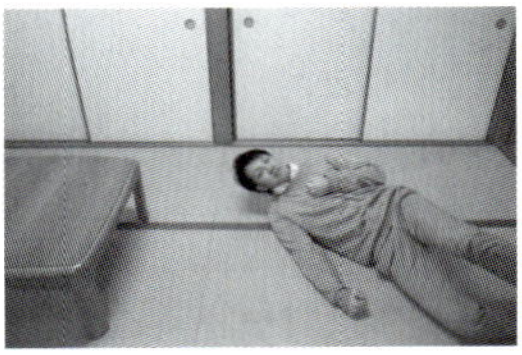

a. 転倒

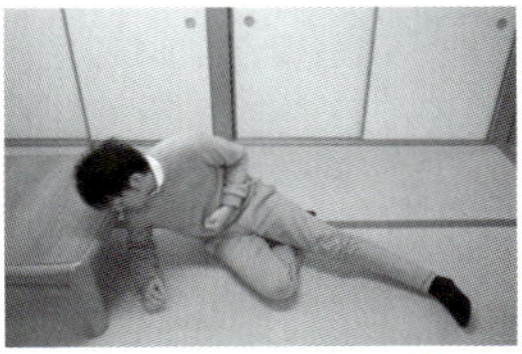

b. on elbow（いざり）

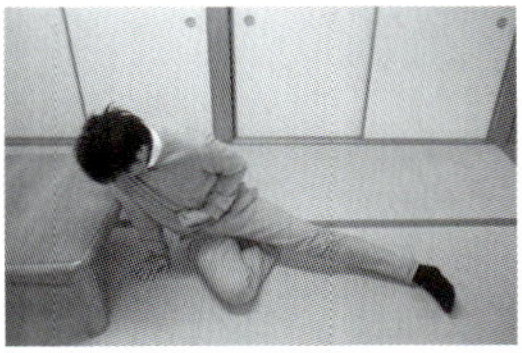

c. on hand

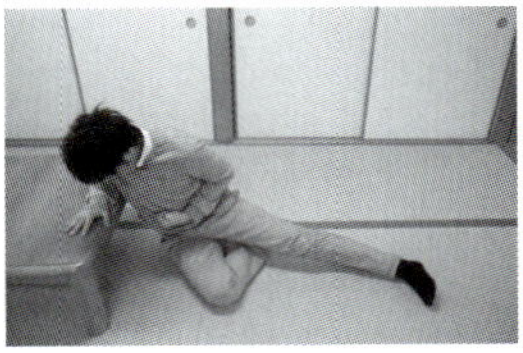

d. on elbow（台上）

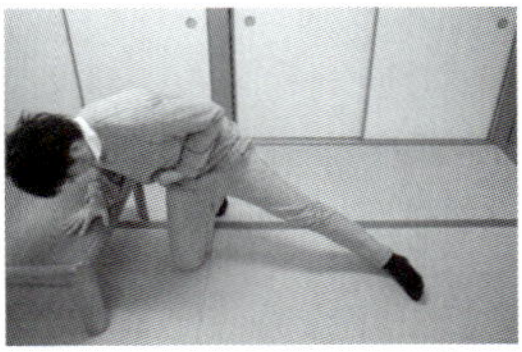

e. 殿部を離床して足指を立てる

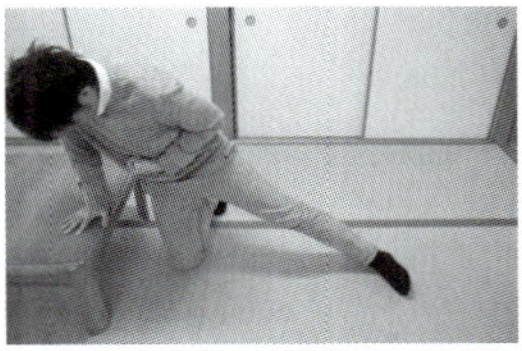

f. on hand（台上）

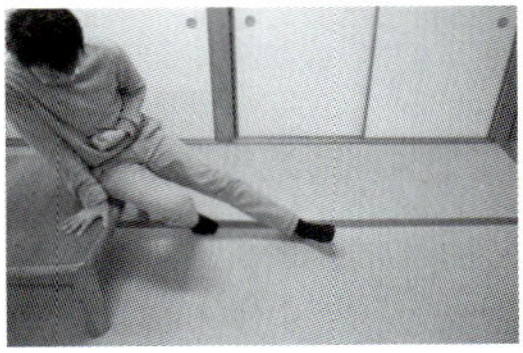

g. 非麻痺側上下肢を伸展・内転して殿部を台上に挙上する

Jump

成功への一歩

転倒時に備えて床上動作の練習を行おう

床上動作は，入院生活で必要になる場面はほとんどないが，転倒時の対処方法として退院前に獲得しなければならない動作である．一般的な方法は手順が複雑であるため，より容易な方法を指導したい．

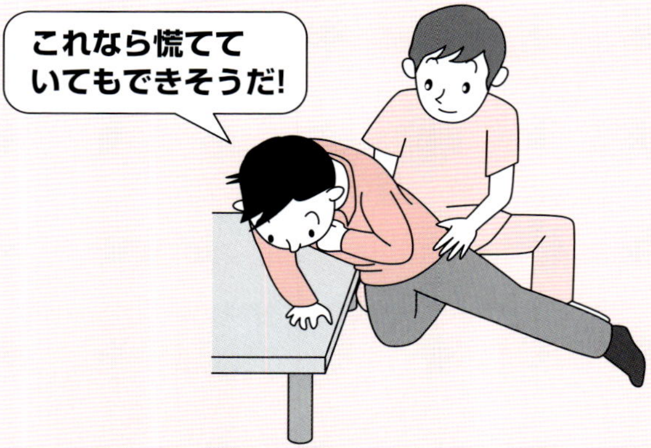

落とし穴 8

車いすを**平行棒内**につけていないか

平行棒内で歩行練習をする際，**車いすは平行棒から少し離してつけたほうがよい**．平行棒内に車いすをつけてしまうと，セラピストの立ち位置が平行棒の外になってしまう．すると，患者とセラピストの距離が離れてしまうため，歩行介助が行いにくくなってしまう（図7-15a）．車いすを平行棒から離してつければ，セラピストがその隙間をとおって患者の後方について介助することができる（図7-15b）．

また，**立位練習は，車いすを平行棒内よりも平行棒横につけたほうが実施しやすい**．例えば，鏡による視覚フィードバックを用いた立位練習

図7-15 車いすの位置による介助者の位置の違い

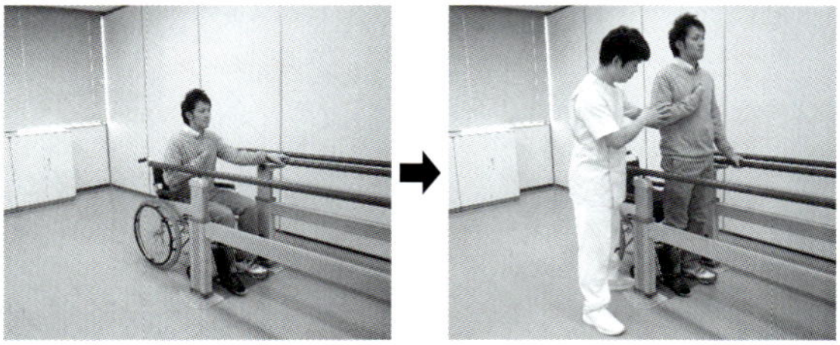

a．車いすを平行棒内につけた場合

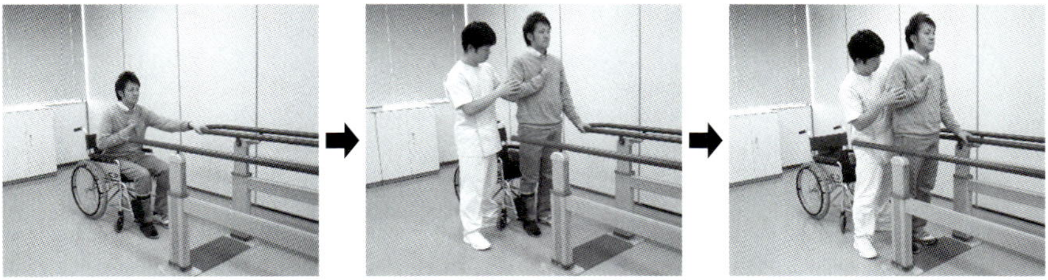

b．車いすを平行棒から離してつけた場合

a：車いすを平行棒内につけてしまうと，セラピストの立ち位置が平行棒の外になってしまうため，患者とセラピストの間に平行棒を挟む形になり，うまく介助を行うことができない
b：車いすを平行棒から離してつけることで，セラピストは車いすと平行棒の間から患者に近づいて介助することが可能になる

を行う際，車いすを平行棒内につけてセラピストが前方から患者の立位を介助すると，患者は前方の視界をセラピストに遮られてしまうため，前方においた鏡を利用しにくくなる（図7-16a）．一方，車いすを平行棒の横につけた場合，セラピストは前方から患者の起立を介助した後に患者の麻痺側後方に回り込むことができる．こうすると患者もセラピストも鏡をみて姿勢を確認しながら立位練習を行うことができる（図7-16b）．

図 7-16 車いすの位置による立位練習時のセラピストの位置の違い

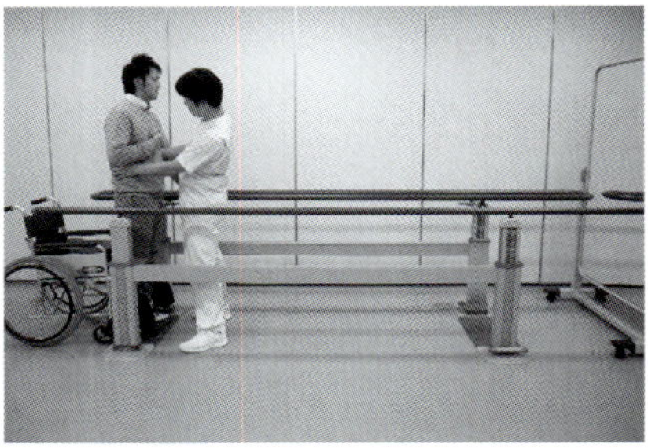

a．車いすを平行棒内につけた場合

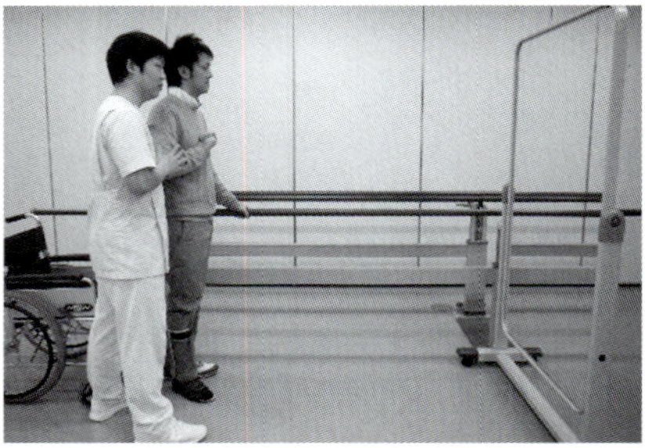

b．車いすを平行棒横につけた場合

a：患者およびセラピストともに鏡による視覚フィードバックを利用できない
b：患者およびセラピストともに鏡による視覚フィードバックを利用できる

Jump

成功への一歩

車いすをつける位置を考えよう

車いすを平行棒内につけてしまうと，立位・歩行練習が行いにくくなることが多い．「とりあえず平行棒内に」ではなく，実施する練習を行いやすくするうえで，どの位置に車いすをつけるのが適切なのかを考える必要がある．

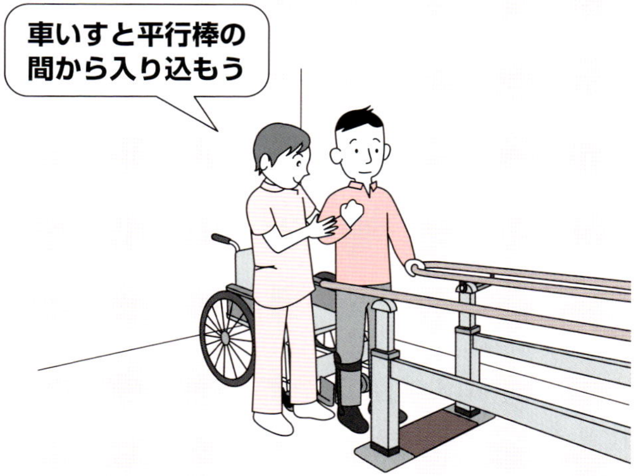

落とし穴 9

立脚期後半の股関節伸展不足の原因は股関節伸筋だと思っていないか

多くの片麻痺者の歩行にみられる問題点の一つに，麻痺側立脚期後半における麻痺側骨盤後退と股関節伸展不足があげられる．麻痺側立脚期後半の麻痺側骨盤後退と股関節伸展不足は，麻痺側膝関節の位置を後方に偏位させるため，結果として床反力ベクトルが膝関節の前方を通過することになる．そのため，前遊脚期での膝関節屈曲が困難になってぶん回し歩行が生じるなど，歩行周期全般に影響が及ぶ．したがって，麻痺側立脚期後半の麻痺側骨盤後退と股関節伸展不足は治療の必要性が高い．関節可動域制限がないにもかかわらず麻痺側立脚期後半で股関節が伸展しない場合，その原因は単純に「股関節伸筋が弱いから」と考えてよいものだろうか．

正常歩行で股関節伸筋が活動するのは，立脚期の前半である．そのため，もし股関節伸筋に問題があるのであれば立脚期前半に問題が生じるはずである．立脚期後半は，むしろ股関節伸筋をゆるめ，股関節屈筋の遠心性収縮による制御が求められる相である．

多くの片麻痺者は，麻痺側立脚期前半から後半にかけて筋活動の様式を変更することが困難であるために，股関節伸筋を持続的に収縮させて支持する戦略をとり，そのため麻痺側立脚期後半に床反力ベクトルが股関節の前方を通るよう，麻痺側骨盤を後退させ，股関節軽度屈曲位をとるようになる．したがって，歩容を改善させるためには股関節屈曲位での股関節伸筋による支持から股関節伸展位での股関節屈筋による支持に切り替える練習が必要である．具体的には，麻痺側下肢を一歩前に出したステップ位で，体幹の直立位を保持し，麻痺側骨盤を後退させず，麻痺側膝関節伸展位で麻痺側下肢に荷重し，前後に重心を移動する練習を行うことで，股関節の屈曲・伸展とそれに伴う筋活動の切り替えを促す

（図7-17）．これがうまく行えるようになったら，非麻痺側下肢のステップや歩行につなげていくとよい．

図 7-17　立脚中期での股関節屈曲位から伸展位への切り替えの練習

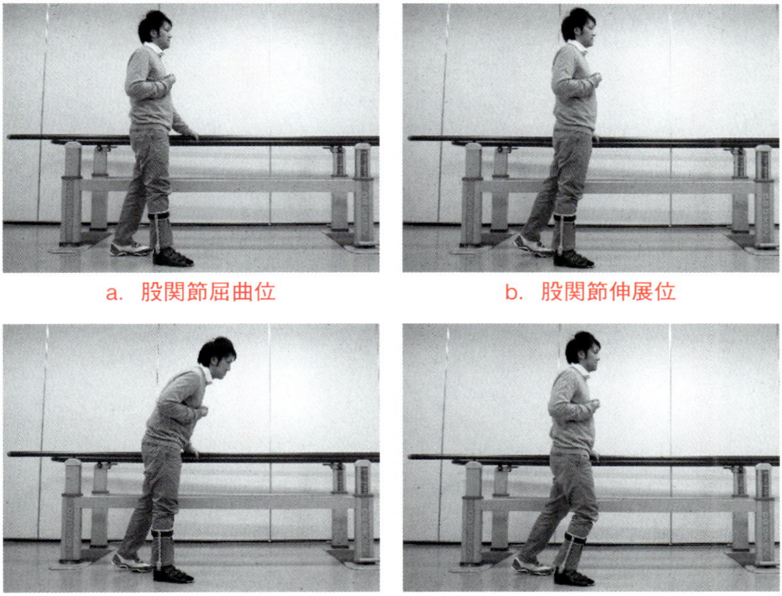

a．股関節屈曲位　b．股関節伸展位　c．体幹前傾位　d．膝関節屈曲位

床反力ベクトルが股関節の前方を通り，股関節伸筋の求心性収縮が求められる股関節屈曲位での支持（a）から，床反力ベクトルが股関節の後方を通り，股関節屈筋の遠心性収縮が求められる股関節屈曲位での支持（b）への移行を反復練習する．体幹が前傾したり（c），膝関節が屈曲したり（d）すると，床反力ベクトルが股関節の前方を通ってしまい股関節屈筋の遠心性収縮が生じないため注意が必要である

Jump

成功への一歩

立脚期後半の股関節屈筋の収縮を促そう

片麻痺者の麻痺側立脚期後半の股関節伸展不足は，股関節伸筋による支持から屈筋による支持への切り替えがうまく行えないことに起因していることが多い．床反力ベクトルが股関節の前方を通る肢位から後方を通る肢位に切り替える練習を反復することで，歩容の改善が図れることが多い．

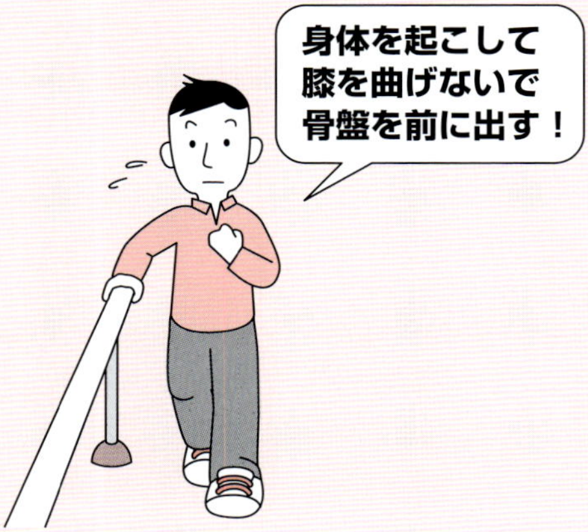
身体を起こして
膝を曲げないで
骨盤を前に出す！

落とし穴 10

過介助によってバランスの学習を阻害していないか

セラピストは患者の歩容を修正する際，徒手的な介助は必要最低限にしたい．セラピストが**徒手的介助を行うと，患者はそれを頼りにしてしまい，「セラピストに介助された状況でうまく歩く方法」を学習してしまう**．徒手的な介助が不可欠な場合もあるが，声かけ，課題内容，環境の工夫などで対応したほうが，患者が自分自身で姿勢・運動を制御することを学習できる．患者に動作方法を教えるために，一時的に徒手的な誘導を行うのであればよいが，いつまでも患者の身体を介助し，患者自身での姿勢・運動制御を促さない練習は望ましくない．

近年，重症患者に対して長下肢装具を用いた杖なし後方介助 2 動作前型歩行を積極的に実施することが推奨されている（図7-18）．この練習は廃用症候群の予防・改善，中枢パターン発生器（CPG：Central Pattern Generator）の賦活による下肢の筋活動の促通，覚醒の向上などには，たいへん有効だと考えられる．しかし，この練習だけでは患者が自分自身で立位バランスを制御できるようにはならない．患者に意識障害などが

図 7-18 長下肢装具を用いた杖なし後方介助 2 動作前型歩行

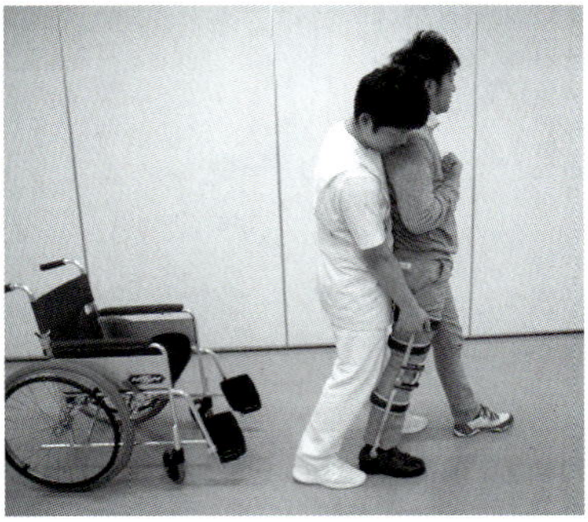

みられているうちは難しいが，患者が姿勢制御に意識を向けられる段階になったら，手すりや杖を用い，セラピストによる介助を減らしての立位・歩行練習も取り入れていく必要がある．

Jump

成功への一歩

徒手的な介助を減らすための工夫を考えよう

過介助は，患者の姿勢・運動制御の学習を阻害してしまうため，徒手的な介助は必要最低限にとどめるべきである．そのためには介助量を減らすための声かけ，課題内容，環境の工夫を考えることが大切である．

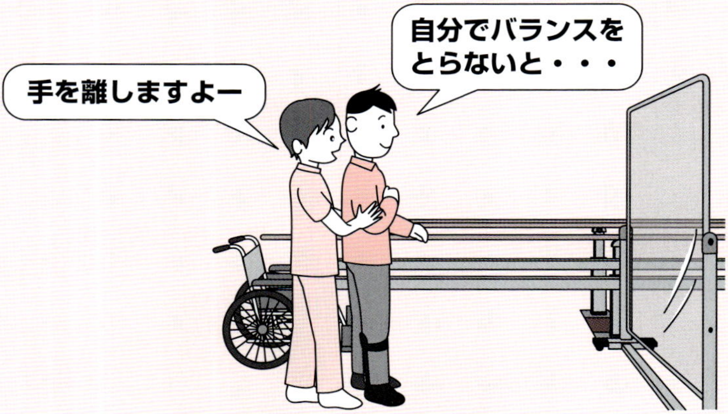

ADLの落とし穴10

落とし穴 1

リハビリテーション室のみで歩行の評価・練習を済ませていないか

歩行の評価・練習は，リハビリテーション室で装具と靴を履いての歩行だけでは不十分である．例えば，入浴時は杖や装具を使用しないのが一般的であるため，裸足での伝い歩きの練習も必要である．内反尖足が著明な患者は，浴室では麻痺側足部を引きずって横歩きをしたほうが安全な場合もある．また，プラスチック短下肢装具の使用者は，自宅内では靴なしで歩行するのが一般的であるが，靴の足底部は前足部よりも踵部のほうが厚くつくられているため，靴なしでの歩行は靴ありと比べて立脚期における下腿前傾が難しくなる（図8-1）．下腿の前傾が行えないと，立脚期に重心を前方に運びにくく，反張膝も生じやすくなる．加えて，靴なしでのプラスチック短下肢装具での歩行では，踵接地時の衝撃吸収が困難になる．そのため自宅内での歩行に備え，入院中から靴なし歩行の評価・練習を十分に実施する必要がある．

図8-1 靴の有無によるプラスチック短下肢装具の角度の違い

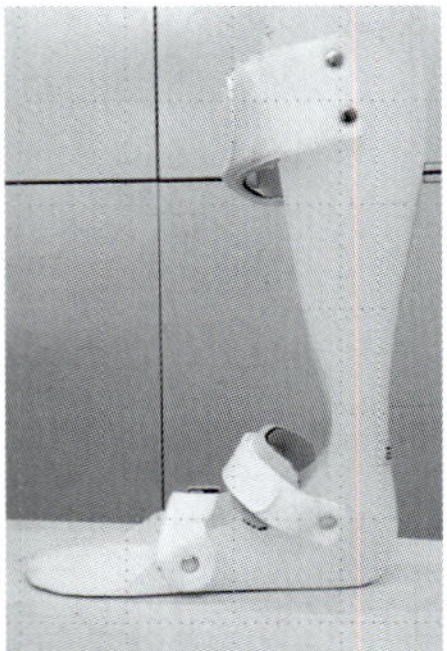

a. 装具のみ

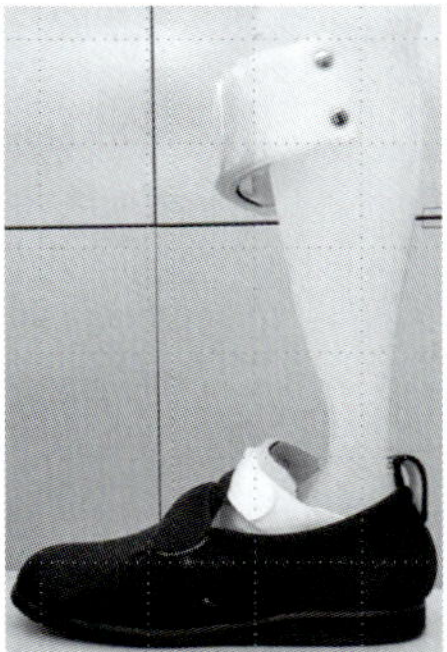

b. 装具＋靴

靴なし（a）と比べて靴あり（b）では装具が前方に傾斜する

履物の影響だけであれば，リハビリテーション室での練習も可能であるが，歩行に影響を与える環境要因はほかにも存在する．例えば，病棟では洗面所での手洗い後の方向転換や，冷蔵庫のドアを開けながらの後ずさり，他の患者と話をしながらの歩行などを行う場面がある．屋外では不整地で信号や自転車などに注意を払いながら道に迷わずに歩くことが求められる．また，買い物や通勤を想定した荷物の入った鞄を持っての歩行では，重心の位置の変化による歩容の変化も生じる．

歩行練習の成果は，生活場面に反映されることが大切であり，そのためにはリハビリテーション室のみでなく，**生活場面での歩行の評価・練習**も行う必要がある．

Jump

成功への一歩

生活場面での歩行の評価と練習を行おう

生活場面では，リハビリテーション室とは異なる歩行様式が求められる．そのためセラピストは，生活場面での歩行の評価・練習を行う必要がある．

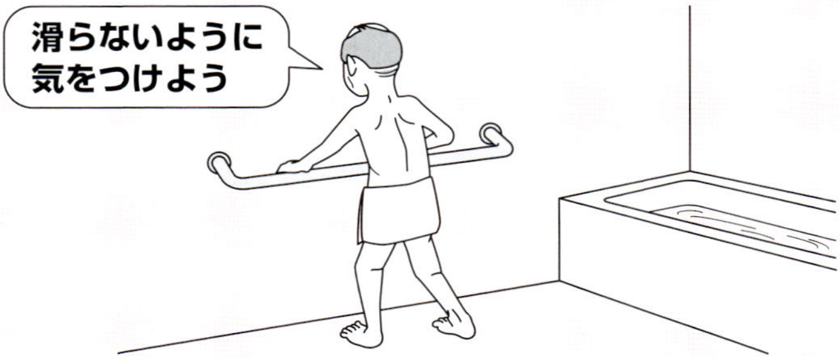
滑らないように
気をつけよう

落とし穴 2 座位での体幹前傾が必要な動作は起立動作だけだと思っていないか

理学療法士に「座位での体幹前傾が必要な動作は何ですか？」と聞くと，起立動作しかあがってこないことが多い．しかし，作業療法士は**座位での体幹前傾はさまざまなADLで重要**な動作であると捉えている．図8-2は食事の場面である．体幹が後傾したままでは，食器から口までの距離が長い．そのため，食べ物を口に運ぶ途中で衣服にこぼしてしまう．体幹が前傾していれば，食器から口までの距離が短い．そのため，食べ物を口に運ぶ途中で衣服にこぼしてしまう心配もない．また，車いす上でフットプレートに足をのせた状態では，体幹の前傾は行いにくくなる．食事の際は車いすのフットプレートから足を下ろすか，通常の椅子に移

図8-2 体幹の前後傾による食事動作の違い

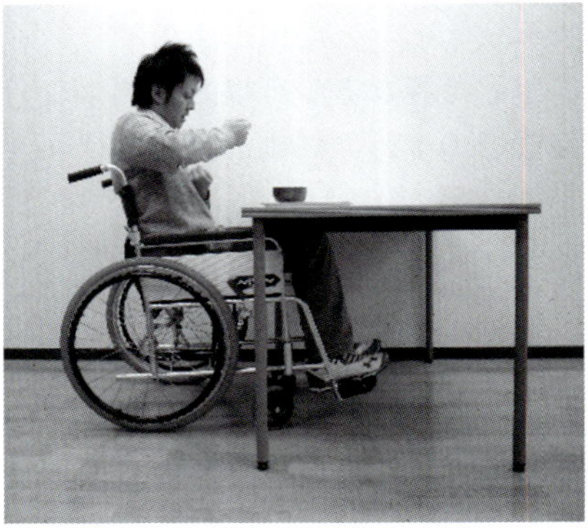

a. 体幹後傾位

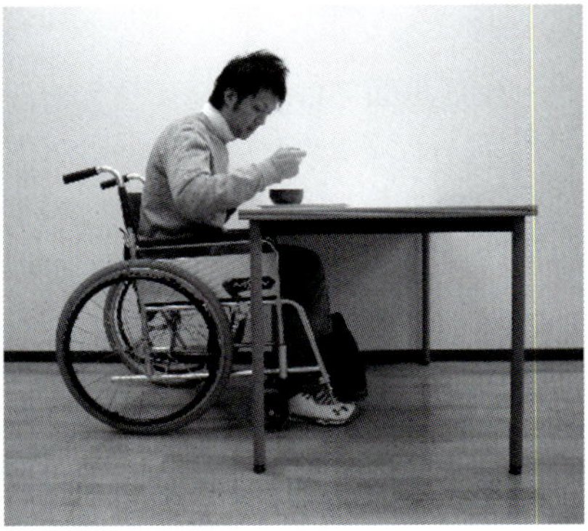

b. 体幹前傾位

a：フットプレートに足をのせたまま体幹後傾位での食事動作であり，食べ物を口に運ぶ途中でこぼしてしまう

b：フットプレートから足を下ろしてから体幹前傾しての食事動作であり，食べ物を口に運ぶ途中で衣服にこぼす心配がない

乗することが望ましい．座位での体幹前傾は食事だけでなく，うがい，手洗い，靴の着脱，足部の洗体など，あらゆるADLで必要となる．作業療法士だけでなく理学療法士も，その重要性を十分に認識してリハビリテーションプログラムを立案する必要がある．

Jump 成功への一歩

座位での体幹前傾がADLで重要な動作であることを知ろう

座位での体幹前傾は起立動作だけでなく，食事，うがい，手洗い，靴の着脱，足部の洗体など，あらゆるADLで必要な動作である．作業療法士だけでなく理学療法士も，その重要性を踏まえてリハビリテーションプログラムを立案する必要がある．

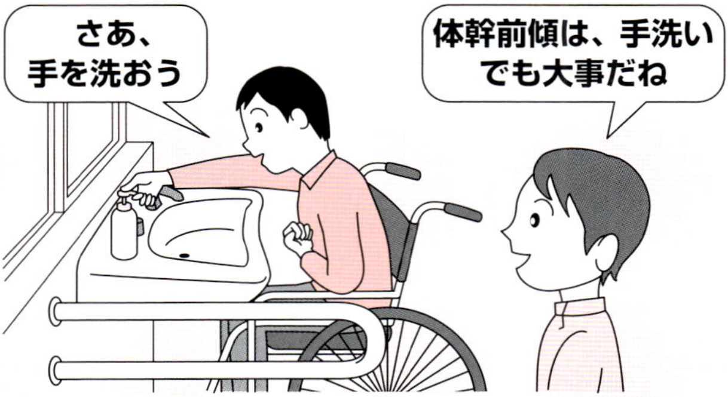

落とし穴 3 立位で支持物から手を離した際に支持基底面が狭くなっていないか

立位で非麻痺側の手を支持物から離して行う動作を実施するためには，立位姿勢が安定している必要がある．立位姿勢の安定性を高めるためには，身体機能を向上させるしかないと思われがちである．しかし，実際には身体機能に変化がなくとも，立位姿勢の安定性を向上させることはできる．例えば，**両足部の距離が近く，支持基底面が狭いことによって，立位姿勢が不安定になっている**患者がいる．このような患者には，「立位で支持物から手を離す際は，バランスを崩さないよう足を広げてください」と指導するとよい．この方法は，きわめて単純ではあるがたいへん有効である．このように，立位での下衣更衣，ドアの開閉，床に落とした物を拾うといった動作の安全性は，ちょっとした工夫によって向上させることができる（図8-3）．

図 8-3 支持基底面による下衣更衣動作の安定性の違い

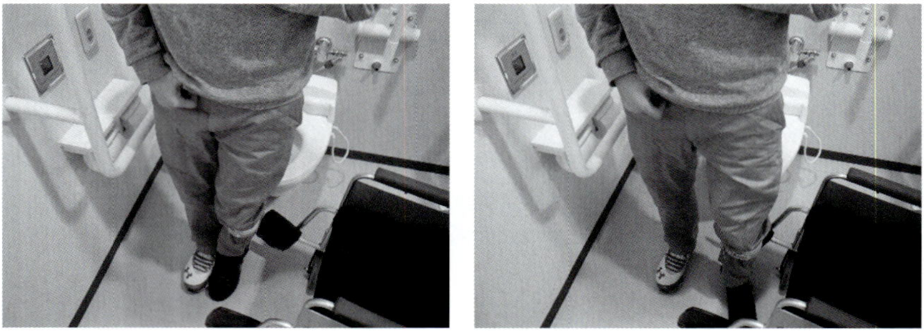

a. 支持基底面が狭い　　b. 支持基底面が広い

a：支持基底面が狭く下衣更衣動作中にバランスを崩す可能性が高い
b：支持基底面が広く安全に下衣更衣を行うことができる

Jump

成功への一歩

立位で支持物から手を離す際は，支持基底面を広げよう

下衣更衣，ドアの開閉，床に落としたものを拾う際などで，立位で支持物から手を離すと，支持基底面の狭小化などによってバランスを崩しやすくなる．そのため，支持物から手を離す前に足部どうしを離して支持基底面を広げることが，安全に動作を行ううえで重要である．

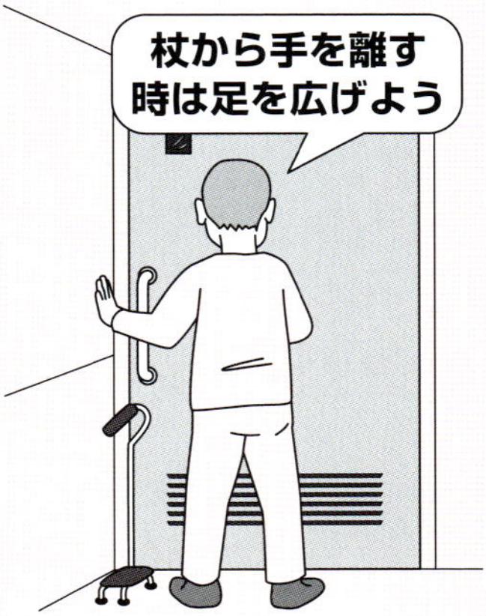

落とし穴 4

トイレに連れていける患者にテープタイプ紙おむつをつけていないか

紙おむつには，テープタイプとパンツタイプがある（図8-4）．テープタイプ紙おむつは，ベッド上での着脱が行いやすく，寝たきりの患者や夜間帯の使用に適している．一方で，立位をとった際にずり落ちやすく，伸縮性もないため，立ち上がり練習や歩行練習の妨げになることがある．加えて，立位での着脱がしにくいため，トイレ内での下衣操作練習が行いにくくなるという欠点もある．テープタイプ紙おむつは，あくまでもベッド上での交換を前提としたものであり，離床を促すべき日中の使用にはそぐわない．そのため，介助があればトイレに連れていくことが可能な患者には，たとえ尿意の訴えがなくとも**日中はパンツタイプ紙おむつで対応**するべきである．また，訴えがなくとも尿意自体は感じている患者もおり，便座に座れば排尿する場合もある．パンツタイプ紙おむつを使用していれば，患者の排尿のタイミングに合わせて定時誘導を行うこともできる．

図 8-4 テープタイプ紙おむつとパンツタイプ紙おむつ

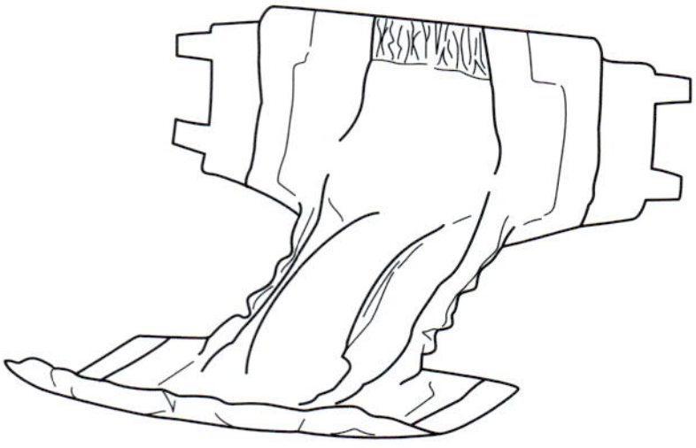

a．テープタイプ

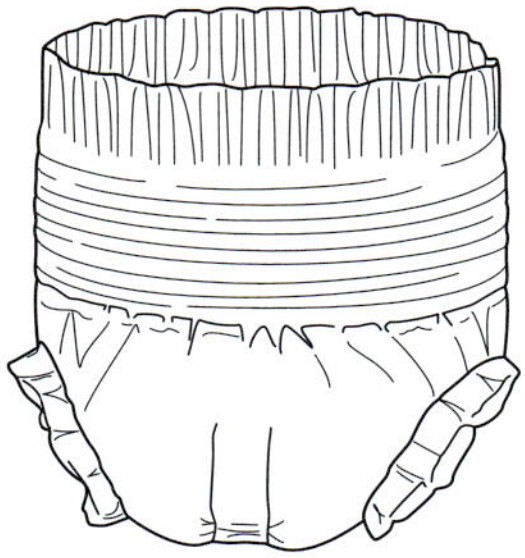

b．パンツタイプ

a：テープタイプ紙おむつは，ベッド上で着脱しやすい
b：パンツタイプ紙おむつは，立位で着脱しやすい

Jump 成功への一歩

日中トイレに行ける患者はパンツタイプ紙おむつを使おう

テープタイプ紙おむつはベッド上での使用を前提としており，日中の使用にはそぐわない．トイレに連れていける患者は日中だけでもパンツタイプ紙おむつを使用することで，理学療法・作業療法をより効果的に実施することができる．

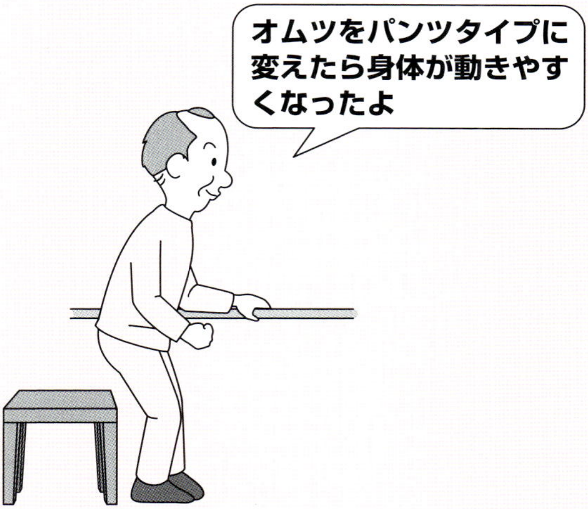
オムツをパンツタイプに変えたら身体が動きやすくなったよ

落とし穴 5

失禁時の尿とりパッド交換の練習を忘れていないか

尿とりパッドを使用している患者は，失禁時にパッド交換が必要である．たとえ歩行が安定していても失禁がみられる患者は，尿とりパッド交換が自立しなければトイレ動作自立とはならず，そのままでは一人で家の留守番もできないことになってしまう．歩行自立できるほどの身体機能を有している患者であれば，**尿とりパッド交換ができない原因は高次脳機能障害である**可能性が高い．

以前，筆者は歩行が自立しているにもかかわらず尿失禁があり，構成障害のためにシール つき尿とりパッドを表裏逆につけてしまうなど，正しく装着できない患者を担当したことがある．この患者は，反復練習を行っても，尿とりパッド装着動作の習得は困難であったが，パンツタイプ紙おむつの中にあらかじめマーカーで2本ラインを引き，尿とりパッド

図 8-5 尿とりパッド装着のための工夫の一例

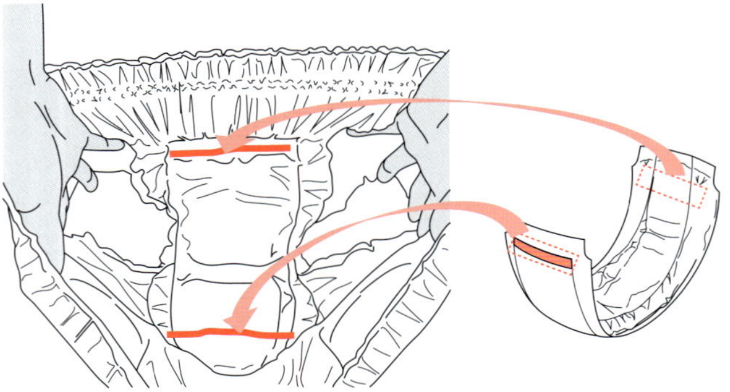

パンツタイプ紙おむつの中にマーカーで２本ラインを引き，尿とりパッドのシールをラインに重ねるようにして装着するように促すことで，構成障害を呈する患者でもパッドを正しく装着できるようになった

のシールをパンツタイプ紙おむつのラインに重ねるように装着するよう指導することで，尿とりパッド交換の失敗はなくなった（図8-5）．

尿とりパッド交換は，重症患者に対しては全介助で実施するのはやむをえないが，動作能力が高い患者に対しては安易に全介助で実施するのではなく，適切な評価に基づいた介入を行うことが大切である．

Jump!

成功への一歩

高次脳機能障害を考慮して尿とりパッド交換の評価と介入をしよう

身体機能が高いにもかかわらず，尿とりパッドの交換に介助を要する患者では，高次脳機能障害が原因となっていることが多い．したがって，高次脳機能障害を踏まえた介入方法を考えることが大切である．

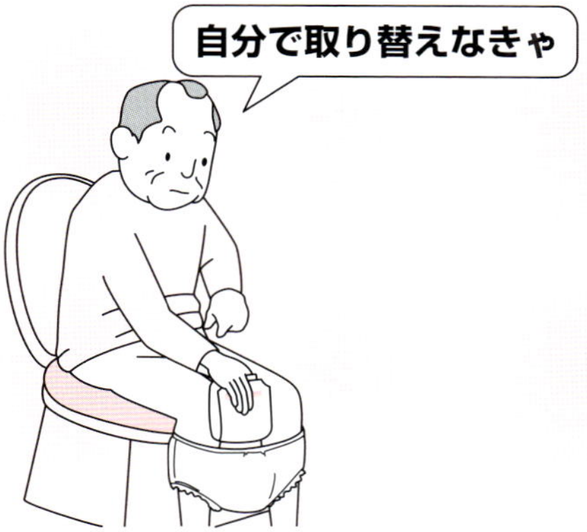

落とし穴 6

手洗いを軽視していないか

手洗いは，整容動作の中で最も実施頻度が高く，トイレに行った後や外出後には必ず実施する動作である．手洗いは，非麻痺側だけでなく麻痺側の手についても行うことが大切である．特に，手指が屈曲した麻痺側手は，通気性が悪く，衛生面の問題をきたしやすい．また，麻痺側手を補助手として参加させることで，非麻痺側の手背・手首など，片手で洗うことが難しい範囲も洗うことができる（図8-6）．

図 8-6　左片麻痺者の片手での手洗いと両手での手洗い

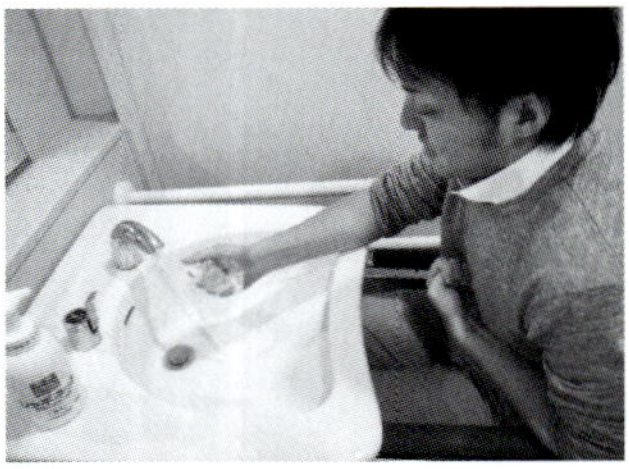

a. 非麻痺側手のみでの手洗い

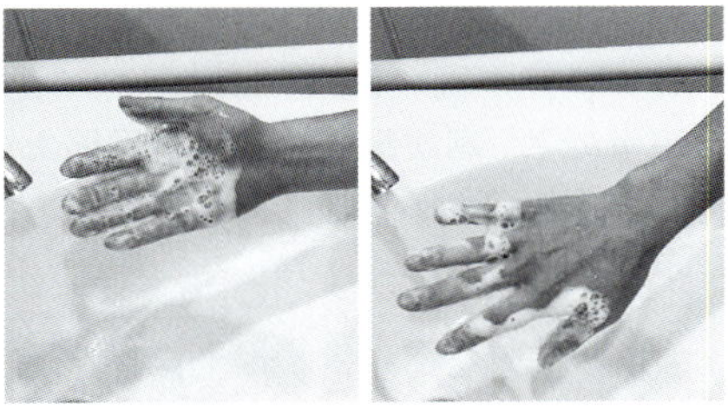

b. 非麻痺側手のみで洗える範囲

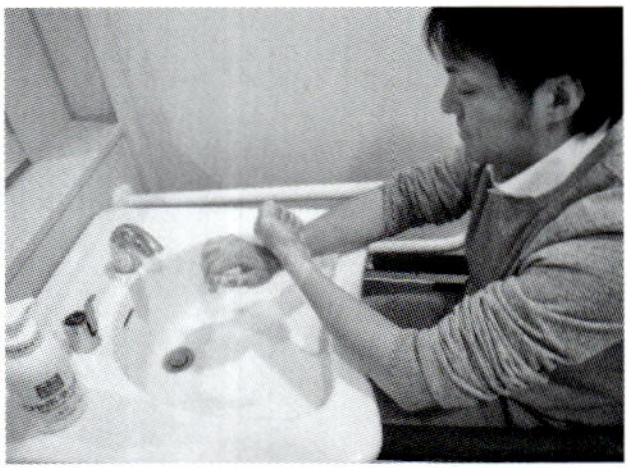

c. 両手での手洗い

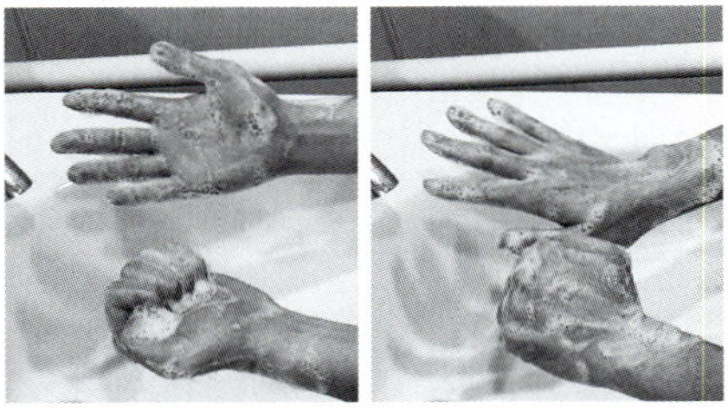

d. 両手で洗える範囲

非麻痺側手のみでの手洗い（a）では非麻痺側の手背や手首を洗うことはできない（b）．両手での手洗い（c）では非麻痺側の手背や手首も洗うことができる（d）

手洗いは，両手を用いたほうが石鹸の泡立ちもよく，何より1日に何度も行われる手洗いのたびに麻痺側上肢を参加させることは，麻痺の改善にも寄与する．**両手での手洗いの指導・練習を行うことは，衛生面においても上肢機能面においても意義が大きい**．

Jump 成功への一歩

両手での手洗いを促そう

片手での手洗いでは手背や手首を洗うことはできない．両手での手洗いは衛生面上好ましいだけでなく，麻痺側上肢の機能回復にも寄与するため，積極的に行うようにしたい．

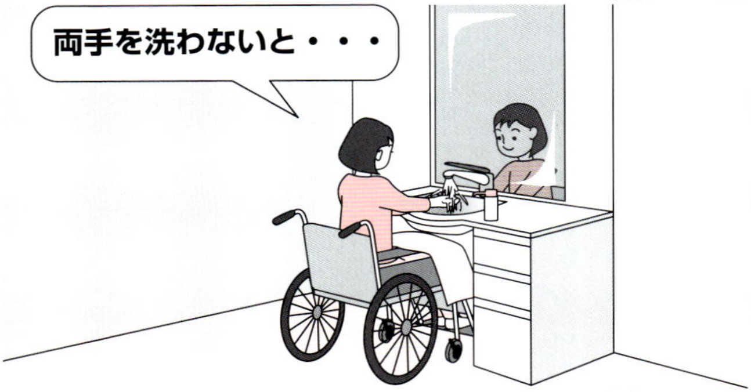

落とし穴 7

食事場面の環境設定を軽視していないか

摂食・嚥下障害を呈する患者では，食事場面での環境設定が重要である．例えば，左半側空間無視を呈する患者の場合，食器の位置を右寄りにすることや，配膳時に食器の位置を患者に教えるといったことに加え，注意が右側空間に逸れにくくなるよう，右側が壁にくる席に座ってもらうといった工夫が考えられる．また，注意散漫や多弁傾向のために食事が進まない患者は，食堂よりも刺激の少ない自室のほうが食事に集中することができ，摂食量を増やせる場合がある．

加えて，食事場面での座位姿勢は，嚥下に影響を与えるため，重要である．**円背姿勢では相対的に頸部が伸展位になるため，頸部前面の筋が緊張し，嚥下時の喉頭挙上が阻害される**．また，下顎骨が下方に引かれるために咀嚼も行いにくくなる．テーブルの高さが高いと頸部の過伸展

図 8-7 円背患者の食事姿勢

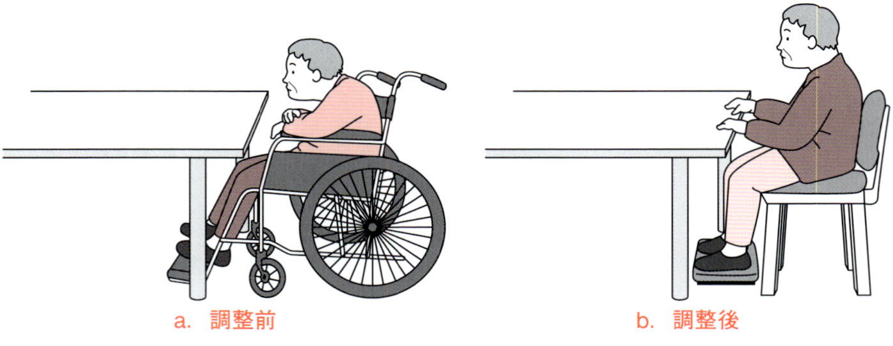

a：円背であることに加え，テーブルが高いため，頸部が過伸展し，咀嚼・嚥下を阻害している

b：足台を使用して高めの椅子に腰かけることで，テーブルが相対的に低くなる．さらに車いすから通常の椅子に変更して足底・座面・背もたれが安定したことで，円背も改善している

はさらに助長される（図8-7a）．したがって，テーブルの高さは昇降機能付きのテーブルを用いて調整することが好ましい．もしテーブルの高さを下げることが難しければ，足台を利用して座面が高めの椅子に腰かけることで，相対的にテーブルの位置を低くするなどの工夫が必要である（図8-7b）．

Jump

成功への一歩

注意機能や姿勢を考慮して食事場面の環境設定をしよう

注意障害を呈する患者では，食事に集中できるよう環境設定することで摂食量を増やすことができる．また，頸部の過伸展は咀嚼や嚥下の阻害因子になるため，頸部過伸展を助長しないようテーブルの高さやシーティングに配慮する必要がある．

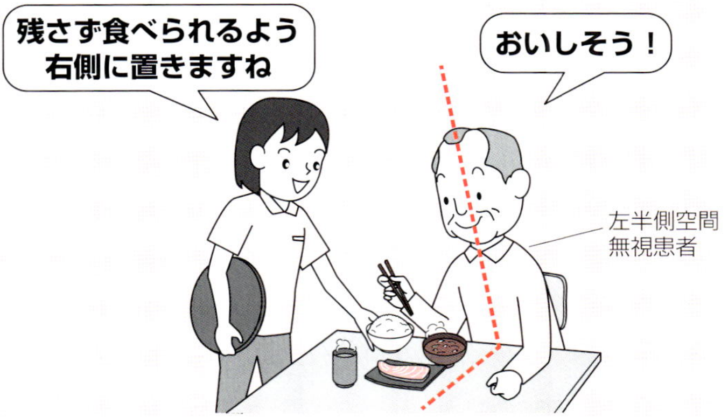

落とし穴 8

入浴動作の評価・練習を忘れていないか

入浴動作は，浴室内での歩行，洗体，浴槽またぎ，浴槽内へのしゃがみ込み，浴槽内からの起立，入浴前後の更衣など，多くの要素を含んでいる（図8-8）．例えば，浴室内での歩行では，濡れて滑りやすい床の上を，杖や装具を使用せずに歩く必要がある．浴槽内へのしゃがみ込みや浴槽からの起立では，浮力を得られるとはいえ，通常の起立・着座よりも大きな下肢屈曲可動域が求められる．入浴後の着衣では，身体が湿っているために衣服が皮膚の上を滑りにくくなる．

このように，入浴には特有の要素が多く，能力向上に向けて積極的にアプローチする必要がある．しかし，セラピストが実際の入浴場面で評価・練習を行う機会は限られている．そのため，実際に介助を行ってい

図 8-8 入浴に必要な動作

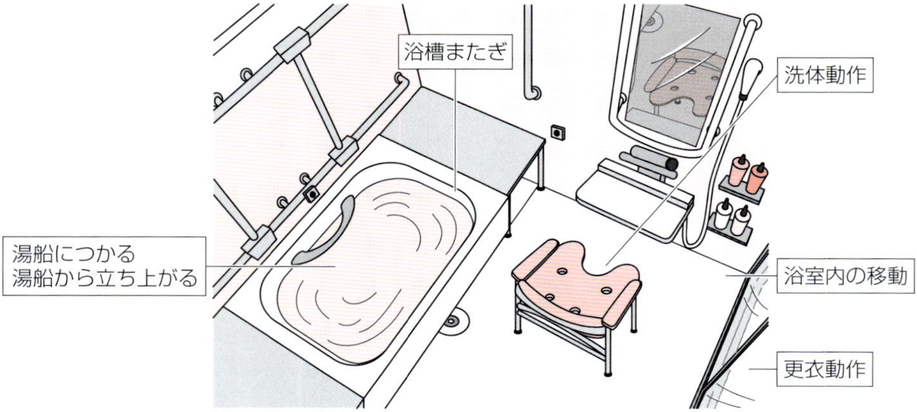

入浴には，さまざまな動作が必要であり，更衣や歩行にも入浴特有の条件が加わる

る**看護師やケアワーカーとの情報交換**を密に行い，連携してアプローチしていくことが大切である．

Jump!

成功への一歩

ケアスタッフと連携しながら入浴動作の評価・練習を行おう

入浴には特有の要素が多く，積極的なアプローチが必要である．しかし，セラピストが実際の入浴場面で評価・練習を行う機会は限られているため，実際に介助を行っている看護師・ケアワーカーとの情報交換を密に行い，連携してアプローチしていく必要がある．

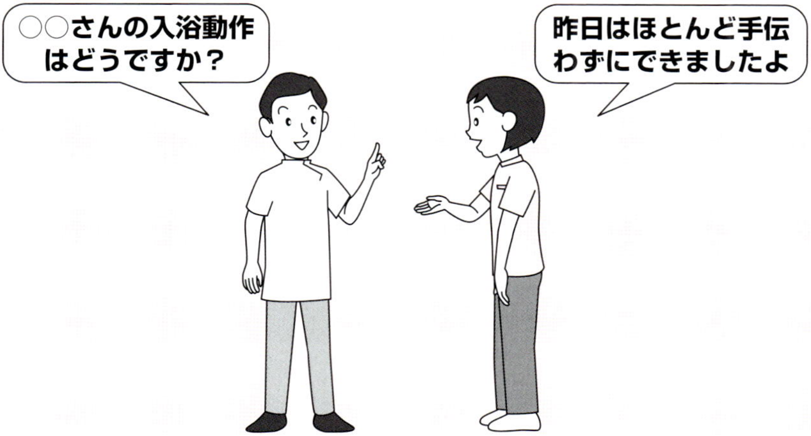
○○さんの入浴動作はどうですか？
昨日はほとんど手伝わずにできましたよ

落とし穴 9

移乗練習をリハビリテーション室で実施していないか

臨床実習生の症例発表によくみられるのが，「移乗動作自立」という目標設定である．しかし，「移乗」といっても場面によって求められる動作は異なる（図8-9）．例えば，リハビリテーション室での車いすからプラットホームへの移乗（図8-9a），ベットサイドでの介助バーを把持しての車いすからベッドへの移乗（図8-9b），ベッド柵を把持しての車いすからベッドへの移乗（図8-9c），トイレでの縦手すりを把持しての移乗などは異なる動作である．

特に注意したいのはトイレでの移動である．便座から車いすへの移乗

図 8-9 手すりの条件が移乗動作に与える影響

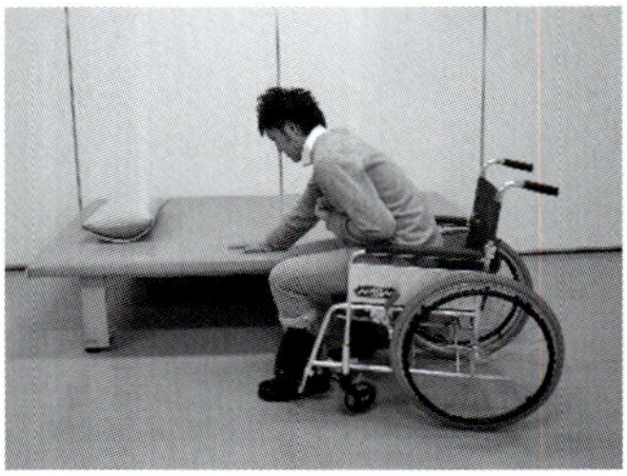

a. 車いす→プラットホーム

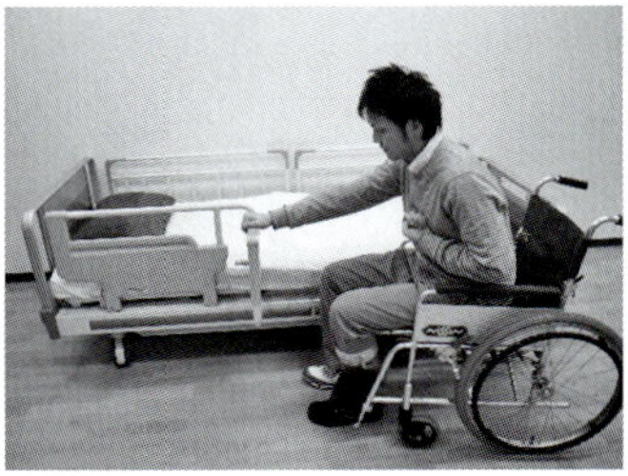

b. 車いす→ベッド（介助バー）

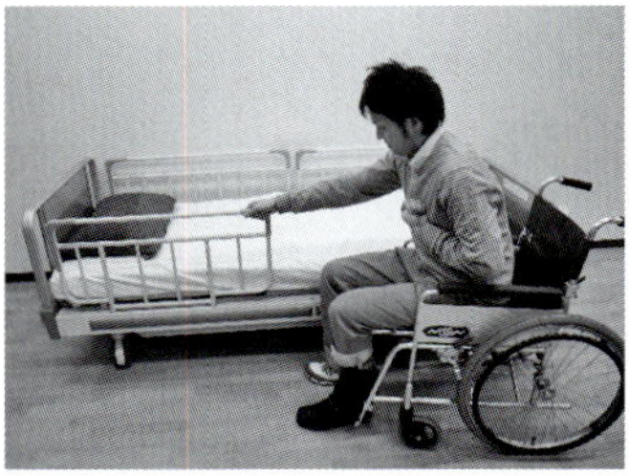

c. 車いす→ベッド（ベッド柵）

では，起立時に縦手すりが非麻痺側にあるため安定しやすい（図8-9d）．逆に車いすから便座への移乗では，起立時に縦手すりが正面にくるため麻痺側にバランスを崩しやすい（図8-9e）．そのため車いすからの起立時には，横手すりの部分を把持して起立したほうが安定する場合もある（図8-9f）．なお，自宅トイレでは入口の位置によって，180°の方向転換が必要となる場合や，逆方向からの移乗（図8-9g）が必要になる場合もある．**移乗動作の練習はリハビリテーション室ではなく生活場面で実施することが大切**であり，セラピストはどの場面での移乗を練習対象にするのかを明確にする必要がある．

図 8-9 つづき

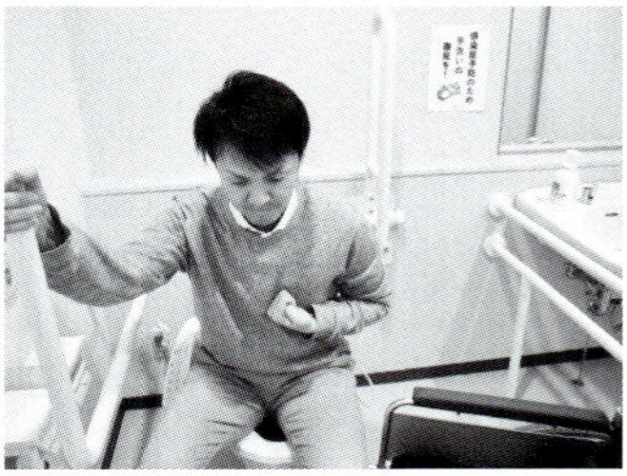

d. 便座→車いす（縦手すり）

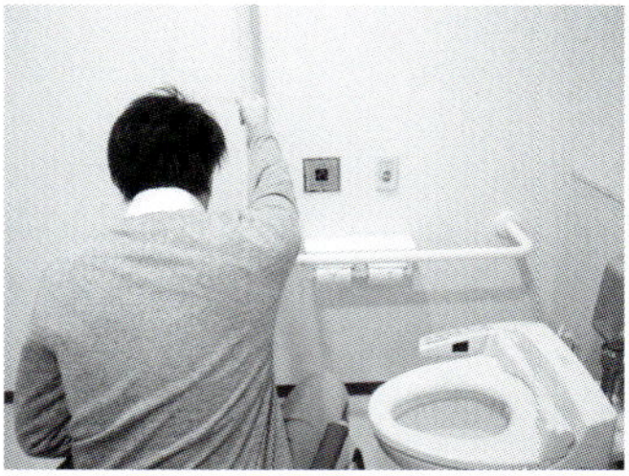

e. 車いす→便座（縦手すり）

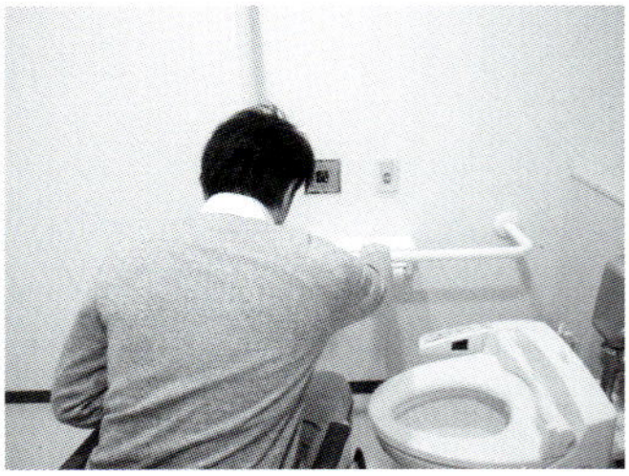

f. 車いす→便座（横手すり）

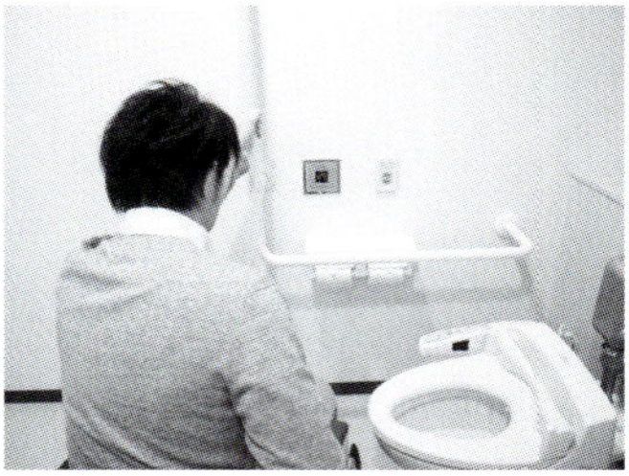

g. 車いす→便座（逆方向からの移乗）

手すりの条件により移乗動作の方法は異なる

Jump

成功への一歩

移乗練習は生活場面で実施しよう

移乗動作と一言でいっても手すりの形状・位置など，環境によって動作様式は異なる．そのため，移乗練習は対象とする場面を明確にしたうえで，実際の生活場面で実施する必要がある．

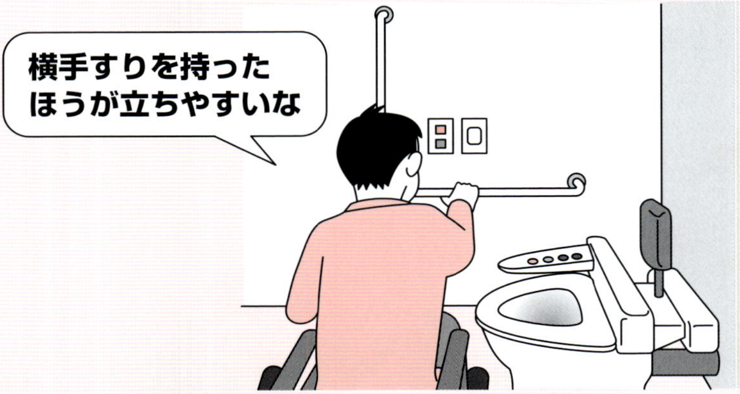

落とし穴 10

2足1段の手順を教えるだけの階段昇降練習になっていないか

片麻痺者の階段昇降は，通常昇りは非麻痺側，降りは麻痺側からの2足1段で行うよう指導するが，それ以外の留意点はあまり知られていない．そこで，力学の観点から階段昇降動作を捉えることを提案したい．

階段の昇りでは，麻痺側の足部が段に上がりきらないことがある．これは手すりではなく，杖を使用しての昇段で特に生じやすい．杖を使用しての昇段を容易にするための工夫として，**杖と非麻痺側足部でつくる支持基底面を広げる**ことがあげられる（図8-10）．非麻痺側での支持が安定すれば，麻痺側足部を引き上げることは容易になる．また，杖の長さを変更することも有効である．昇段では，杖を麻痺側下肢よりも先に上段につくため，杖を握る手の位置が高くなり荷重しにくくなる．そこで，杖の長さを短めに設定することで，杖に荷重しやすくなり，麻痺側足部を挙上しやすくすることができる（図8-10）．反対に降段では，通常の杖の長さでは杖を下段についた際に前傾姿勢になってしまうため，長めの杖のほうが動作を行いやすい．片麻痺者が自己にて杖の長さを調整することは困難であるが，階段昇降の介助を行う家族にこの方法を伝えることで，介助量を減らすことができる．

降段動作では，健常者は降ろす下肢の足関節を底屈させ，足尖から下段に接地することで，接地を早め，支持脚の負荷を軽減している．しかし，**短下肢装具をつけている片麻痺者では足関節底屈が困難となるため，踵から下段に接地することになる．そのため麻痺側下肢の接地が遅れ，支持脚をより深く屈曲して支持することになり，非麻痺側の大腿四頭筋にかかる負荷が増大する**（図8-11）．また，足関節底屈の制限による接地の遅れを骨盤の側方傾斜で代償しようとし，麻痺側下肢が内転位になってしまう場合もある（図8-12 a）．そこで，降段時の非麻痺側大腿四頭筋の負荷を軽減し，麻痺側下肢の内転を防ぐ方法の一つとして，後ろ向きでの降段も検討したい（図8-12 b）.

図 8-10　片麻痺者の杖を使用した昇段動作

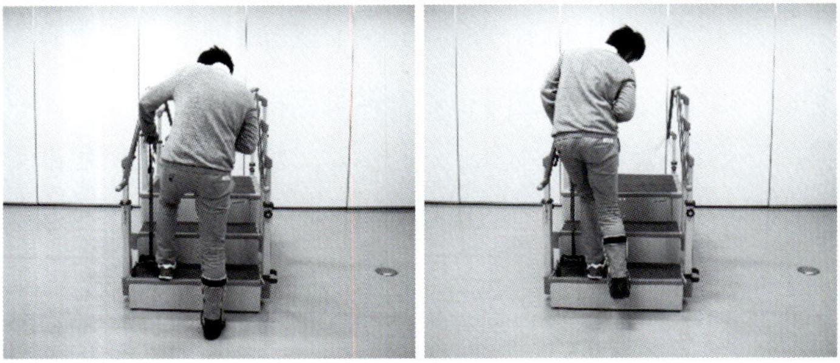

a. 杖と非麻痺側下肢が接近している場合

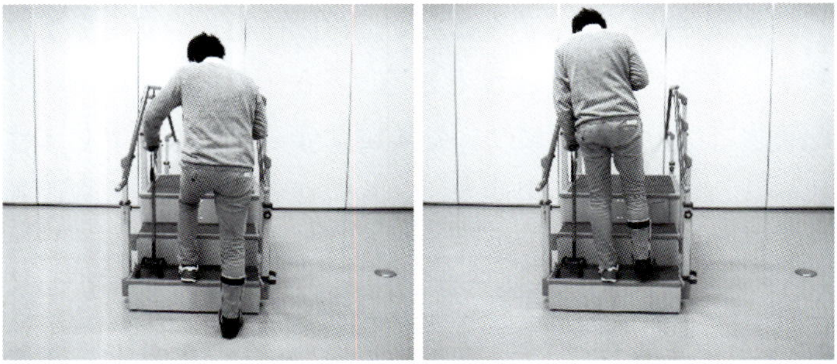

b. 杖（短め）と非麻痺側下肢が離れている場合

a：杖と非麻痺側下肢が接近しているため，麻痺側下肢を挙上した時に支持基底面が狭く，バランスを崩しやすい

b：杖と非麻痺側下肢が離れているため，麻痺側下肢を挙上した時に支持基底面が広く，バランスを崩しにくい．また，杖を短めにしたことで麻痺側下肢を挙上した時の杖への荷重が容易になっている

図 8-11 健常者と片麻痺者（短下肢装具使用）の降段動作

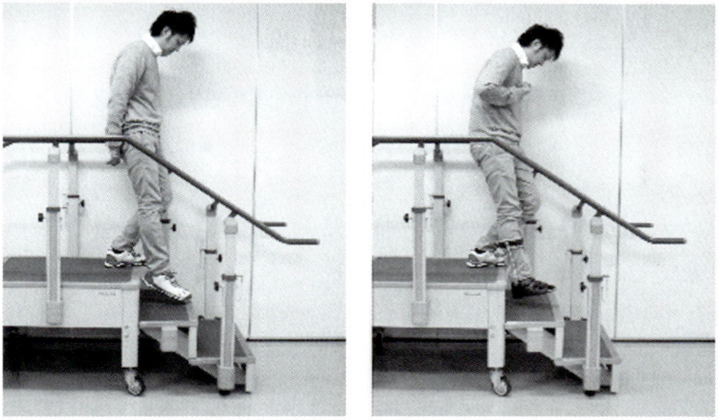

a. 健常者の降段動作　　b. 右片麻痺者の降段動作

a：健常者は，降ろす下肢の足関節を底屈させることで，接地を早めて支持脚の負荷を軽減している

b：短下肢装具を装着した片麻痺者では，降ろす下肢（麻痺側）の足関節底屈が困難なため，接地が遅れ，支持脚（非麻痺側）の負荷が増大する

図 8-12 片麻痺者の 2 つの降段動作

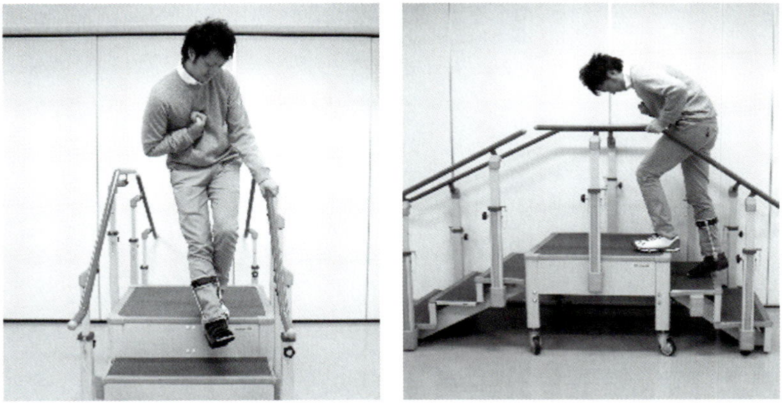

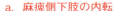

a. 麻痺側下肢の内転　　b. 後向きでの降段

a：片麻痺者では，降段時に麻痺側下肢の内転が生じる場合がある

b：後向きの降段では，麻痺側下肢の内転は生じない．非麻痺側大腿四頭筋への負荷も前向きでの降段と比べて小さい

Jump

成功への一歩

階段昇降動作を力学的観点から捉えよう

階段昇降動作を力学的観点から捉えることで，練習方法の幅を広げることができる．単に非麻痺側から昇り，麻痺側から降りるという順序を指導することにとどまらず，重心，支持基底面，身体に作用している力をイメージしながら評価を行い，練習方法を工夫したい．

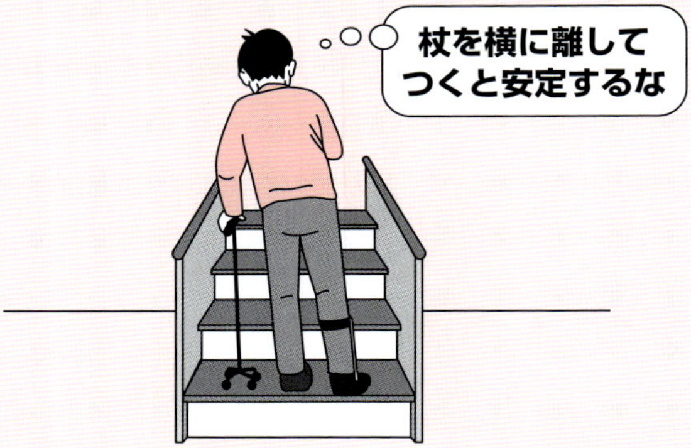

チームアプローチの 落とし穴 10

落とし穴 1

協業と専門性の兼ね合いで悩んでいないか

チームとして協業していくうえで，まず理解しておかなければならないことは，各職種の専門性である．他職種の専門性を理解することも重要であるが，それ以前に自分の職種の専門性を理解しているであろうか．「理学療法士とは何か？」「作業療法士とは何か？」と聞かれた時に，明確に回答できるであろうか．理学療法士と作業療法士の定義は，「理学療法士及び作業療法士法の第二条（表9-1）」に記されている．**理学療法士は身体障害者に対して運動療法と物理療法を用いて基本的動作能力の回復を図る職種**であり，**作業療法士は身体・精神障害者に対して作業を用いて応用的動作能力と社会的適応能力の回復を図る職種**である．自分の職種の専門領域については，チームの中で責任をもって対応する必要がある．ただし，各職種が自分の専門領域への対応のみをしていたのでは，専門性の境界領域の部分に漏れが生じやすい．そのためチームアプローチの中では，ある程度他職種の専門領域にも関わっていく必要がある．その際，他職種と意見の相違が発生することがある．話し合いで落とし

表 9-1 理学療法士及び作業療法士法の第二条

1．この法律で「理学療法」とは，身体に障害のある者に対し，主としてその基本的動作能力の回復を図るため，治療体操その他の運動を行なわせ，及び電気刺激，マツサージ，温熱その他の物理的手段を加えることをいう
2．この法律で「作業療法」とは，身体又は精神に障害のある者に対し，主としてその応用的動作能力又は社会的適応能力の回復を図るため，手芸，工作その他の作業を行なわせることをいう
3．この法律で「理学療法士」とは，厚生労働大臣の免許を受けて，理学療法士の名称を用いて，医師の指示の下に，理学療法を行なうことを業とする者をいう
4．この法律で「作業療法士」とは，厚生労働大臣の免許を受けて，作業療法士の名称を用いて，医師の指示の下に，作業療法を行なうことを業とする者をいう

どころが見つかればよいが，どちらかが引かなければならない時もある．その時は，どちらの専門領域の話をしているのかを一つの判断基準にしてほしい．例えば，トイレ動作が自立できるかどうかの判断で，理学療法士と作業療法士の意見が合わなかった場合は，トイレ動作は作業療法士の領域であるため，作業療法士の意見を優先するべきである．自分の専門領域の話で他職種に譲ったり，他職種の専門領域の話で相手を否定したりしていては，チームアプローチは成り立たない．

!Jump

成功への一歩

各職種の専門性を理解して協業しよう

チームアプローチの中では，自分の職種の専門領域だけでなく，他職種の専門領域にも関わっていく必要がある．しかし，自分の職種と他職種の専門領域を意識することも忘れてはならない．各職種の専門性を意識することで，責任をもつ領域が明確になり，連携も円滑になる．

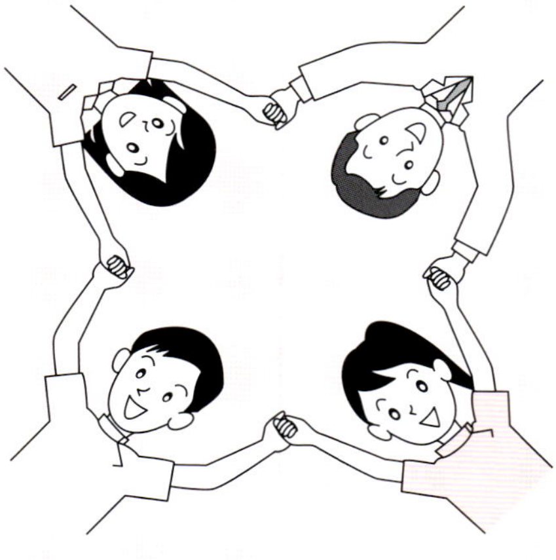

落とし穴 2

ケアスタッフへの依頼や提案が唐突になっていないか

チームアプローチの中で，ケアスタッフ※に協力を依頼することは多々ある．その際，唐突に依頼をするのではなく，事前に根回しをしておいたほうが話はスムーズに進む．例えば，それまで一度も患者が歩行している場面をみたことがないケアスタッフに，「今日から食事の前後に介助歩行を実施してほしい」と依頼しても，ケアスタッフは「うまく介助できるだろうか」「転倒させないだろうか」と不安になるであろう．しかし，もし図9-1のようにセラピストが病棟で歩行練習を実施している場面を日ごろからケアスタッフが見ており，セラピストとともに介助を行った経験があれば，いざ介助歩行を導入するとなった時にも，ケアスタッフは心の準備ができており，円滑に話を進めることができる．セラピス

図 9-1 病棟での歩行練習

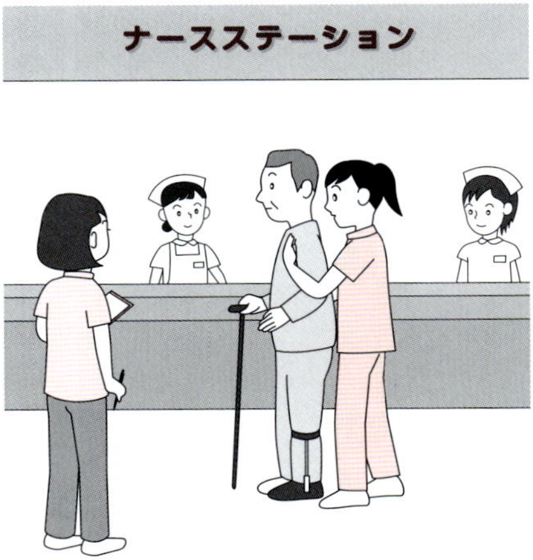

病棟で歩行練習を行うことで多くのケアスタッフの目にとまり，実際に介助を行ってもらう機会もつくりやすい

トは**患者の状態をケアスタッフと共有するためにも積極的に病棟リハビリテーションを行う**ようにしたい．

Jump

成功への一歩

病棟リハビリテーションをとおしてケアスタッフとコミュニケーションをとろう

ケアスタッフへの依頼や提案が唐突になると，話が円滑に進みにくくなってしまう．積極的に病棟でリハビリテーションを実施することで，ケアスタッフと接する機会が増え，コミュニケーションを円滑にとることができるようになる．

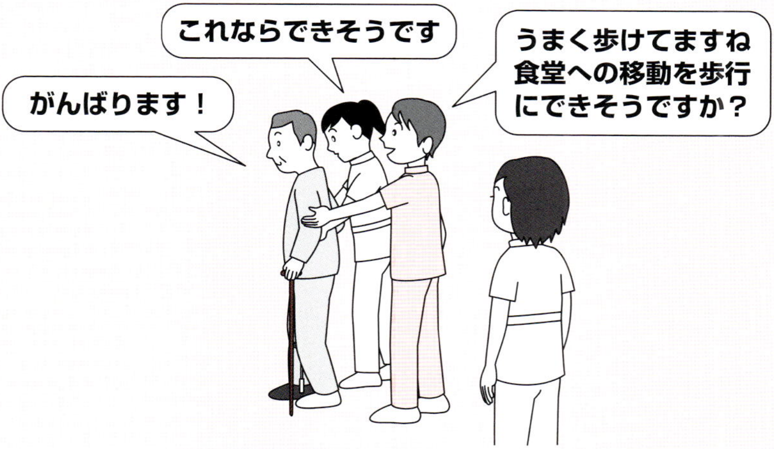

※ケアスタッフ…ここでいうケアスタッフとは看護師とケアワーカーのことである

落とし穴 3

依頼する動作の介助や評価のポイントがあいまいになっていないか

生活場面での歩行をケアスタッフに依頼する際は,「装具と四点杖を使って見守りで歩けます．食事前後の歩行をお願いします」といった内容では不十分であり，転倒事故のリスクが高い．そこで,「方向転換の際に麻痺側後方にバランスを崩しやすいので，特に気をつけてほしい」「前方へのつまづきに備えて，患者の麻痺側肩の前方に手を当てておいてほしい」といったように，どのような場面で，どのように転倒するリスクがあるのかを明確に伝えなければ，ケアスタッフは「ただ，なんとなく」見守ることになってしまう．

また，歩行やトイレ動作などの自立評価をケアスタッフに依頼する際も「3日間，危ない場面がないかみてください」といった依頼ではなく,「装具をきちんと履けているか，また夜間の歩行状態が日中と変わらないかを確認してください．また，ドアの開閉の際に足を広げてバランスをとれているか確認してください」というように，重点的に評価してほしいポイントを具体的に伝えたほうがよい．そのほうが，ケアスタッフからもより具体性のある評価結果を聞くことができる.「トイレの前でふらついていました」よりも「装具はきちんと履けていて歩行も安定していましたが，トイレのドアを開ける際に足を広げておらず，バランスを崩していました」という評価結果を得られたほうが，問題点が明確となり，自立に向けての対応策を立てやすい．

ケアスタッフへの依頼内容があいまいなものであれば，対応もあいまいなものになってしまう．かといって，長々と説明をしても理解は得られない．**他職種に介助や評価の要点を具体的かつわかりやすく伝達する**能力もセラピストには求められる（図9-2）.

図 9-2 依頼内容と対応の関係

あいまいな依頼 →	あいまいな対応
長くてわかりにくい依頼 →	正しく実施されない
具体的でわかりやすい依頼 →	適切な実施

Jump

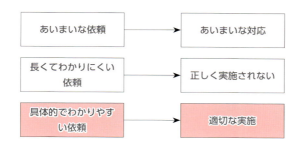

成功への一歩　介助や評価の要点を具体的かつ，わかりやすく伝えよう

ケアスタッフに介助や評価の依頼をする際は，ポイントを明確に伝えなければ，対応もあいまいなものになってしまう．他職種に要点を具体的かつ，わかりやすく伝えることを心がけたい．

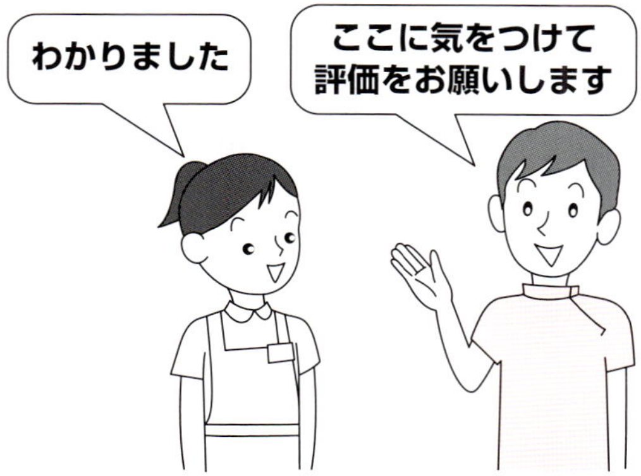

落とし穴 4

体格差を考慮せずにケアスタッフに介助方法を伝達していないか

セラピストが移乗動作や歩行の介助方法をケアスタッフに伝達する際，セラピスト自身が行っている方法をそのまま伝達してもケアスタッフはうまく行えない場合がある．この問題は，特に大柄な男性セラピストが小柄な女性ケアスタッフに伝達した際に生じやすい．例えば，男性セラピストが患者の真後ろに立って後方から両腋窩を支えて歩行介助を行えたとしても，女性ケアスタッフは大柄な患者の真後ろに立つと患者の背中に視野を遮られてしまうため，立ち位置をやや側方にする必要が出てくる（図9-3）．**小柄な女性スタッフには体格に合った介助方法を伝達しなければならない**．男性セラピストはケアスタッフに介助方法を伝達する前に，同僚の女性セラピストに相談すると有益な助言を得られることが多い．

図 9-3 介助者の体格による介助方法の変化

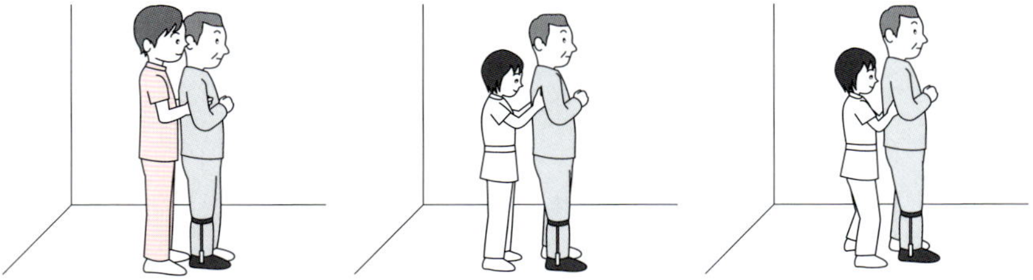

a. 大柄な介助者による真後ろからの介助　b. 小柄な介助者による真後ろからの介助　c. 小柄な介助者による後側方からの介助

大柄な介助者であれば患者の真後ろについての介助が可能である（a）．しかし，小柄な介助者では患者の真後ろにつくと視野を遮られてしまうため（b），やや側方について介助する必要がある（c）

Jump

成功への一歩

体格差を考慮して介助方法の伝達を行おう

自分と体格差のあるケアスタッフに介助方法を伝達する際は，自分が実施している方法と同じでよいのか，まずは検討する必要がある．悩む場合は，自分と体格が違うセラピストに相談すると有益な意見を得られることが多い．

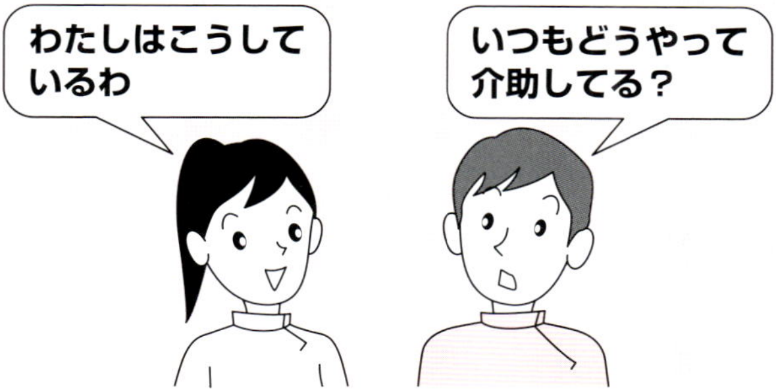

落とし穴 5

カンファレンスで心身機能面の目標ばかり報告していないか

カンファレンスは，各職種のもっている情報を共有し，リハビリテーションの方針を定めるための場である．リハビリテーションの目標として，全職種で共有できるのは患者のADLと退院先である．

回復期であれば長期目標として，どのくらいの期間で，どこに退院して，どのような生活を送れるようにするのか，また短期目標として1ヵ月後にどのような病棟生活を送れるようにするのかを全職種で共有し，そのために各職種が何をしていくのかを決定することが重要である（図9-4）．

心身機能面の目標は，ADLや退院先と比べ，他職種と共有することが難しい．カンファレンスでは**心身機能面よりもADLや退院先の目標を中心に議論**をしたほうが，チームアプローチにおいて有益である．心身機能面の目標は同職種内で存分に議論すればよい．

図 9-4　共有した目標に対する各職種のアプローチの一例

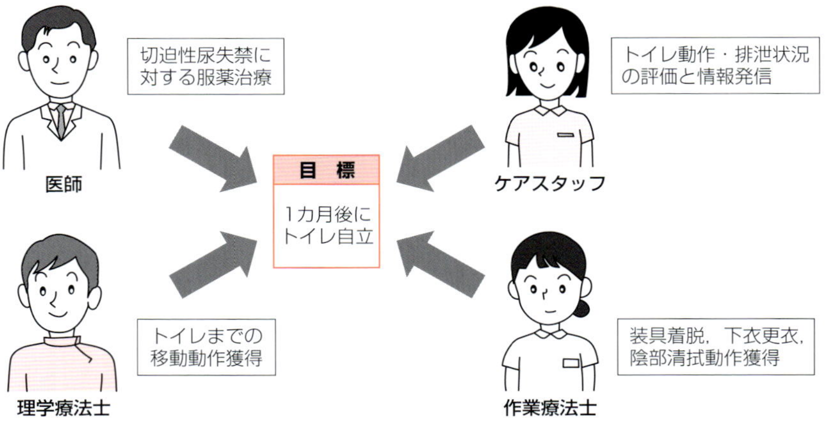

1カ月後のトイレ動作自立という目標の共有がチームアプローチの第一歩である

Jump

成功への一歩

カンファレンスではADLと退院先の目標を共有しよう

カンファレンスでADLと退院先の目標を共有することは，チームアプローチの基盤である．専門職としては心身機能面の目標も重要であるが，これは他職種とは共有しにくいため，同職種内で議論するほうがよい．

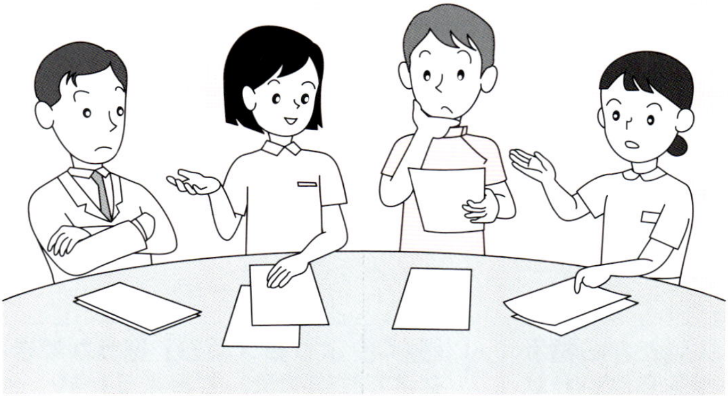

落とし穴
6

他職種が行う評価について知る必要はないと思っていないか

机上の高次脳機能検査は作業療法士や言語聴覚士が，Berg Balance Scaleのようなバランス評価は理学療法士が行うのが一般的であろう．しかし，作業療法においてもバランス評価は重要であるし，理学療法においても高次脳機能の情報は重要である．したがって，セラピストは**他職種の実施した評価の結果を読みとれるようになれば，アプローチやゴール設定の精度を高めること**ができる（図9-5）．

検査法についての知識は，文献から得ることもできるが，できれば実際に検査を実施してみたい．患者に対して行うことは難しいかもしれないが，スタッフ同士で検査し合ってみるだけでも理解を深めることができる．

図 9-5 他職種の評価がわかることによるメリット一例

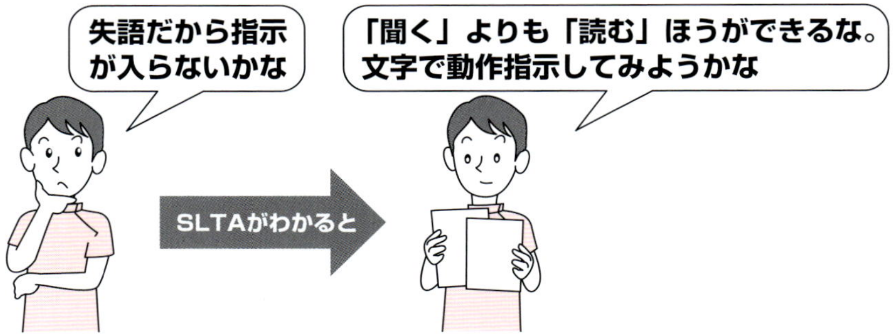
失語だから指示が入らないかな
SLTAがわかると
「聞く」よりも「読む」ほうができるな。文字で動作指示してみようかな

理学療法士が標準失語症検査（SLTA：Standard Language Test of Aphasia）の結果を読めると，言語機能のうち保たれている機能と障害のある機能を把握できるため，患者への動作指示の仕方に活かすことができる

Jump

成功への一歩

他職種が行う評価も知ろう

他職種が行う評価がわかるようになると，アプローチやゴール設定の精度を高めることができる．文献から情報を得ることもできるが，理解を深めるためにはスタッフ同士で実際に評価を行ってみることをすすめたい．また，他職種合同の勉強会を開くこともよい方法である．

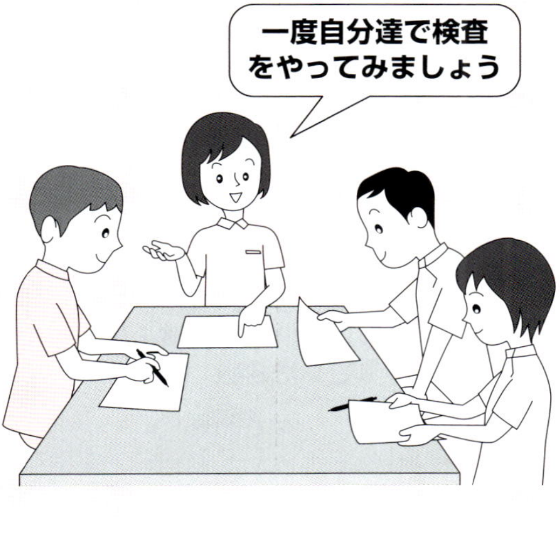
一度自分達で検査をやってみましょう

落とし穴 7

先輩に依存的な態度を患者にみられていないか

新人セラピストは臨床経験が少ないため，どうしても視野が狭くなりがちである．そのため，できるかぎり先輩セラピストにリハビリテーションへの同席を求め，対応の不十分な点を指摘してもらうとよい．ただし，自分の考えなしに先輩にアドバイスを求めたり，「先輩の技術を見学したいので，私の代わりにやってください」とリハビリテーションを全面的に任せてしまったりすると，患者に「頼りないセラピスト」という印象をもたれてしまう（図9-6）．「あくまでも担当は自分だ」という**責任感をもち，自分の考えと技術を先輩にみてもらったうえでアドバイスをもらう**ようにしたい．

図 9-6 患者の前での好ましくない態度

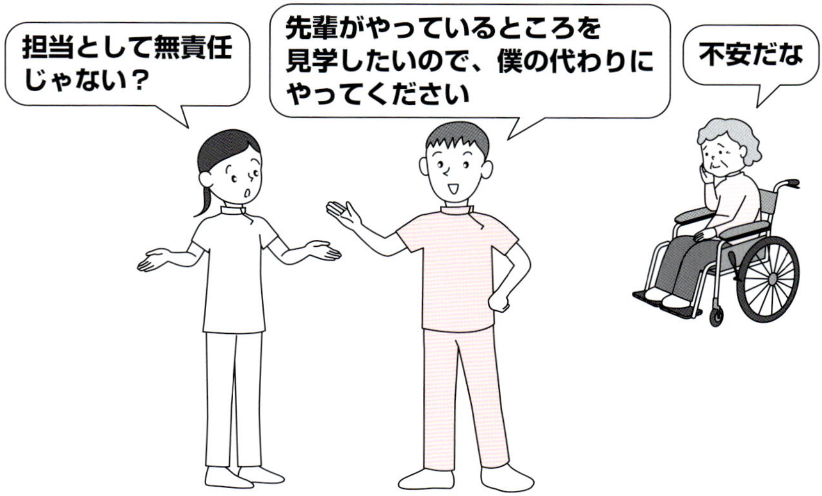
担当として無責任じゃない？
先輩がやっているところを見学したいので、僕の代わりにやってください
不安だな

Jump

成功への一歩

担当セラピストとしての責任感をもとう

新人セラピストは，どうしても視野が狭くなりがちであり，先輩セラピストに同席してもらって指摘を受けることは，対応が不十分な点に気づくための有効な方法である．しかし，自分のリハビリテーション内容に自信がないからといって，先輩に対応を丸投げにするようではいけない．このようなことでは，患者の信頼も得られないし，自身の成長にもつながらない．担当セラピストとしての考えと技術をみてもらったうえでアドバイスをもらうようにすることが大切である．

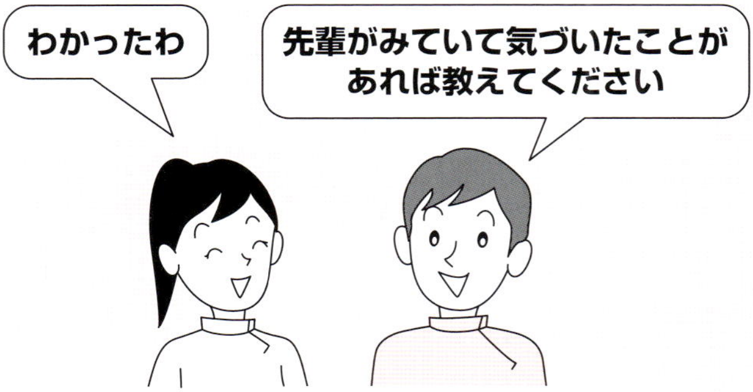

落とし穴 8

カルテやメールにネガティブな内容を記載していないか

休んでいる後輩セラピストの担当患者の代行に入ると，後輩セラピストの日ごろのリハビリテーション内容が不十分であることに気がつくことがある．そのような時，後輩セラピストへの伝え方を誤ると意図が伝わらないばかりか，人間関係のこじれにもつながりかねない．

特に好ましくないのは，カルテや院内メールにコメントを残す方法である．相手にネガティブなことを伝える際は，**文字ではなくface to face**でコミュニケーションをとったほうが，自然と優しい言葉遣いにもなるし，相手からのフィードバックもすぐに得られ，誤解も生まれにくい（表9–2）．

また，カルテは患者側から開示を求められる可能性があるため，開示を求められて困るような記載があってはならない．これは事実を記載しないということではなく，記載の仕方に配慮が必要だということである．例えば「『○×○×』とクレームあり」と記載するのか「『○×○×』と要望あり」と記載するのかという話である．カルテは，医療者だけのものではなく患者のものでもあるという意識をもつようにしたい．

表9–2 文字とface to faceのコミュニケーションの特徴

文　字	・形として残る ・非言語的要素が乏しい ・ネガティブな内容ではきつい文面になりがち ・相手からのフィードバックまでにタイムラグが生じる ・誤解を生みやすい
face to face	・形として残らない ・非言語的要素が加味される ・ネガティブな内容でも言葉が和らぎやすい ・その場で相手からのフィードバックが得られる ・誤解を生みにくい

Jump 成功への一歩

ネガティブな内容は face to face で伝えるようにしよう

コミュニケーション方法には，メールなどの文字によるものと face to face によるものがあり，それぞれ特徴があるが，とりわけリハビリテーション内容の不十分なところを指摘するといったネガティブな内容を伝える際は，face to face のほうがよい．face to face のほうが自然と言葉は和らぐし，相手からのフィードバックもすぐに得られ，誤解も生まれにくい．

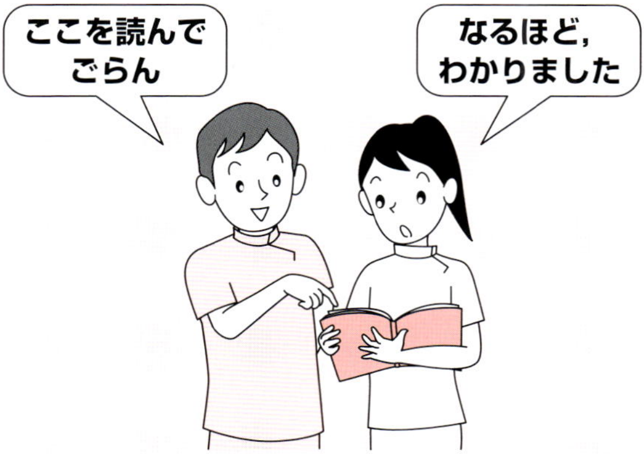

落とし穴 9 自分の**担当患者のことだけ**を考えればよいと思っていないか

新人セラピストは自分の担当患者のことを考えるだけで精一杯かもしれない．しかし，先輩が休みの日は代行で先輩の担当患者のリハビリテーションに入ることになる．まったく会話をしたことのない患者のリハビリテーションに入るのはセラピストも不安であろうし，患者も不安である．

そのため，日ごろからできるだけ**自分の担当以外の患者にも声をかけてコミュニケーションをとっておくとよい**．余裕がなければ挨拶だけでもよい．これにより，代行でリハビリテーションに入る際の互いの不安が軽減することに加え，自然とその患者のことを意識できるようになり，先輩からの申し送り内容も理解しやすくなる（図9-7）．

図 9-7 担当以外の患者とコミュニケーションをとることの効果

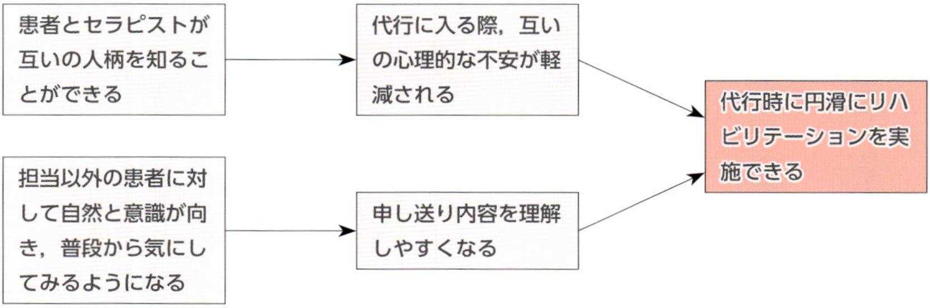

Jump

成功への一歩

担当以外の患者ともコミュニケーションをとろう

担当以外の患者のリハビリテーションを行う機会は少なくない．日ごろから担当以外の患者とコミュニケーションをとっておくと，代行に入る際の患者の不安も減らすことができるし，申し送り内容も理解しやすくなる．

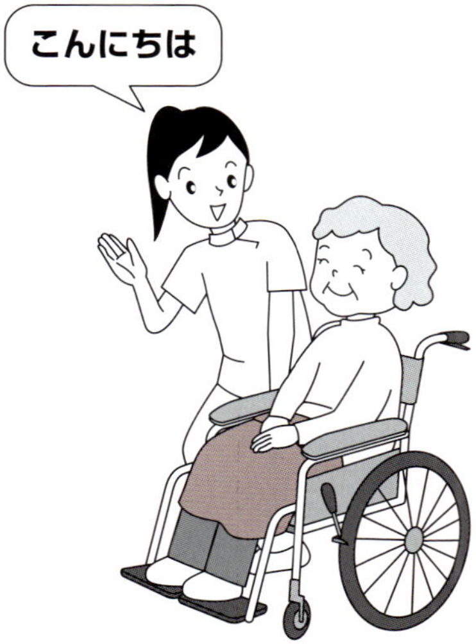

落とし穴 10

同僚に対する不満をこぼしていないか

仕事で思いどおりに物事を進められないと，つい他人のせいにしたくなり，同僚に対する不満を愚痴としてこぼしてしまいがちである．しかし，愚痴は隠れていっているつもりでも，意外と外に漏れてしまうものである．

人は部屋の中で話をしていると，その中にいる人間にしか声が聞こえていないと思いがちであるが，話し声は思いのほか部屋の外に漏れているものである（図9-8）．

職場内で同僚に対する不満をこぼすことは職場内で信頼を失う原因になりうる．物事が思いどおりに進まない時は，他人のせいにするのでは

図 9-8 話し声の室外への漏れ

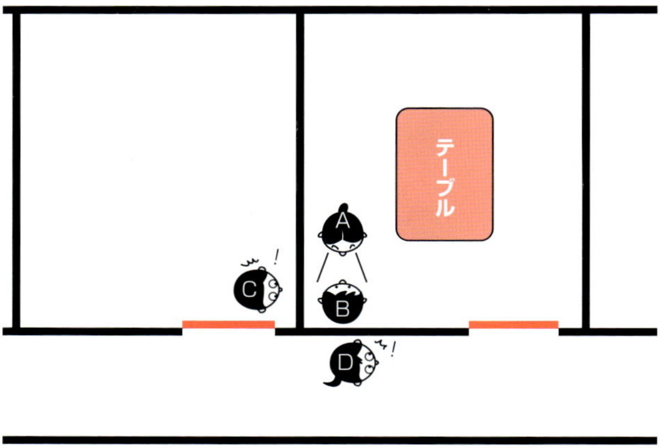

人物 A と B は会話を聞いているのは自分たちだけだと思っているが，実際には人物 C や D にも聞かれている

なく，**自分自身がどのように行動していくべきなのかを考える**ほうが建設的である．

Jump

成功への一歩

他人のせいにせずに自分自身の行動のあり方を考えよう

物事がうまく進められない時に，他人のせいにして愚痴をこぼしていても問題は解決しない．それよりも自分自身がどのように行動していけばよいのかを考えるようにしたい．

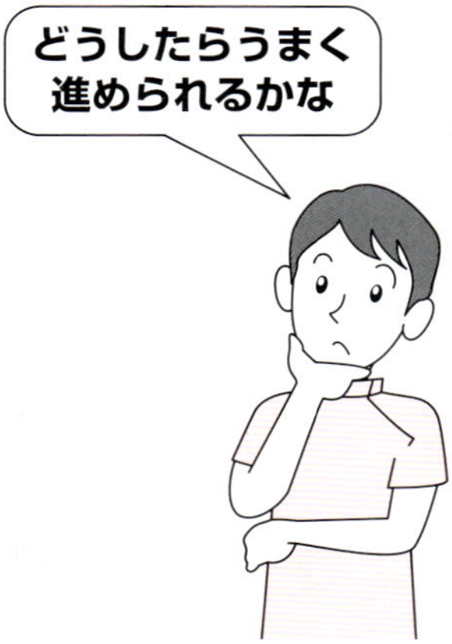
どうしたらうまく
進められるかな

退院準備の落とし穴10

落とし穴 1

家族の信頼を失う言動をしていないか

退院準備では家族の協力が不可欠であり，信頼を失うような言動がないよう日ごろから心がける必要がある．どのセラピストも家族にはていねいに接しているであろう．どちらかというと，日ごろの患者との接し方のほうが問題となりやすい．緊張感の欠如がうかがえるような，なれなれしい態度や子どもを相手にするような敬意の感じられない言動は，たとえ**患者に許されていたとしても，家族は快く思わない**．例えば，図10-1のようにあぐらをかいてROMエクササイズを実施していたりすると，緊張感や敬意の欠如と受けとられる場合がある．また，若手のセラピストが患者や家族に「〜してもらえますか？」と依頼している場面もよくみかけるが，「もらう」は敬語ではないため，「〜していただけますか？」のほうが好ましい．敬語は正しく使うことができれば，患者や家族にも「若いのにしっかりしている」という印象をもつため，軽視してはならない．

異性患者との接触の際にも，家族の心情への配慮が必要である．動作介助のために異性患者と密着する際は，本人だけでなく家族にもその旨

図 10-1　好ましくない態度の一例

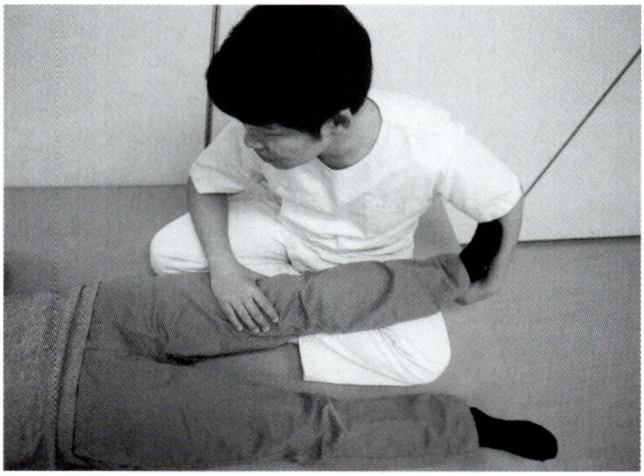

あぐらは緊張感や敬意の欠如と受けとられる可能性がある

を説明して了解を得るべきである．筆者は，同席している夫に説明をせずに異性患者と密着して立位練習を行おうとして，夫を驚かせてしまった経験がある．患者が高齢であれば，異性であっても気にしなくてよいというわけではない．自分が家族の立場であった時に，セラピストにどのように対応してほしいのかを考えて対応することが大切である．

Jump

成功への一歩

患者と家族に敬意をもって接するよう心がけよう

セラピストは，患者と毎日接するうちに心理的距離感が近くなりやすいが，家族がみて不快になるような言動がないように注意する必要がある．家族がリハビリテーションに同席している際は，家族ともコミュニケーションをとり，信頼関係を築いていく必要がある．

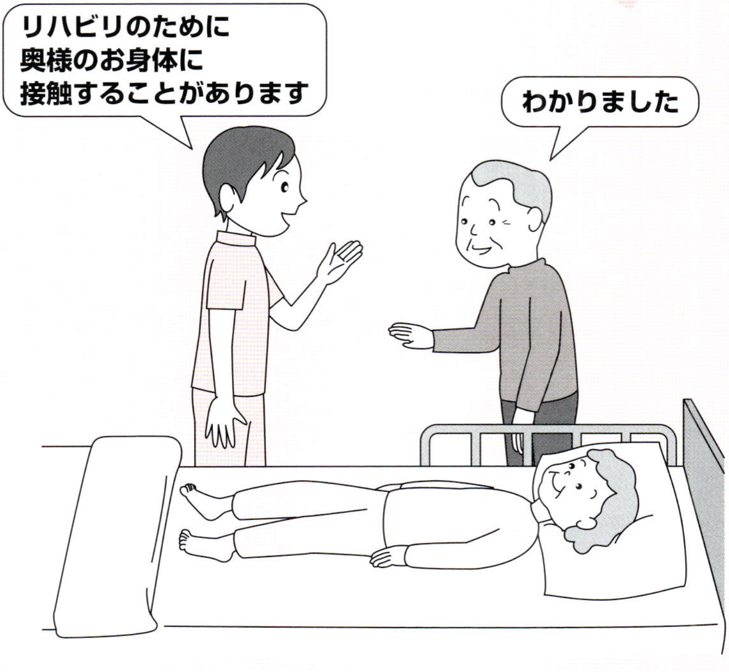

落とし穴 2

家庭訪問は自分たちの準備さえできれば行けると思っていないか

回復期リハビリテーションでは，患者の自宅内での動作や住環境の評価を行うため，家庭訪問を実施することがある．その際，家庭訪問の日程は早めに検討する必要がある．家庭訪問の時期は，病院のスタッフの都合だけでなく，家族側の事情も考慮して決める必要がある．家族は，患者の見舞いなどで体力的にも精神的にも疲労しており，家の片づけまで手が回っていないことも多い．おおまかな予定だけでも早めに家族に伝えておくことで，家庭訪問，ひいては退院に向けての準備を円滑に進められるようになり，退院時期を早めることができる．

また，余裕をもって訪問の日程を決めておけば，ケアマネジャー，改修業者，福祉用具業者にも同席してもらい，退院後の介護保険サービス，住宅改修，福祉用具について相談できる場合もある．

このような対応が後手を踏まないようにするためには，早めに患者のADL能力の予後を予測して，退院準備の計画を立てることが大切である．とはいえ，経験の少ないセラピストは目の前のことで精一杯で，先を見通して準備を進める余裕はないかもしれない．

筆者らは，経験の浅いセラピストでも退院準備を滞りなく進めることができるよう「**回復期リハビリテーションチェックシート**」を作成した（表10-1）[1]．このようなシートを用いることで，経験の浅いセラピストであっても現段階ですべきことと，次の段階ですべきことが容易に確認できるため，先を見通しながら滞りなく退院準備を進めることができる．

表 10-1 回復期リハビリテーションチェックシート（4カ月版）

＜チェックシート　4カ月　＞　患者氏名：　　年齢：　歳　診断名：　　回復期算定期間：H　/　/　まで

日付			入棟時：H　/　/					3カ月前：H　/　/					2カ月前：H　/　/					1カ月前：H　/　/					退院時：H　/　/				
チェック項目			・MSW介入：有　無　□ ・介護保険：有　無　□ ・身体障害者手帳：有　無　□ ・退院先：自宅　施設　□ ・装具作成の必要性：有　無　□					・介護保険　申請・変更　□ ・施設ならMSWに2週に1度状況確認　□　□　□ ・自宅写真　見取り図を頂く　□					・介護度確定　□（介護度　　） ・家屋調査日程設定　□ ・施設ならMSWに2週に1度状況確認　□　□　□ ・退院時移動手段選択：歩行　W/C　□ ・歩行補助具・福祉用具の選択　□ ・家族指導開始　□ ・自主練習の指導　□					・家屋調査実施　□ ・家屋調査報告書作成　□ ・施設ならMSWに2週に1度状況確認　□　□　□ ・デイサービス・訪問・外来リハ確認　□ ・自宅退院の場合　住宅改修　□ ・外泊実施　□　□　□					・身体障害者手帳用紙記入　□ ・訪問リハ・施設なら報告書作成　□				
心身機能	筋力																										
心身機能	ROM																										
心身機能	BRS																										
心身機能	感覚																										
心身機能	筋緊張																										
心身機能	疼痛																										
心身機能	高次脳機能																										
心身機能	FBS																										
心身機能	その他																										
活動・目標設定			自立	修正自立	見守り	介助	非実施	自立	修正自立	見守り	介助	非実施	自立	修正自立	見守り	介助	非実施	自立	修正自立	見守り	介助	非実施	自立	修正自立	見守り	介助	非実施
活動・目標設定	起き上がり	している																									
活動・目標設定	起き上がり	できる																									
活動・目標設定	起き上がり	する（STG）																									
活動・目標設定	起き上がり	する（LTG）																									
活動・目標設定	立ち上がり	している																									
活動・目標設定	立ち上がり	できる																									
活動・目標設定	立ち上がり	する（STG）																									
活動・目標設定	立ち上がり	する（LTG）																									
活動・目標設定	移乗	している																									
活動・目標設定	移乗	できる																									
活動・目標設定	移乗	する（STG）																									
活動・目標設定	移乗	する（LTG）																									
活動・目標設定	歩行	している																									
活動・目標設定	歩行	できる																									
活動・目標設定	歩行	する（STG）																									
活動・目標設定	歩行	する（LTG）																									
活動・目標設定	階段昇降	している																									
活動・目標設定	階段昇降	できる																									
活動・目標設定	階段昇降	する（STG）																									
活動・目標設定	階段昇降	する（LTG）																									
活動・目標設定	Barthel index																										
環境	介助者・介護力																										
環境	自宅と周囲の環境																										
環境	補装具・福祉用具																										

成功への一歩

家庭訪問の時期は早めに検討し，家族に情報提供しよう

家庭訪問の準備を行うのは自分たちだけではない．家族の準備の負担も考慮し，家族には余裕をもって家庭訪問の時期を相談できるようにしたい．なお，経験の浅いセラピストでも先を見通して退院準備を進められるようにするためには，チェックシートなどを用いることが有用である．

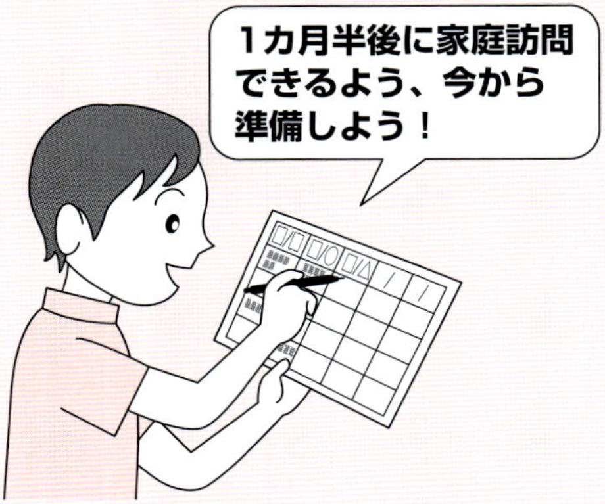
1カ月半後に家庭訪問できるよう、今から準備しよう！

落とし穴
3

ベッドの設置場所の検討では**北枕**を考慮しているか

退院準備では，車いすや歩行での動線の検討が重要である．ベッドの設置位置は，動線の検討における重要項目である．特にベッドの設置位置を検討する際に，**北枕について考慮**しているだろうか（図10-2）．

この北枕については，仏教の開祖である釈迦が亡くなった時に頭を北に向けていたことから，「北枕は人が亡くなった時の姿で，縁起が悪い」といわれており，受け入れられない患者や家族もいる．

一方で，風水では北枕は頭寒足熱（頭を冷やして足を温めることは，健康によいということ）の理にかなった「運気の上がる寝方」とされており，北枕を好む人もいる．もちろん，まったく気にしない人もいる．患者や家族が北枕についてどのように考えているのかも，動線検討の材料の一つとしたい．

図10-2　右片麻痺者のベッド設置位置

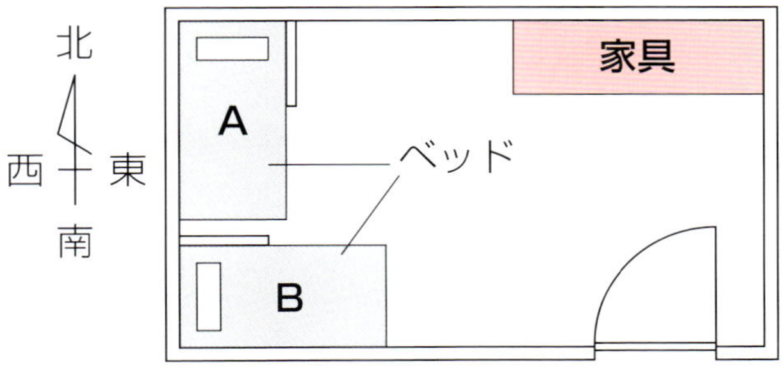

ＡとＢのどちらでもベッドは設置可能であるが，Ａは北枕，Ｂは西枕である

Jump

成功への一歩

患者・家族の北枕の捉え方を確認しておこう

北枕の捉え方は，患者・家族によって異なるため，事前に確認しておくとベッドの設置位置を検討する際に役立つ．生活環境は患者の動作面だけでなく，文化面なども含めて検討する必要がある．

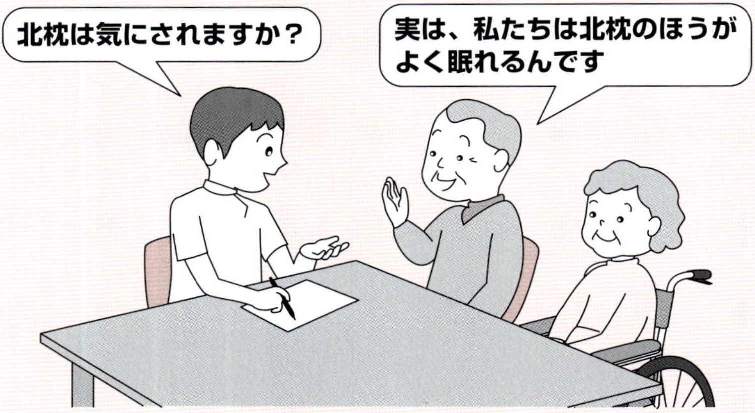

落とし穴 4

歩行は病棟内で自立していれば自宅でも自立できると思っていないか

病棟内で歩行が自立していても，自宅で自立できるとは限らない．病棟内は自宅と比べて段差などの障害物が少なく，またトイレの扉も病棟内では引き戸であっても自宅では開き戸のことが多い（表10-2）．さらに，自宅の片づけができていないことが転倒の原因になる場合もある．特に，退院前の1泊2日程度の外泊による確認で，すべての問題点が明るみに出ると考えてはならない．

本来，自宅は患者にとって慣れた環境であるが，障害をもった身体で生活するのは患者にとって初めての経験となる．生活に慣れるまでは，病棟内の環境と同じ方法，あるいは健常な時と同じ方法で動作を行おうとして転倒するリスクが高い．

筆者の経験では，半側空間無視，注意障害，観念運動失行といった**高次脳機能障害を呈している患者は退院後間もなく転倒する可能性が高い**．高次脳機能障害を呈する患者は，病棟内で歩行自立していたとしても，退院から1ヵ月程度は，できるだけ家族に動作を見守ってもらうようにしたい．

表10-2 病棟と自宅の環境の違い

環境	病棟	自宅
段差	ない	多い
空間	広い	狭い
ドア	引き戸	開き戸
照明スイッチ	自動	手動
トイレの水洗	ボタン式	レバー式
履物	靴	靴なし（靴下）
和室	なし	あり

Jump

成功への一歩

退院直後は，なるべく家族に見守ってもらうようにしよう

自宅への退院直後は，自宅環境での動作に慣れていないため，入院中よりも転倒リスクが高まる．特に高次脳機能障害を呈する患者の場合，生活に慣れるまでは家族に動作の見守りを依頼したほうが安全である．

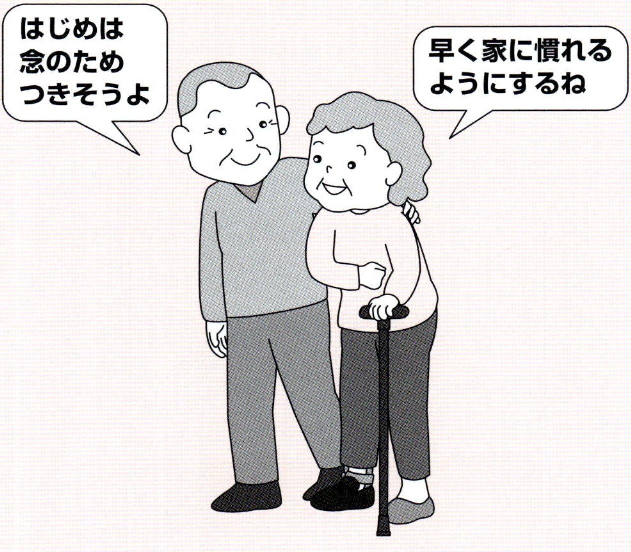

落とし穴 5

ケアマネや改修業者は提案どおりに動いてくれると思っていないか

退院前に介護保険サービス，住宅改修，福祉用具についてケアマネジャーや改修業者に提案を行うことがある．しかし，必ずしもケアマネジャーや改修業者は，病院側の提案どおりに動いてくれるわけではない．そういった時に，提案と異なる対応をされたことに対して憤慨するのは筋違いかもしれない．

そもそも退院後に患者の生活サポートを担っていくのはケアマネジャーであり，導入する介護保険サービスや福祉用具について，病院側から情報提供や助言は受けるとしても，指図をされるというのは迷惑な話であろう．また住宅改修についても同様で，セラピストが動作の専門家であ

図 10-3　ケアマネジャーへの車いすの提案例

ケアマネジャー□△様

屋外用車いすは●× 製の○△にしてください

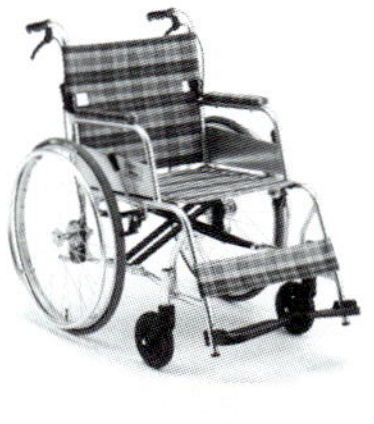

◆× 病院理学療法士○▽

a. 選定理由が不明確

ケアマネジャー□△様

奥様の体力面に不安があるため，車いすは軽量な●×製の○△をご提案いたします

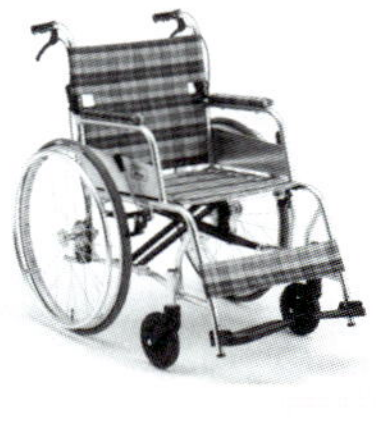

◆× 病院理学療法士○▽

b. 選定理由が明確

a：選定理由が不明確であるため，ケアマネジャーはこの車いすのレンタルが困難な場合，まったく違う車いすを選定してしまう可能性が高い

b：選定理由が明確であり，ケアマネジャーはこの車いすのレンタルが困難であったとしても，目的に見合ったものを選定してもらえる可能性が高い

るのと同様に，改修業者は住宅改修の専門家である．

サービス，改修案，福祉用具の**具体案だけでなく，その案を提案する背景となる要因を伝える**ことができれば，こちらの提案とまったく同じでなくとも，目的に見合った対応をするよう努力してもらえるはずである（図10-3）．

Jump！ 成功への一歩

ケアマネジャーや改修業者には，提案の背景となる要因を伝えよう

ケアマネジャーや改修業者にサービス，改修案，福祉用具の具体案を伝えたとしても，先方の判断で変更が生じることは少なくない．情報提供の際は，具体案以上に，その案を提案する背景となる要因を伝えることが，適切な対応をしてもらううえで重要である．

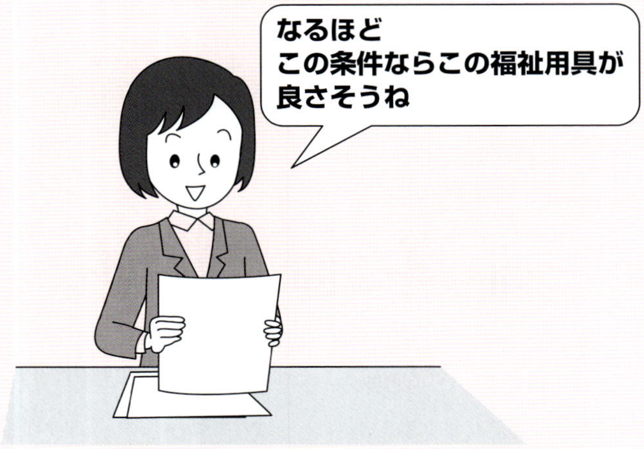
なるほど
この条件ならこの福祉用具が
良さそうね

落とし穴 6 申し送り書に必要な情報が不足していないか

患者の退院時には，急性期であれば回復期，回復期であれば生活期のセラピストに申し送り書を書くであろう．急性期から回復期への申し送りでは，**予後予測に必要な情報**を漏れなく含めてほしい．

代表的な予後予測法に二木[2)]による予後予測（図10-4）[3)]があるが，急性期病院から食事，尿意の訴え，寝返りといった基礎的ADLの状況など，予後予測に必要な情報を申し送ってもらえなければ，回復期でこの予測法を用いることはできない．加えて，廃用症候群の程度を推測するために重要となる，リハビリテーション開始時期，実施単位数，実施内容，日中の活動状況などの情報も併せて回復期に提供してほしい．

回復期から生活期への申し送りでは，予測される生活上の問題点，セルフエクササイズの実施状況の確認，更生用装具の作製など，フォローアップしてもらいたい項目の申し送りが重要なのはいうまでもないが，今まで実施してきたリハビリテーションについての情報も重要である．具体的なリハビリテーション内容だけでなく，積極的にリハビリテーションに取り組めたのか，訓練拒否などで十分に実施できなかったのか，といったことも申し送るとよい．なぜなら，**回復期で十分にリハビリテーションを実施できなかった患者は伸びしろが残っている**患者ともいえるからである．このような患者は，退院後に精神面の安定とともに大幅に機能が向上する可能性を秘めている．

申し送りに必要な情報については，近隣の病院や施設のスタッフと意見交換を行う場を設けられるとよい．筆者の関わっている，神奈川県西部（小田原市，南足柄市，中井町，大井町，松田町，山北町，開成町，箱根町，真鶴町，湯河原町）の「県西地区リハビリテーション連絡協議会」では，活動の一環として症例検討会やシンポジウムなどを定期的に

図 10-4　二木の予後予測（文献 2, 3）より改変引用）

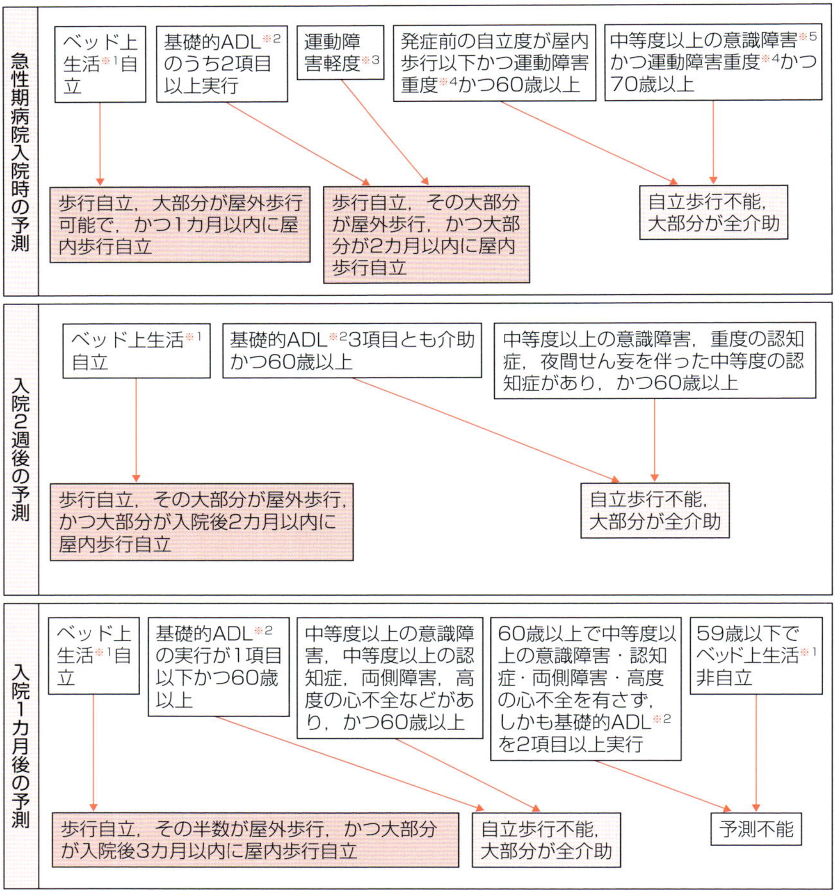
急性期病院入院時の予測
ベッド上生活※1自立
基礎的ADL※2のうち2項目以上実行
運動障害軽度※3
発症前の自立度が屋内歩行以下かつ運動障害重度※4かつ60歳以上
中等度以上の意識障害※5かつ運動障害重度※4かつ70歳以上
歩行自立，大部分が屋外歩行可能で，かつ1カ月以内に屋内歩行自立
歩行自立，その大部分が屋外歩行，かつ大部分が2カ月以内に屋内歩行自立
自立歩行不能，大部分が全介助
入院2週後の予測
ベッド上生活※1自立
基礎的ADL※23項目とも介助かつ60歳以上
中等度以上の意識障害，重度の認知症，夜間せん妄を伴った中等度の認知症があり，かつ60歳以上
歩行自立，その大部分が屋外歩行，かつ大部分が入院後2カ月以内に屋内歩行自立
自立歩行不能，大部分が全介助
入院1カ月後の予測
ベッド上生活※1自立
基礎的ADL※2の実行が1項目以下かつ60歳以上
中等度以上の意識障害，中等度以上の認知症，両側障害，高度の心不全などがあり，かつ60歳以上
60歳以上で中等度以上の意識障害・認知症・両側障害・高度の心不全を有さず，しかも基礎的ADL※2を2項目以上実行
59歳以下でベッド上生活※1非自立
歩行自立，その半数が屋外歩行，かつ大部分が入院後3カ月以内に屋内歩行自立
自立歩行不能，大部分が全介助
予測不能

※ 1：介助なしでのベッド上での起き上がり，座位保持
※ 2：食事，尿意の訴え，寝返り
※ 3：下肢のブルンストロームステージⅣ以上
※ 4：下肢のブルンストロームステージⅢ以下
※ 5：Japan Coma ScaleⅡ桁以上

実施するなかで，施設間の連携強化を図っている．このような近隣の病院や施設のスタッフと交流する場には，積極的に足を運んで意見交換を行いたい．

Jump 成功への一歩

予後予測に必要な情報を申し送ろう

申し送り先の病院・施設で速やかにリハビリテーションの目標設定が行えるようにするためには，予後予測に必要な情報が申し送り書に含まれている必要がある．申し送り先の病院・施設のセラピストと交流をもち，求めている情報についての意見をもらうことも大切である．

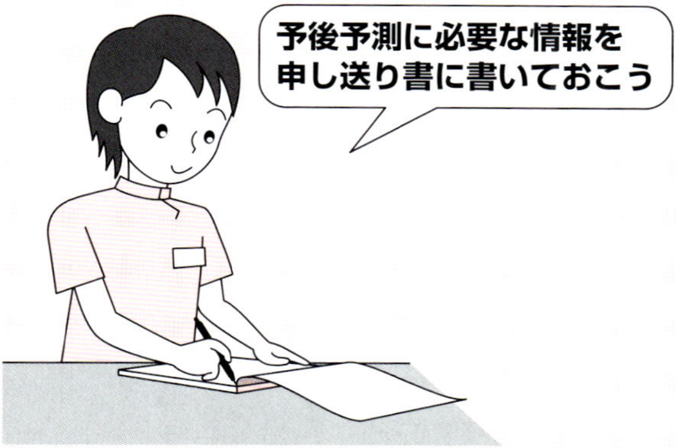
予後予測に必要な情報を
申し送り書に書いておこう

落とし穴 7　セルフエクササイズの指導が退院直前になっていないか

筆者の経験上，退院直前に指導したセルフエクササイズは退院後に実施していないことが多い．退院直前まで「リハビリテーションは，セラピストと一緒に行うもの」と捉えてきた患者に対し，急に「退院後は自分でやってください」というのは無理な話である．

ナースコールを押せる程度の認知機能が保たれている患者に対しては，できるだけ早い時期からセルフエクササイズを指導し，「自分の身体は自分で管理する」という意識をつけていくべきである．たとえ歩行が自立していなくとも，**ベッド上でできるセルフエクササイズはたくさんある**（図10-5）．過用や誤用には，十分に注意する必要があるが，可能な範囲で積極的にセルフエクササイズの実施を促していきたい．自己管理という観点では，万歩計も入院中から積極的に用い，運動量を自己チェック

図 10-5　ベッド上でできるセルフエクササイズ

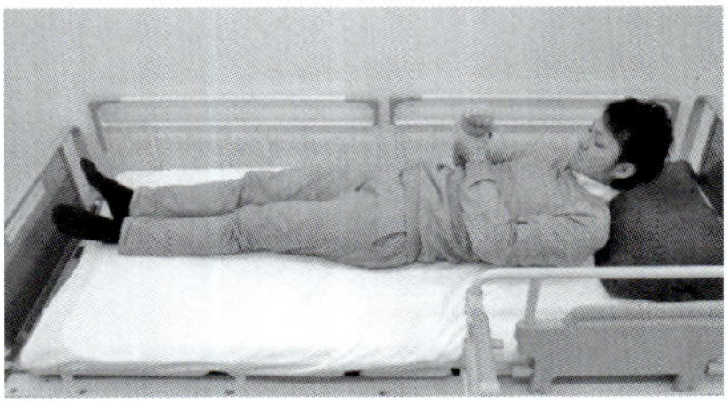

a. 頭部挙上

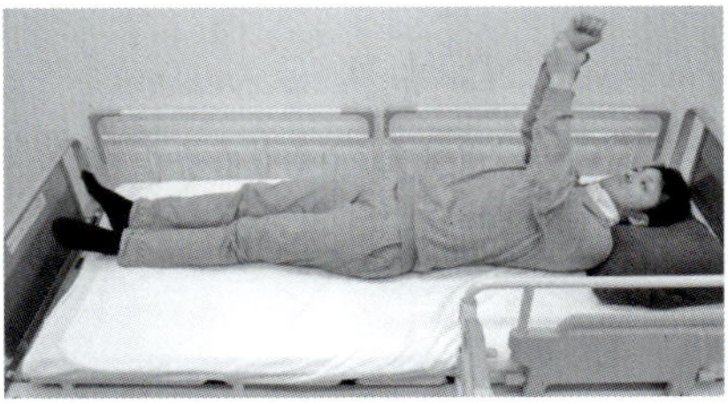

b. 上肢挙上

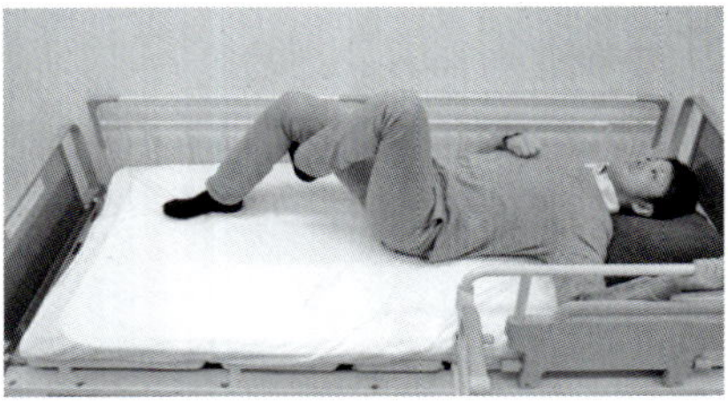

c. 下肢挙上

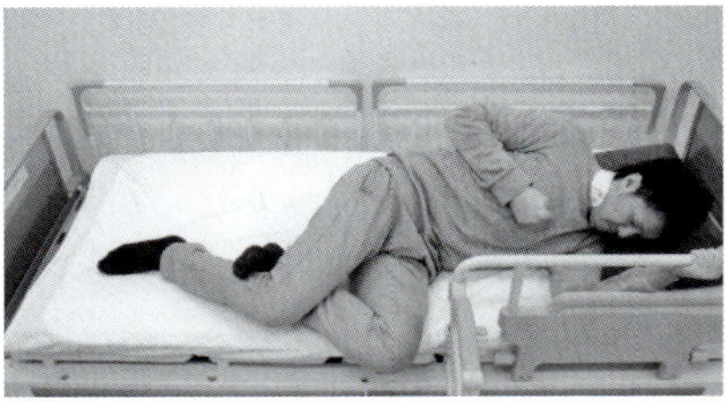

d. 寝返り

する習慣もつけられるようにしたい．

退院後のリハビリテーションは患者が主体になるということを，入院中からセラピストと患者の間で共有しておくことで，患者の「退院してから毎日リハビリテーションが受けられなくなっても大丈夫だろうか」という不安を軽減することができる．**リハビリテーションの目的は患者の自立を促すことであり，セラピストに依存させてはならない**．患者に「○○さんに毎日リハビリしてもらわないと不安です」といわれて喜んでいるようではいけない．「○○さんにいろいろと教えてもらえたから自信がもてました．これからは，ときどきフォローしてもらうくらいで大丈夫です」といってもらえるのが理想である．

Jump

成功への一歩

入院中にセルフエクササイズを習慣づけよう

セラピストに依存的になっている患者に対しては，退院直前にセルフエクササイズを指導しても実施してもらうことは難しい．したがって，入院中のできるだけ早い段階からセルフエクササイズの指導を行い，身体の自己管理を行う習慣をつけられるようにしたい．

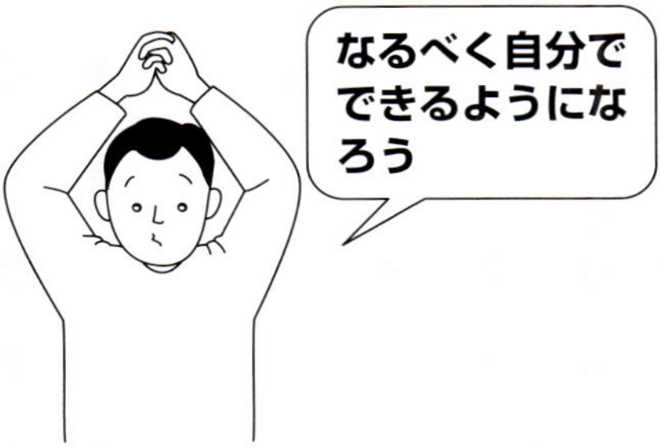

落とし穴 8

「家族が施設希望」と聞いてすぐに自宅退院をあきらめていないか

ADLに介助を要する患者の場合，退院先の決定には家族の意向が大きく反映される．医療者側は，家族の価値観を尊重すべきであるが，回復期病棟に入院直後の時点で家族が施設入所を希望したからといって，すぐに自宅退院をあきらめるべきではない．

家族は，急性期病院で患者が最も重症な時期の姿をみてきている．また，急性期病院の医師が患者の機能予後を低めに見積もって家族に伝えていることも少なくない．そのため，家族は患者の機能予後について悲観的に捉えている可能性がある．

図 10-6　回復期当初の家族の不安

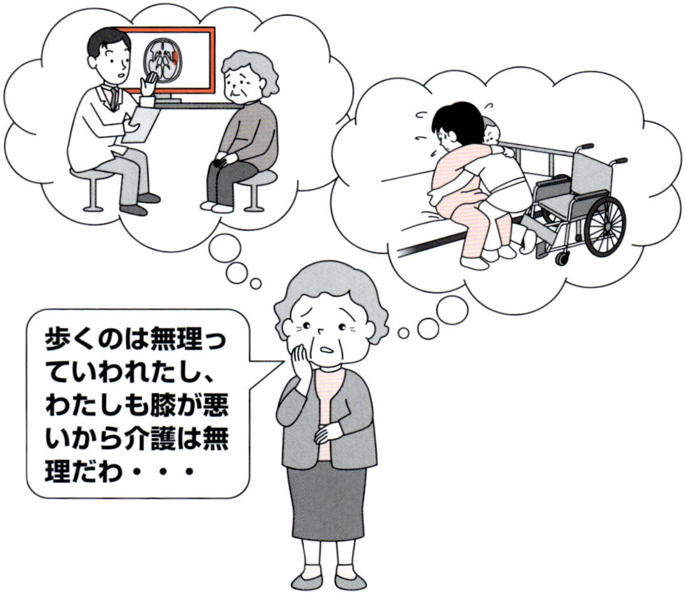

歩くのは無理っていわれたし、わたしも膝が悪いから介護は無理だわ・・・

回復期病棟で患者の機能回復が進む姿をみて，生活のイメージができ，自宅で介護する勇気をもてるようになる家族もいる（図10–6）．医療者側も，家族には「このような障害があるのでこれができません」といったネガティブ（negative）な情報だけでなく，「こういった工夫をすればできます」といったポジティブ（positive）な情報も提供したい．「患者や家族の希望」を尊重するのは当然であるが，それは**患者や家族が正しい情報を得たうえでの判断であることが前提**である．

Jump

成功への一歩

患者・家族の希望は正しい情報に基づいたものか見極めよう

患者・家族の希望は，最大限に尊重するべきであるが，正しい情報に基づいた判断ではないこともある．すべてを鵜呑みにするのではなく，場合によっては正しい情報を提供し，再考を促すことも必要である．

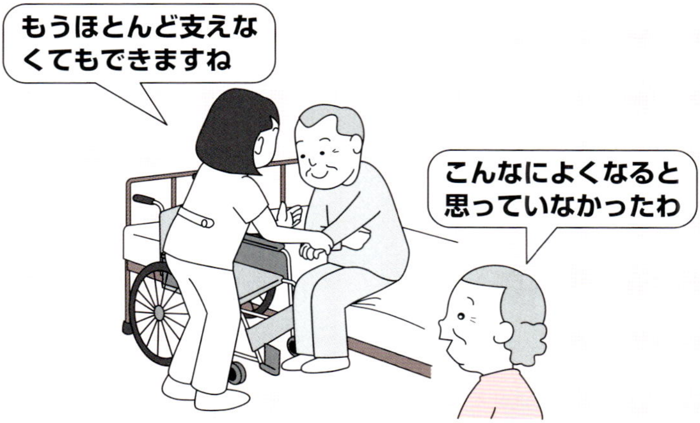

落とし穴 9

一概に長く入院したほうがよくなると思っていないか

回復期病棟では，1日最大180分のリハビリテーションが行えるが，退院後は実施できる量が大幅に減少する．そのため，できるだけ長期入院したほうが，より機能が向上すると考えているセラピストも多いと思われる．しかし，**入院生活には患者の社会的役割が乏しいという問題点がある**（図10-7）．

筆者は，入院中は車いすをこごうともしなかった患者が，自宅に退院して「母親」としての役割をもつようになってから，活動意欲が大きく向上し，車いすの駆動はもちろん，歩行も可能になることを経験した．

図 10-7　入院中と退院後の役割と活動の変化

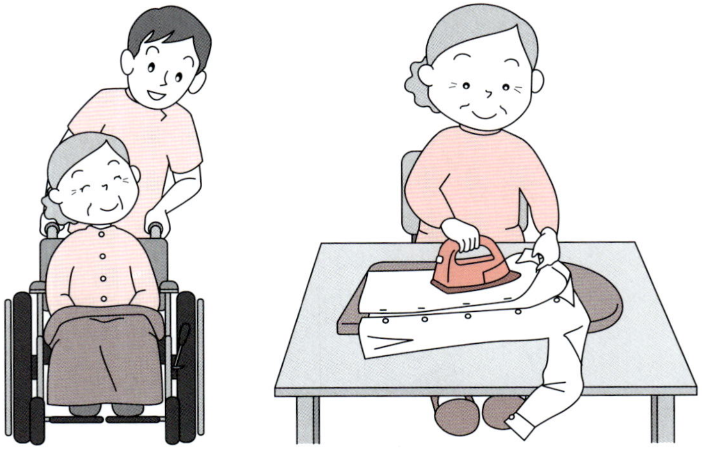

a．入院中　　b．退院後

a：入院中は患者の社会的役割が乏しく，受動的な生活になりやすい
b：退院後，家庭・職場・地域社会の中で役割を果たそうとすることで，入院中よりも活動性が向上する可能性がある

海外では，急性期治療に早期から退院支援を加えると，在院日数の短縮に加えて，ADLやQOLの向上が認められ[4,5]，さらに長期的効果もあることが報告されている[6〜8]．

回復期病棟の算定上限日数は，あくまでも上限であり，患者一人ひとりにとって本当に必要な入院期間を見極めるようにしたい．

!Jump

成功への一歩

自宅退院の利点も考慮して必要な入院期間を検討しよう

入院生活では社会的役割が乏しく，活動意欲が高まりにくい．自宅退院後に社会的役割をもつことで活動性が向上し，入院中以上の機能回復がみられる場合もある．患者一人ひとりに対して本当に必要な入院期間を検討するようにしたい．

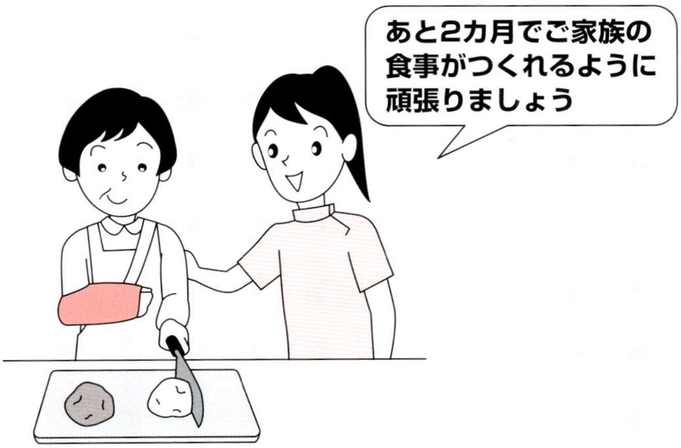

落とし穴 10

退院後はセラピストの**想定どおりの生活**になると思っていないか

セラピストは，患者が予定どおりに退院できると，入院中に想定していたとおりの生活を送っていると思いがちである．しかし，実際には**想定外の生活状況になっていることも珍しくない**．特にセラピストが患者の性格を把握できていないと，このようなことが生じやすい．

とはいえ，入院中に患者の真の性格を把握することは難しい．なぜなら，**家庭の内と外では人柄が大きく変わる患者が少なくない**からである（図10-8）．入院中は，熱心にリハビリテーションに取り組んでいた患者が，自宅ではベッドで寝てばかりの生活を送っていることも少なくない．屋外歩行自立レベルと評価していた患者が，人目を気にしてまったく外出しなくなっていることもある．少しでも心配があれば，退院後にフォローアップできる体制をつくっておくようにしたい．

図 10-8　入院中と自宅退院後の患者のキャラクターの例

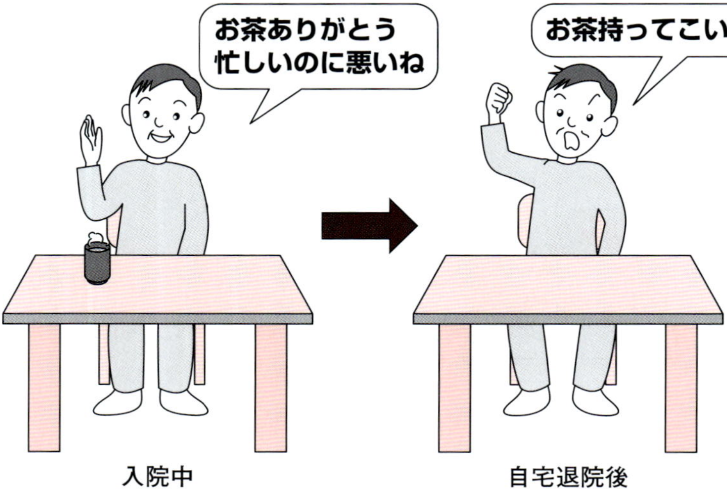

Jump!

成功への一歩

退院後のフォローアップ体制をつくっておこう

自宅退院後に，入院中には想定できなかった問題点が発生することは少なくない．予期できなかった状況に備えてフォローアップ体制を整えておこう．

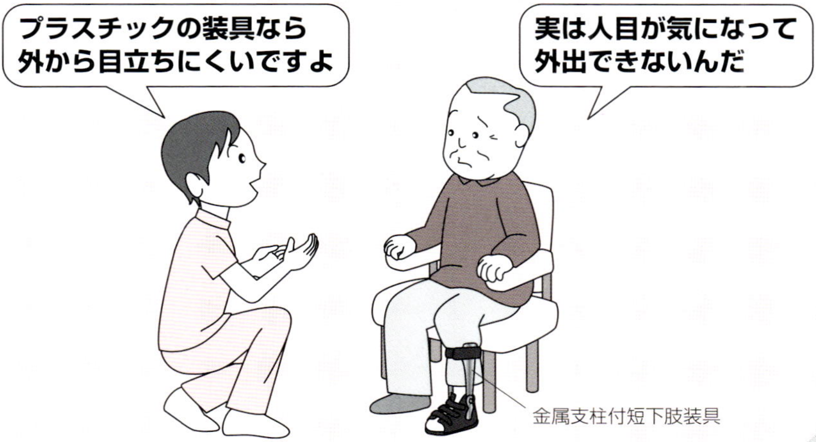

プラスチックの装具なら外から目立ちにくいですよ
実は人目が気になって外出できないんだ
金属支柱付短下肢装具

【文　献】

1）小嶌悠太，大村優慈：回復期リハビリテーションチェックシートの試作．理学療法科学 **29**（suppl1）：26，2014
2）二木　立：脳卒中リハビリテーション患者の早期自立度予測．リハ医学　**19**：201-223，1982
3）宮越浩一：第Ⅱ部 脳卒中機能予後予測．第2章 従来の予測法．道免和久（編）：脳卒中機能評価・予後予測マニュアル．医学書院，2013，pp106-107
4）Langhorne P, et al：Early supported discharge services for stroke patients：a meta-analysis of individual patients' data. *Lancet*　**365**：501-506, 2005
5）Langhorne P, et al：Early supported discharge after stroke. *J Rehabil Med*　**39**：103-108, 2007
6）Thorsen AM, et al：A randomized controlled trial of early supported discharge and continued rehabilitation at home after stroke：five-year follow-up of patient outcome.*Stroke*　**36**：297-302, 2005
7）Fjaertoft H, et al：Acute stroke unit care combined with early supported discharge. Long-term effects on quality of life. A randomized controlled trial. *Clin Rehabil*　**18**：580-586, 2004
8）Kuo YF, et al：Examination of follow-up therapy in patients with stroke. *Am J Phys Med Rehabil*　**85**：192-200, 2006

【著者略歴】

大村優慈（おおむらゆうじ）

2004 年　札幌医科大学保健医療学部理学療法学科卒業

2006 年　札幌医科大学大学院保健医療学研究科博士課程前期修了　修士（理学療法学）

2006 年　初台リハビリテーション病院リハケア部　理学療法士

2011 年　首都医校療法学部理学療法学科　教官

2013 年　国際医療福祉大学小田原保健医療学部理学療法学科　助教

2017 年　東京農工大学大学院工学府博士後期課程修了　博士（学術）

現在に至る

養成校・教科書では教えてくれない!!

脳卒中リハの落とし穴 100—成功への一歩

発　行　2017 年 4 月 11 日　第 1 版第 1 刷©

著　者　大村優慈

発行者　濱田亮宏

発行所　株式会社ヒューマン・プレス

〒 113-0034　東京都文京区湯島 1-7-11

電話 03-5615-8451　FAX 03-5615-8452

https://www.human-press.jp

装　丁　小佐野咲

印刷所　三報社印刷株式会社

ISBN 978-4-908933-04-2　C 3047